Inhalt

9 Jeder stirbt seinen eigenen Tod
Einige Bemerkungen vorab

Teil 1

16 Prolog *Der Duft von Kamille*
18 Maria erzählt *Der Alte*
23 Maria über ihre Großmutter
29 Lena *Mein Vater*
37 Lena *Mein Vater erhält die Diagnose*
43 Ein Herzchirurg berichtet
48 Ein Anästhesist berichtet
53 Maria *Wie der Alte starb*
67 Maria *Wie meine Großmutter starb*
77 Ein neuer Assistenzarzt berichtet
81 Lena *Mein Vater wird operiert*
90 Lena *Der Bettnachbar stirbt*
99 Eine Intensivschwester berichtet
103 Lena *Was übrig ist von meinem Vater*
110 Ein Oberarzt berichtet
118 Lena *Wie mein Vater starb*
120 Lena *Warum ich Maria angezeigt habe*
123 Maria *Vom Töten*

Teil 2

131 **Ethik und innere Wahrheiten**

139 **Kleiner historischer Rückblick**

146 **Definitionen und aktuelles Recht**

146 Suizidassistenz

148 Aktive Sterbehilfe

149 Passive Sterbehilfe

150 Terminale Sedierung

152 Ärzte im Spannungsfeld verschiedener Ansprüche

153 Palliative Therapie

154 **Philosophische Begründungen**

154 Die Frage

155 Menschen und Personen (Definition)

157 Rationalität und Selbstbewusstsein

159 Über Sterbehilfe bei Menschen, die keine Personen im Sinne der Definition sind

160 Gibt es ein Recht auf Sterbehilfe?

161 Sterbehilfe bei Personen

162 Weitere Argumente

164 Der Unterschied zwischen aktiver und passiver Sterbehilfe

168 Die Antwort

169 **Kommunikation mit dem Sterbenden**

171 Der geänderte Mensch

176 Die Wahrheit sagen

178 Erzählen lassen und zuhören

181 Lachen

182 Dinge bleiben lassen

184 **Kommunikation im Krankenhaus**
184 Missverständnisse
187 Der Arzt als Gesprächspartner
192 Angehörige und Ärzte
198 Hilfreiche Fragen
200 Die wichtigen Gespräche
202 Unterschiedliche Einschätzungen
206 **Patientenverfügung**
207 Zum Beispiel Irma
210 Das Recht auf Selbstbestimmung und seine
     Umsetzung in der Patientenverfügung
212 Zum Beispiel Olga
217 **Das Ende der kurativen Therapie**
217 Beantragung der Pflegestufe
219 Warten, Hilflosigkeit
221 Die kleinen Dinge
222 Pflege zu Hause?
224 **Möglichkeiten der häuslichen Pflege**
224 Zehn-Tages-Frist
225 Pflegezeit
226 Familienpflegezeit
226 Praktisches Vorgehen im Fall der Pflegebedürftigkeit
228 **Die eigene Psyche**
228 Körperliche Reaktionen
233 Ungewollte Rücksichtslosigkeit
236 **Wie mein Vater starb**
236 Palliativstation und Hospiz
244 Abschied

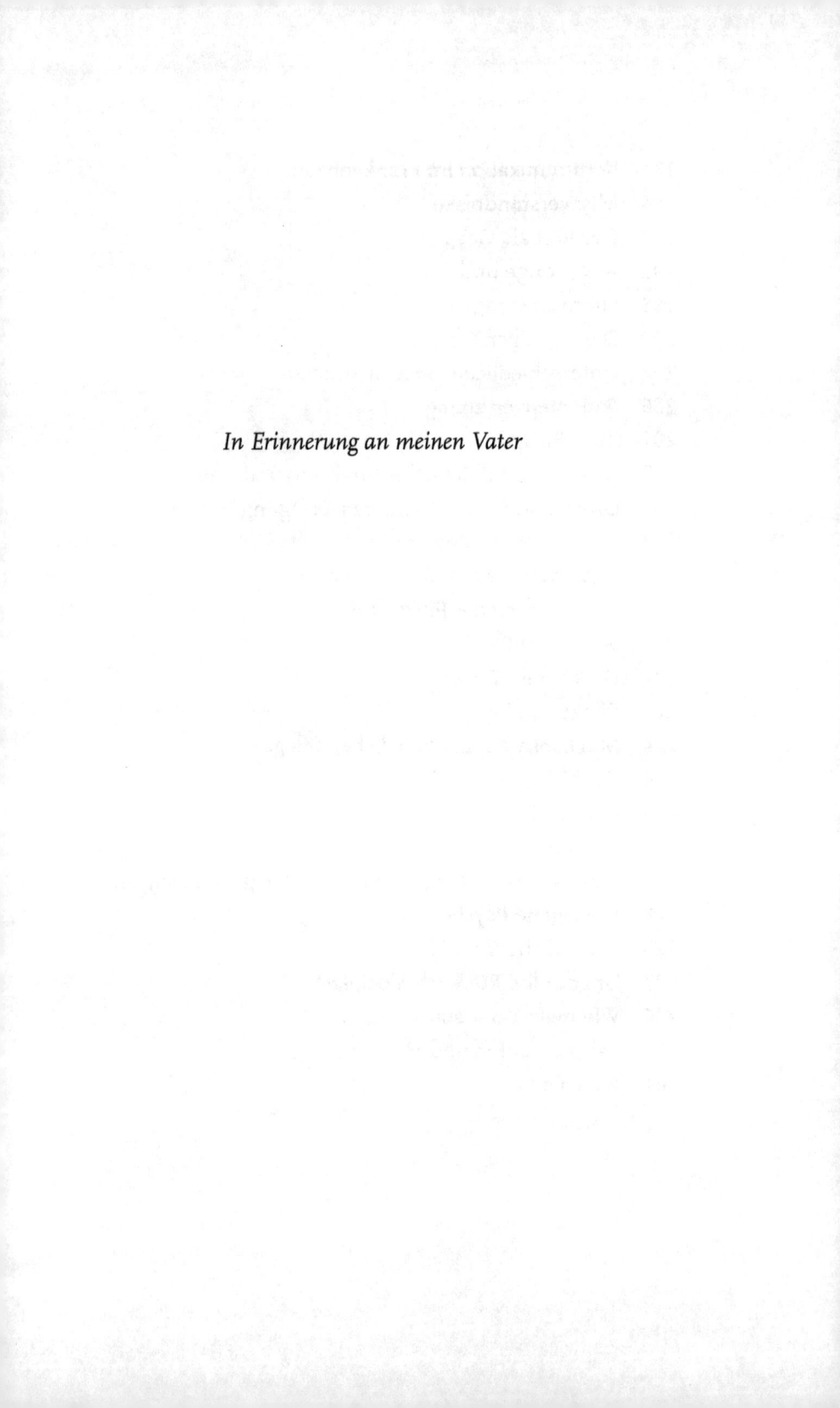

In Erinnerung an meinen Vater

Jeder stirbt seinen eigenen Tod
Einige Bemerkungen vorab

Als Kind kannte ich einen alten Mann, der im Rollstuhl zwischen den Torpfosten eines kleinen Holzzauns saß. Im Sommer döste er im Schatten eines alten, knorrigen Apfelbaums, im Herbst blinzelte er in die schrägen Sonnenstrahlen und im Winter sammelten sich manchmal Schneeflocken auf dem Schaffellmantel, der ihn warm hielt. Ich ging vom Haus meiner Großmutter die kleine Straße hinunter, an deren Ende es einen Süßigkeitenautomaten mit Lakritz gab. „Tach, Mädchen", sagte er. „Tach, Herr Henke", sagte ich. Manchmal erzählte er eine Geschichte, während ich Lakritz lutschte. Zum Schluss sagte er: „Bis bald, Mädchen." Und ich sagte: „Tschüß, Herr Henke." Bis er sich eines Tages mit: „Leb wohl, Mädchen", verabschiedete und sagte, dass er, wenn ich nächste Woche Lakritz aus dem Automaten ziehen ginge, nicht mehr zwischen den Pfosten säße. „Warum denn nicht?", fragte ich. „Weil ich gern sterben möchte." „Aber warum wollen Sie denn sterben?" „Och, weil ich keine Freude mehr am Leben habe. Ich bin fertig mit dem Leben." Er lächelte über mein Unverständnis und sagte: „Na, guck mal, ungefähr so wie du am Abend, wenn du keine Lust mehr zum Spielen hast." Das leuchtete mir ein. „Tschüß, Herr Henke", sagte ich.

Als ich dreißig Meter weiter zwischen den Rosen zum Haus meiner Großmutter abbog, drehte ich mich noch einmal um und winkte. Er winkte zurück, und ich wusste, dass er lächelte, weil man seine Goldzähne glänzen sehen konnte. Als ich eine Woche später zum Süßigkeitenautomaten ging, war der Platz zwischen den Pfosten leer, und am Holzzaun hing ein kleiner Kranz mit Trauerflor.

Ich erzählte meiner Großmutter von dem Kranz, und sie sagte: „Ja, der alte Henke, ohne seine Frau hatte er keinen Lebensmut mehr." Die Nachbarn sagten etwas anderes. Sie sagten, Herr Henke habe einen Herzinfarkt gehabt. Außerdem sagten sie, das sei gut so, schließlich sei seine Frau einen Monat zuvor gestorben, und es sei eine Gnade des Schicksals, dass er ihr so schnell folgen könne. Sie sagten, so würden sie auch gern einmal sterben. Irgendwann, später. Sie sagten es, als bewunderten sie den alten Mann für etwas.

Der Tod ist eine ebenso individuelle Angelegenheit wie das Leben. Rainer Maria Rilke schrieb: Jeder stirbt seinen eigenen Tod. Im Leben stellt unsere Gesellschaft die Freiheit des Einzelnen, Entscheidungen mit weitreichenden, auch abträglichen Konsequenzen zu treffen, nicht infrage. Es ist im Gegenteil eines der wichtigsten Kennzeichen einer stabilen Demokratie, nicht über diese Freiheit des Individuums zu urteilen oder sie gar zu beschneiden. Also etwa die Frage, wie der Einzelne lebt, ob jemand heiratet oder nicht, Kinder großzieht oder nicht, Lehrer, Soldat, Krankenschwester, Ingenieur oder Tischler ist, an Gott glaubt, an Allah oder an nichts.

Dieselbe Gesellschaft, die für das Leben höchste Individualität fordert und gewährt, zeigt sich in Sachen Tod erheblich restriktiver. Die weit überwiegende Mehrheit von uns stirbt heutzutage im Krankenhaus, obwohl die meisten Menschen sich etwas anderes wünschen. Wir sterben unter dem Einfluss einer Medizin, die in vielen Fällen das Sterben lange hinauszögert, obwohl die meisten Menschen einen solchen Tod für sich nicht wünschen.

Jahrzehnte nachdem ich Herrn Henkes Trauerflor am Gartenzaun hängen sah, lernte ich eine Krankheit kennen, die erst seit den 1990er-Jahren als eigenständige Erkrankung beschrieben wird: die Tako-Tsubo-Kardiomyopathie oder auch das Syndrom des gebrochenen Herzens. Sie ist eine plötzlich auftretende, schwerwiegende Funktionsstörung des Herzmuskels, die dieselben Symptome wie ein organischer Herzinfarkt zeigt und meist nach einer außerordentlichen emotionalen Belastung auftritt, dem Tod eines Ehepartners zum Beispiel. Sie ist von einem ganz normalen Herzinfarkt nur dadurch zu unterscheiden, dass im Herzkatheter keine Verengungen der Herzkranzarterien nachgewiesen werden können. Das Herz hat keine körperlich nachweisbare Ursache, krank zu sein. Das hindert es allerdings nicht daran, zu sterben.

Vor Jahren hatte ich ein vergleichbares Erlebnis mit einer anderen Krankheit. Ein Nachbar war seit längerer Zeit schwer an Parkinson erkrankt. Er wurde von seiner Frau zu Hause gepflegt. Bedingt durch die Krankheit, verschluckte er sich häufig, hatte Erstickungsanfälle und kam wiederholt mit Lungenentzündungen, die durch in die Lunge gelangte Nahrungsreste verursacht wurden, ins Krankenhaus. Jedes Mal erholte er sich unter einer Antibiotikatherapie schnell. Trotz seiner schweren Einschränkungen ging von ihm ein starker Lebenswille aus. Unter der Woche wurde er an zwei oder drei Tagen mit einem Kleinbus abgeholt und verbrachte die Zeit mit anderen alten, kranken Menschen in der Tagespflege. An einem dieser Tage verabschiedete er sich von der diensthabenden Schwester mit den Worten, dass er in der nächsten Woche nicht mehr wiederkommen werde. Er kam nicht wieder. Er entwickelte eine schwere Lungenentzündung und starb innerhalb weniger Tage trotz Antibiotika in der Klinik.

Die Lungenentzündung trägt den Beinamen „der Freund des alten Mannes". Manchmal ist sie ein schneller Ausweg aus einem zu schwer gewordenen Leben. Vielleicht könnte man sie – ebenso wie die Tako-Tsubo-Kardiomyopathie und einige weitere Erkrankungen – auch als eine Krankheit des „Ich will nicht mehr" bezeichnen.

Die moderne Medizin unterstützt die Menschen, deren Lebensmut trotz schwerer Krankheiten oder Unfälle ungebrochen ist, auf eine so wunderbar weitreichende Art, wie es noch niemals möglich gewesen ist. Viele Menschen überleben heute Krankheiten und Unfälle, die früher ein unabänderliches Todesurteil waren. Gleichzeitig aber zwingt sie anderen Menschen ein Leben auf, das sie nicht mehr wollen. Sie zwingt den Körper weiterzuleben, obwohl der Lebenswille bereits gebrochen ist.

Wir bewundern Menschen, die überleben, die sich ins Leben zurückkämpfen, obwohl ihnen etwas anderes vorhergesagt wurde. Aber ebenso sind wir von Menschen beeindruckt, die sterben, indem sie das Leben einfach loslassen, wenn sie sich am Ende angekommen fühlen. Ich glaube, dass die Wurzel in beiden Fällen dieselbe ist: Wir achten die Eigenständigkeit und die Konsequenz, mit der diese Menschen ihr Leben führen.

Dieses Buch berichtet von dem Leben und dem Sterben einiger Menschen, die ich auf diese Weise achte. Der erste Teil erzählt eine Geschichte. Die Todesfälle und die Menschen sind erfunden, und dennoch sind sie wirklichkeitsgetreu. Die Menschen haben so nicht gelebt, aber ihr erzähltes Leben ist denkbar. Sie sind die zusammengesetzten Puzzleteile von Menschen und ihren Lebensgeschichten, die ich kannte und von denen ich gelernt habe. Die Dinge, die sie sagen, sind Dinge, die ich Menschen habe sagen hören. Die Dinge, die sie tun, habe ich Menschen tun sehen.

Im zweiten Teil des Buches berichte ich vom Tod meines Vaters und meines Großvaters. Ich schildere sie so genau, wie es meine Erinnerung zulässt. Vieles von dem, was mein Vater sagt, hat er so häufig gesagt, dass es unvergesslich geworden ist. Einiges hat er nur einmal geäußert, aber seine vehemente Überzeugungskraft macht mir die Worte unvergesslich. Und manche Dinge habe ich zeitnah aufgeschrieben, um mich später an sie erinnern zu können.

Dass das Buch Teil einer Ratgeberreihe sein sollte, wusste ich, aber dass das Ratgeben eine derartig schwierige Angelegenheit sein könnte, darauf war ich nicht vorbereitet. Dabei hätte ich es bei näherer Betrachtung ahnen müssen. Schließlich fühle ich mich schon in der Rolle der Beratenen nicht immer wohl, sondern oft genug bevormundet und eingeschränkt. Ich fühle mich, als würde es mir vorenthalten werden, eigene Erfahrungen zu sammeln. Wenn mir jemand einen Rat gibt, gibt er mir damit gleichzeitig ein Bild von der Welt vor, wie er sie sieht. Aber ich möchte die Welt nicht durch den vorgefertigten Filter eines einzelnen Menschen oder die verzerrende Haltung einer ganzen Kultur kennenlernen. Als jemand, dem es schwerfällt, Rat anzunehmen, ergibt sich für mich sozusagen als notwendige Folgerung daraus, dass ich auch das Ratgeben mit einer gewissen Skepsis betrachte. Jemand anderem einen Rat zu erteilen, trägt den Beigeschmack in sich, sich diesem überlegen zu fühlen. Eine Einstellung, die nur äußerst selten mit den Tatsachen übereinstimmt.

Menschen sind komplizierte Wesen. Manchmal bitten sie um Rat mit dem Ziel, eine vorgefasste Meinung bestätigt zu bekommen. Sie versuchen, etwas von der Verantwortung für eine Handlung an den Ratgeber abzugeben. Man kann das, was andere erlebt haben, als Information heranziehen, um zu einer Entscheidung zu kommen. Aber einen Ratschlag benutzen, um sich eine Entscheidung abnehmen zu lassen, das geht nicht.

Tatsächlich habe ich den zweiten Teil des Buches nicht unter der Vorstellung geschrieben, einen Rat erteilen zu wollen. Ich habe mich genauso in diesen Teil hineingestürzt wie in den ersten: Ich habe zumeist nur erzählt. Entstanden ist eine sehr unvollständige Sammlung von Gedanken und Ideen zum Thema Tod und zum Sterben. Probieren Sie es für sich aus. Es würde mich freuen, wenn Sie etwas finden, das zu Ihnen passt.

Teil 1

Prolog
Der Duft von Kamille

Das Problem ist, dass die Dinge, die geschehen sollten, nicht im richtigen Moment geschehen. Dass sie geschehen, steht außer Frage. Aber meine letzte Verantwortung ist es, den rechten Moment zu finden.

Die Zeit, zu der ich den Tod einlade, ist immer dieselbe. Es sind verschiedene Tage, verschiedene Krankheiten und verschiedene Menschen. Nur die Zeit und die Gründe bleiben gleich. Es ist eine Arbeit für die frühen Morgenstunden. Für die Niemandszeit. So früh, dass man durch die Hoffnung auf einen neuen Tag nicht gehindert wird. So spät, dass der abgelaufene Tag wirklich und endgültig zur Neige gegangen ist, dass er den Dingen nichts mehr hinzuzufügen hat. Die Alarme sind leise geschaltet, die Stimmen gedämpft, die Türen der Patientenzimmer fast zugeschoben.

Über der Tür von Bettplatz fünf zählen die Zeiger der Uhr die Zeit herunter. Das Uhrenticken habe ich als kleines Kind in der Stube meiner Großmutter bemerkt und dann erst wieder, als ich selbst älter geworden und dem Tod nähergerückt bin. Dazwischen war das Leben zu voll und zu schnell, als dass ein Uhrenticken Platz in meinem Bewusstsein gefunden hätte. Nur zu diesen besonderen Zeiten kann ich das Ticken hören.

Ich weiß, dass es so weit ist. Seit die alte Frau mit dem fortgeschrittenen Knochenkrebs nicht mehr die Augen öffnet, um auf das Foto ihres Mannes zu blicken. Das Foto, das ihre Enkel vor Wochen mit Tesafilm an die Wand geklebt haben. Seitdem lächelt er von seinem Foto mit dem Gesicht eines jungen Mannes darauf herab, wie seine Frau aus dem Leben zum Tod verkümmert. Ich weiß, dass es so weit ist, weil sie beim Denken, beim Schlafen und beim Sterben gleich aussieht. Weil ihre Haut nichts anderes mehr ist als ein Sack, der ihre Schmerzen an einem Ort bindet. Ich weiß, dass es so weit ist, weil meine Unentschlossenheit der letzten Tage vergangen ist. Ich weiß es, weil ich heute Morgen den Geruch von Kamillenblüten in der Nase hatte und weil ich jetzt meine Hände eincreme mit derselben Creme, die meine Großmutter benutzt hat, wenn sie nachts, zur Niemandszeit, das Haus verließ.

Es ist Zeit, sage ich in meinen Gedanken zu der Frau. Es ist in Ordnung. Ich streiche ihr über die Stirn. Meine Hand gibt den Geruch von sanfter Sommerwärme ab. Es ist, als öffnete der Duft nach Kamille die Tür, durch die sie dieses Zimmer, diese Marter, diesen Körper verlassen kann. Mit derselben Hand erhöhe ich die Dosierung des Morphins und stelle die Zufuhr der Katecholamine ab.

Maria erzählt
Der Alte

„Ja", sagt der alte Mann grob, während er mit seinem Körper den offenen Spalt der Tür blockiert. „Was wollen Sie?"

Auf der Treppenstufe steht die Krankenschwester, die im Nachbarhaus wohnt. Er kennt sie vom Vorübergehen. Eine Frau, die auf ihn immer den Eindruck eines noch jungen Menschen gemacht hat und die jetzt schlagartig von den Jahren eingeholt worden ist, die sie bisher ausgelassen zu haben schien. Eine Frau mit vernünftigen, stabilen Lederschuhen, schwarzer Kleidung und einem verlegenen Lächeln im Gesicht.

„Tja, es ist so, ich muss noch den Verband bei Ingrid Langhorst wechseln und nach dem alten Dirk Seevers sehen ..."

„Ja, was hab ich damit zu schaffen?"

Sie tritt auf den anderen Fuß.

„Sehen Sie, Herr Eichblatt", sagt sie müde und wird vor seinen Augen noch ein paar Jahre älter und noch ein wenig kleiner, „meine Tochter und ihr Mann sind gestorben. Sie hatten einen Autounfall."

Der Alte fuchtelt den Satz mit einer ungeduldigen Hand zur Seite.

„Weiß ich. Hat der Postbote erzählt."

Er bemerkt das kleine Mädchen, das eine Treppenstufe tiefer steht als die Gemeindeschwester. Die Frau dreht sich um, fasst das Mädchen an der Schulter und schiebt sie vor den Alten hin.

„Das ist Maria, meine Enkelin. Und ich weiß nicht, wen ich sonst fragen könnte."

Der Alte schnauft und blickt das Mädchen genauer an. Es hat zu Boden gesehen und lugt jetzt unter den Haarfransen, die ihr

ins Gesicht hängen, zu ihm hinauf. Der Alte ist ein stämmiger
Sechzigjähriger, nicht größer als die meisten, doch in den Augen
des Mädchens wirkt er wie ein aufragender Riese.

„Tja", knurrt er, „dann kommste mal am besten rein."
Er gibt die Tür frei. Die Krankenschwester lächelt ein schnel-
les, erleichtertes Danke. „Nur für heute Nachmittag. Ich hole sie
zum Abendbrot ab." Sie geht zu ihrem kleinen Motorrad zurück,
das hinter dem Gartenzaun steht.

„Na los, komm schon rein. Hab die Zeit nicht gestohlen", fährt
der Alte das schmale Mädchen an, das verloren auf der Steinstufe
steht.

Im Dorf halten sie den Alten für einen schrulligen Griesgram, der
auf seiner Veranda auf einem rostigen Klappstuhl sitzt, die Welt
beobachtet und der zu niemandem Kontakt hat, bis auf den Postboten. Die, die sich erinnern können, entschuldigen ihn im Stillen damit, dass sein kleines Mädchen in den schweren Jahren
nach 1945 gestorben ist und seine Frau das nicht ausgehalten und
ihn verlassen hat. Die, die es nicht wissen, halten ihn für einen
unverbesserlichen Murrkopf. Er wartet, bis das Mädchen an ihm
vorbei in die kühle Dunkelheit des Hauses gegangen ist.

„Na, geh schon weiter, hinten links ist die Küche, setz dich an
den Tisch."

Aber Maria kommt nicht dazu. Die angelehnte Tür, die von der
Küche in den Garten führt, wird von einem Hund aufgestoßen.
Die Pfoten kratzen über den Boden, und der Hund umspringt das
Mädchen, hechelnd und kläffend.

„Mischa", sagt der Alte und legt dem Hund die Hand über die
Schnauze, „lass es nach. Siehst doch, dass die Kleine Angst vor
dir hat, gell?"

Seine abgearbeiteten Hände sind so groß und rau, dass sie
Maria bedrohlich erscheinen. Sie weiß noch nicht, dass es diese
Hände sein werden, die sie halten werden, wenn sie weint oder
Angst hat, wenn sie vom Fahrrad gestürzt ist oder sich mit der

Großmutter gestritten hat. Dass von der Wärme dieser Hand, wenn sie beruhigend auf ihrem Rücken liegen wird, Kraft und Selbstvertrauen in sie übergehen werden.

Der Alte schickt den Hund auf seinen Platz unter den Tisch und stellt Maria ein Glas Fliederbeersaft hin.

„Keine Ahnung, ob wir miteinander klarkommen, Mädchen. Hab mit Kindern noch nie viel zu tun gehabt, weißte?"

Er ist ein großer Mann, mit einer Stimme, die vom mangelnden Gebrauch harsch und abweisend klingt.

Seine blauen Augen starren sie an. Maria fühlt sich von ihnen wie aufgespießt. Es sind Augen, die in den vielen Jahren der Einsamkeit das höfliche Zurseitesehen verlernt haben. Die Kleine tastet nach dem Glas. Sie traut sich nicht, den Blickkontakt zu unterbrechen, sie schaut dem Alten wie ein Hase, der sich in seine Sasse drückt, in die Augen und stößt das Glas um. Es zerbricht, der dunkelrote Saft ergießt sich über den Tisch auf den Fußboden. Das Zimmer verschwimmt vor Marias Augen, sie hört die Stimme des Alten wie ein sich entfernendes Echo. Sie spürt, wie die großen Hände sie greifen, sie durch die Tür in den Garten tragen und dann auf sein Knie setzen. Eine der Hände hält sie im Rücken, die andere streicht ungelenk über ihren Kopf.

„Ist ja alles in Ordnung", hört sie die Stimme des Alten brummen. „Tief einatmen und ausatmen. So ist es gut."

Er nimmt seine Prinz-Heinrich-Mütze vom Kopf und lässt sie auf die Steinstufe neben sich fallen. Der Hund ist mit hinausgelaufen, er drängelt sich zwischen seine Knie und leckt Marias Hände.

„Weißt du, Mischa", sagt der Alte zu seinem Hund und zupft sich nachdenklich die Ecke seines Schnauzbarts, „ich kenne mich mit dem Kindererziehen nicht aus. Aber ich weiß, dass man sie nicht schlägt und dass man ihnen keine Angst macht."

Mischa sieht hoch und klopft mit dem Schwanz gegen Marias Beine. Der Alte spürt, wie sich der kleine Körper unter seiner Hand entspannt und gegen seine Brust kuschelt. Der zarte

Geruch des Kindes steigt zu ihm auf und gibt ihm das Gefühl, als
gebe es nichts Sinnvolleres auf der Welt, als auf einer Steinstufe
in der Sonne zu sitzen und ein Mädchen, das er nicht kennt, in
seinen Armen zu halten, während es einschläft. Unter dem weißen Schnauzbart liegt in ganz ungewohnter, aber nicht unangenehmer Weise ein Lächeln auf seinen Lippen.

„Auf was haben wir uns da nur eingelassen, Mischa?", fragt er
seinen Hund.

An diesem Nachmittag harken die beiden zusammen das Beet
im Garten, und der Alte erklärt ihr die Blumen, die Schwertlilien
und den Rittersporn, und zeigt ihr, wie man für Mischa einen
Stock wirft.

„Kannst se morgen wieder bringen, wennste willst", sagt der
Alte zur Großmutter, als er Maria am Abend an der Schulter fasst
und sanft durch die Tür hinausschiebt.

An manchen Tagen holt sie der Alte von der Schule ab. Er lehnt
neben seinem Fahrrad am Zaun, raucht seine selbstgedrehte Zigarette und wartet, bis sein Mädchen aus der Schule gelaufen kommt.
Dann setzt er sich die Kleine vorn auf die Stange seines Fahrrads,
während er nur mit der Linken den Lenker festhält, damit genug
Platz für sie bleibt. Im Frühling bei gutem Wetter bringt der Alte
belegte Brote mit, und sie fahren auf seinem Fahrrad durch den
Wald zum Küchensee. Die Ahorne und Eschen schlagen aus. Der
ganze Boden ist weiß von den Buschwindröschen und März-
bechern, gesprenkelt von dem Blau des Leberblümchens, dem Rot-
violett des Lerchensporns und dem Gelb des Scharbockskrauts.
Mischa springt voraus und scheucht die Eichhörnchen auf die
Bäume. Die Kleine möchte gern einen Strauß Frühlingsblumen
für die Großmutter sammeln. Aber der Alte lässt sie nicht.

„Es gibt Dinge", sagt er, „die man nicht tut."

Er lächelt sie an und streicht ihr über das Haar.

„Wildblumen", sagt er, „gehören in den Wald und nicht auf
den Küchentisch."

Nachdem sie an der Farchauer Mühle vorbei sind, trägt der Alte das Fahrrad die Holztreppe hinauf, während sie beide ein Lied singen und den Takt dazu schlagen, indem sie auf jeder dritten Stufe gemeinsam aufstampfen. Oben auf der Anhöhe von Waldesruh, von wo aus man über den ganzen See hinüber nach Ratzeburg blicken kann, sitzen die beiden und essen ihre Brote. Im Sommer pflücken sie an den Feldrändern Johanniskraut, ihre Hände sind rot von dem ausgelaufenen Saft der zerdrückten Stängel. Und der Alte erzählt Maria, dass das Kraut die Kraft der Sonne und des Sommers einfängt und sie in seinem Stängel für den Winter aufspeichert, sodass ihr der Saft der Pflanze wie heilendes Elfenblut über ihre Finger läuft, wenn sie die Blumen abbricht.

Die Erinnerungen an die Fahrradtouren mit dem Alten sind später für Maria wie Hunderte überlagerte Bilder, die zu einem Bild, zu dieser einen Erinnerung geworden sind. Die vielen Male, die sie den Weg zusammen gefahren sind, haben sich zu einer einzigen Fahrradtour gefügt, in der sie gleichzeitig durch den bunten Teppich der Frühlingsblumen im Kupfermühlental rollen und das Johanniskraut der Sommersonnenwende sammeln, den Takt ihres Lieblingslieds auf die Stufen der Holztreppe stampfen und bei Waldesruh Brote essen. Es sind zärtliche Erinnerungen an die Fahrradtouren, die stellvertretend ihre ganze Zuneigung zu dem Alten festhalten.

Maria über ihre Großmutter

Wenn Sie verstehen wollen, wer ich bin, warum ich getan habe, was ich tat, dann muss ich Ihnen zuerst erzählen, wer meine Großmutter war.

Es gab nichts Unbestimmtes in ihrem Aussehen. Sie hatte rabenschwarze Haare, als sie jung war, und sie hat sich nicht damit aufgehalten, während vieler Jahre zu ergrauen. Ihre Haare waren in einem Jahr ganz schwarz und im nächsten ganz weiß. Sie war eine kleine, schmale Frau, vielleicht einen Meter sechzig groß. Aber wenn sie verärgert war, richtete sie einen dunklen Blick auf den Verursacher, der Männer beschämt den Bierkrug zur Seite stellen ließ und tratschende Frauen zum Schweigen brachte.

Bezeichnend für meine Großmutter war, dass sie Fragen nie umging, sondern beantwortete. Wenn ich Großonkel und -tanten nach Ereignisse im Krieg gefragt habe, sagten sie: Selbstverständlich erzählen wir dir davon. Aber auf eine bestimmte Art hat es niemand wirklich getan. Sie fingen in großem Stil an, berichteten von den alten Zeiten und den alten Gebräuchen in Pommern. Die Männer erzählten von der Winteraustreibung, von den Jagden und Erntefesten, und die Frauen erzählten vom Osterwasser holen, bei dem jeder am Morgen des Ostersonntags einen Eimer Wasser aus dem See holte und schweigend bis zum Haus zu tragen hatte. Wer sich mit diesem Wasser wusch, sollte schön aussehen. Wer es nicht schaffte zu schweigen, hatte nur „Brabbelwasser" getragen. Sie erzählten verschmitzt, wie sie noch am Tag vor der Flucht dreißig Buchensetzlinge gepflanzt hatten, um die Nazis glauben zu machen, dass sie den Durchhalteparolen Folge leisteten, während sie heimlich Lebensmittel und Decken auf im Stroh versteckte Leiterwagen gestapelt hatten. Wenn die Onkel und Tanten, die ich fragte, so weit in ihrer Erzählung gekommen waren, geriet ihnen die Geschichte plötzlich ins Stocken, sie zögerten, und dann schlich sich ein kleines Detail in die Erzählung ein. Etwas, das sie wie einen Stellvertreter für die eigentlichen Ereignisse benutzten, an denen zu rühren sie nicht in der Lage waren. Es war, als würde ihr Verstand vor dem Grauen zurückschrecken, mit dem die Geschichte weitergehen musste. Sie begnügten sich mit einer kleinen, gewöhnlichen Begebenheit, die verständlich war und zugelassen werden konnte. Sie sagten, es sei das letzte Mal gewesen, dass sie den Storch zu seinem Nest hätten zurückkommen sehen, als sie mit dem vollgepackten Leiterwagen aus der Hofeinfahrt gerumpelt sind, das letzte Mal, dass sie aus der Hintertür über die Weide zum See hinabgeblickt hätten. Dass der Hund vom Wagen sprang und zum Hof zurücklief und niemand ihn wieder gesehen habe.

Für meine Großmutter war es der Moment, in dem sie ihr Rehkitz freiließ. Sie hatte im Sommer '44 ein verlassenes Jungtier mit der Flasche großgezogen. Am Tag bevor die Russen kamen, musste sie das Kitz mehrmals davonscheuchen, damit es nicht ihrem Wagen folgte, als er sich in den Flüchtlingstreck einfädelte. Aber nachdem sie dieses Detail erzählt hatte, das für sie die Flucht symbolisierte, schluckte meine Großmutter, anders als ihre Brüder und Schwestern. Man konnte sehen, wie sie sich noch ein wenig gerader aufsetzte, und dann erzählte sie mir davon, wie ihr Treck aus der Luft zusammengeschossen wurde, wie ihr Lieblingsschimmel schreiend zusammenbrach und sie ihm die Kehle durchschnitt. Wie mein Onkel, 3 Jahre alt, ihr von einem russischen Soldaten aus dem Arm genommen und einem anderen zugeworfen wurde, bevor er sie vergewaltigte, und dass sie den Onkel hinterher nicht hat wiederfinden können. Dass dieser Onkel genauso verschwunden blieb wie der Hund, der vom Leiterwagen gesprungen war.

Die Erzählungen der anderen über die eigentliche Flucht sind verschwommen und vage, eher wie ein Nachgedanke zu den Erinnerungen an ihre Heimat, von denen sie mir eigentlich erzählen. Nur das Symbol, das sie sich als Ersatz gewählt haben, wird klar und deutlich beschrieben. Aber meine Großmutter ist Fragen nicht ausgewichen, sie hat sie beantwortet. Sie hat getan, was zu tun war. Ihre Lebensweisheit lautete „Ich will, ich kann, ich muss", und jeder, der sie kannte, wusste, dass sie damit die Welt bewegen konnte.

Ihr Glaube war eine eigentümliche Mischung aus alten pommerschen Fabeln, heidnischen Volkstraditionen und dem Alten Testament. Sie hielt nicht viel von dem neuen Teil der Bibel, davon, dass er versprach, dass man alles immer wieder noch einmal anders probieren und man sich jederzeit Verzeihung für ein wenig billige Reue erkaufen kann. Sie mochte ihre Welt schnörkellos und konsequent.

Sie war eine der ersten Vertriebenen, die tatsächlich hinnahm, dass sie ihre Heimat nie wiedersehen würde. Deutschland hatte einen Krieg angezettelt und ihn verloren. Die Dinge lagen nun einmal so, wie sie lagen.

Zu Hause in Pommern hatte jedes Kind bei der Geburt im Familienwald einen eigenen Herzbaum bekommen. Am Tag bevor die Kinder getauft wurden, trug die Mutter sie zu diesem Baum und bettete sie für eine halbe Stunde zwischen seine Wurzeln, damit sich die Seelen der beiden verbinden konnten. Wann immer es für dieses Kind im Leben etwas Wichtiges abzuwägen, zu entscheiden oder zu betrauern gab, rieten die Eltern: „Geh und frag deinen Baum." Der Baum meiner Großmutter war eine Eberesche. Als sie verstand, dass sie ihre Heimat nicht wiedersehen würde, erlaubte sie sich einen Tag der Trauer, und dann ging sie durch den Wald am Ratzeburger Küchensee und wählte sich einen neuen Herzbaum.

Sie verfügte über eine Vielfalt an Methoden, um mit unliebsamen Ereignissen umzugehen. Als ich als Kind eine schwere doppelseitige Lungenentzündung hatte und ihr die Ärzte sagten, es stünde ernst, benutzte sie jede Art Beschwörung, die ihr zur Verfügung stand. Ich erinnere mich, dass sie mich bei Vollmond in eine dicke Decke gehüllt unter ihren Herzbaum trug. Ich bin von dem Singsang, mit dem sie meine Brust besprach, aus meinen Fieberträumen aufgewacht und wieder eingeschlafen. Sie machte Gebrauch von jeder Art Zauber, verwendete jeden aufgebrauten Aufguss aus selbstgesammelten Kräutern, der ihr von den Frauen ihrer Familie weitergegeben worden war, während sie gleichzeitig den Pastor bat, für mich zu beten, Antibiotika in meinen Mund löffelte und mir schließlich schlicht und einfach befahl, jetzt endlich gesund zu werden. Ihr Vorgehen wirkte. Ich wurde gesund.

Meine Großmutter war eine mutige Frau. Sie lebte zu einer Zeit, zu der man entweder sein Schicksal couragiert in die Hand nahm oder an ihm zerbrach. Sie hatte eine kerzengerade Körperhaltung, so wie es sich viele kleine Menschen angewöhnen, um größer zu wirken. Anders als diese behielt sie ihre Haltung bis ins hohe Alter bei. Sie warnte die Welt davor, sich mit ihr anzulegen. Ihre Eltern hatten sie, wie es für Töchter pommerscher Gutsbesitzer üblich war, für zwei Jahre auf ein Internat nach Berlin geschickt, damit sie das Abitur machen konnte. Sofort nach dem Erwerb der Matura absolvierte sie eine Ausbildung zur Krankenschwester, folgte den Jungen ihres Dorfes an die russische Front und sah zu, wie sie starben. Sie entwickelte die Intuition einer Katze dafür, wen der Tod nicht mehr aus seinen Fängen entlassen würde. Ihre Einschätzungen gründeten sich auf Instinkte, nicht auf Überlegungen. Es wurde ihre Aufgabe, zusammen mit dem leitenden Feldarzt die Verletzten nach einem Gefecht einzuteilen in solche, denen noch zu helfen war, und solche, die sterben würden. Und die Sterbenden waren dann allein ihre Verantwortung.

In den ersten Jahren, nachdem ihr Treck in Ratzeburg ankam, wurde sie mit einem vagen Misstrauen behandelt. Niemand beschimpfte sie als Polackin oder Rucksackdeutsche, wie es die meisten anderen Flüchtlinge in ihrer neuen, fremden Heimat hinnehmen mussten. Ihr Wissen über Kräuter- und Heilkunde vereint mit ihrer Erfahrung über Morphin und Narkosemittel, die sie in den Lazaretten erworben hatte, ihr untrügliches Gespür für den Tod und ihre Bereitschaft, dieses Wissen zu benutzen, wenn der Arzt keine Zeit hatte, nicht bezahlbar war oder einen Fall als hoffnungslos einstufte, sprach sich von den pommerschen Flüchtlingen zu den Einheimischen herum. Sie nötigte den Menschen den Respekt ab, der im Mittelalter weisen Frauen entgegengebracht wurde. Man tat besser daran, eine solche Frau nicht zu verärgern.

In späteren Jahren, als der Krieg mehr als drei Jahrzehnte zurücklag, zu der Zeit, als ich bei ihr aufwuchs, war sie ein Teil der Stadt geworden, und die Stadt war stolz auf sie, ganz so wie man auf ein Maskottchen stolz ist. Die niedergelassenen Ärzte mochten die alte, immer schwarz gekleidete Frau mit ihren stabilen Lederschuhen, die auf einem Motorrad durch den Ort fuhr und ihre Medizin durch die Hintertüren der Häuser zu den Menschen brachte, vielleicht im Stillen als unmodern und rückständig verfluchen, aber keiner von ihnen hätte ihr öffentlich in einer Diagnose widersprochen oder die Menschen, die eine kollektive Zuneigung für sie hegten, davor gewarnt, sie zurate zu ziehen. Und mancher Arzt, wenn er selbst nicht wusste, wie er einem Patienten helfen sollte, machte eine unbestimmte Bewegung mit der Hand und fragte leise, ob man schon bei der Greta gewesen sei.

Trotzdem behielt sie eine Art Fremdheit. Vielleicht lag es an dem Tonfall ihrer Stimme, an dem weichen pommerschen Singsang, daran, dass sie polnische Verniedlichungen in der deutschen Sprache verwendete, Rollek sagte statt Roland, Edek statt Eduard. Dass sie ihre Sätze mit einen Nu anfing: Nu, willst nicht essen deine Supp? Nu, willst nicht hingehen und endlich sterben? Vielleicht war es ihre höhere Bildung, damals für Frauen noch unüblich, vielleicht war es ihre grimmige Unabhängigkeit, die diese Gefühle der Fremdheit bei ihrem Gegenüber auslösten. Es bewirkte, dass Männer und Frauen ihr von Dingen erzählten, die sie gegenüber Verwandten oder engen Freunden nicht zugegeben hätten. Diese geringfügige Fremdheit hob sie ab und machte sie zu jemandem, der man ein Geheimnis anvertrauen konnte und bei der man es gut verwahrt wusste.

Mir fiel es schwer, sie zu lieben, weil sie einen zwang, immer sein Bestes zu geben. Vor etwas Angst zu haben, zurückzuschrecken, den leichteren Weg zu gehen, war niemals eine Alternative. Einer Frau, die ihren Mann, ihre zwei Kinder und ihre Heimat verloren hatte und die darauf reagierte, indem sie sagte „Jetzt erst recht", konnte man nicht erklären, dass man seine Hausaufgaben nicht machen konnte, weil man zu müde war oder krank. Ihre schwarzen Augen richteten sich auf mich, wogen mich und warnten mich davor, für zu leicht befunden zu werden.

Ich hatte mehr Respekt vor meiner Großmutter, als ich ihn vor dem alten Mann hatte, der mein Wahlgroßvater wurde. Aber ich empfand eine Zärtlichkeit für ihn, die man nur für jemanden fühlt, der selbst nicht perfekt ist und der deshalb nicht zur Zielscheibe der eigenen Abneigung werden kann.

Lena
Mein Vater

Hanna, die Intensivschwester, die mir am vertrautesten geworden war, gab mir am Morgen nach der Nacht, in der mein Vater gestorben war, seine Sachen. Seinen Koffer mit dem quietschenden Rad, seine Strickjacke, auf deren aufgescheuerte Ellenbogen er Lederflicken genäht hatte. Seine Lesebrille mit dem verbogenen Bügel. Das letzte Buch, das er nicht mehr zu Ende las, Albert Camus' „Pest". Er hatte es schon viele Male gelesen, dieses Mal hatte er es nicht bis zum Ende geschafft. Seine Sachen begannen bereits die Verwandlung, die die zurückgebliebenen Habseligkeiten der Verstorbenen durchlaufen. Die Strickjacke, die Teil des Bildes ist, in dem mein Vater an seinem Küchentisch sitzt und mit aufgestützten Ellenbogen die Zeitung liest, wird zu einem zerschlissenen Stück Stoff, für das ich keine Verwendung mehr habe, das ich aber auch nicht wegwerfen kann.

Von der Zeit wird behauptet, dass sie Wunden heilt. Aber ein Teil ihrer Heilkraft besteht im Vergessen. Und es gab so viele Dinge, die ich von meinem Vater nicht vergessen wollte. Ich setzte mich auf eine Bank im Park des Krankenhauses, hielt seine Strickjacke im Schoß, roch seinen Duft, der zu mir aufstieg, ich versuchte, an all die Dinge zu denken, die ich von meinem Vater in Erinnerung behalten wollte.

Sein schiefes Lachen, die Wärme in seiner Stimme, die Strahlkraft seiner blauen Augen. Wie er mit der Hand über seinen Bart strich, während er über etwas nachdachte. Er ließ sich diesen Bart nicht stehen, weil er sich nicht die Mühe des täglichen Rasierens machen wollte oder um eine unreine Haut oder ein fliehendes

Kinn zu verbergen. Mein Vater trug seinen Bart ganz so wie ein Auerhahn, der seine Schwanzfedern zur Schau stellt – aus einfacher Freude daran, sich mit seinem Bart gut aussehend zu fühlen.

Er war ein höflicher Mensch, der es mochte, anderen Menschen kleine Freuden zu machen. Lange Zeit hat er einen Hut getragen, obwohl Hüte bereits in meiner Kindheit seit vielen Jahren aus der Mode gekommen waren. Er benutzte ihn, um Frauen auf der Straße zu grüßen. Er fasste mit Daumen, Zeige- und Mittelfinger an die Krempe und lüftete den Hut eine Winzigkeit, während er gleichzeitig mit dem Kopf eine kleine Verneigung andeutete. Dann lächelte er. Es war so weit abseits aller üblichen Formen zu grüßen, dass die Frauen ihn erst für einen Spinner hielten, bevor sie sich geschmeichelt fühlten und zurücklächelten. Seine Geste erinnerte sie an Zeiten, als Frauen sich durch eine aufgehaltene Tür nicht vage veräppelt fühlten, sondern geehrt und manchmal vielleicht bewundert.

Er war ein schöner Mann, dessen gutes Aussehen über Jahre langsam aufgezehrt worden war, von der Trauer um seine früh verstorbene Frau, von einer Gleichgültigkeit gegenüber dem eigenen Körper, von der Einsamkeit und dem Mangel an Frauenaugen, für die er gut hätte aussehen wollen.

Aber es war ihm diese altmodische Zuvorkommenheit geblieben, eine Art, sich Frauen zuzuwenden, die andeutete, dass sie zu treffen ein Vergnügen für ihn sei.

Es fiel ihm leicht, seinen Vorgesetzten zu widersprechen, während es ihm fast unmöglich war, sich mit Menschen zu streiten, die von ihm abhängig waren oder für ihn arbeiteten. Als er auf der Intensivstation lag, reinigte die Putzfrau einer externen Reinigungsfirma jeden Morgen sein Zimmer. Sie machte Fehler, weil ihr Deutsch nicht gut genug war, um die hingeworfenen Anweisungen des Pflegepersonals immer richtig verstehen zu können. Einige der Schwestern verspotteten sie, indem sie – natürlich in ihrer Abwesenheit – ihren Akzent nachahmten. Mein Vater hörte das und begrüßte die Putzfrau jedes Mal, wenn sie in sein Zimmer kam, mit ausgesuchter Freundlichkeit, als wolle er die Unfreundlichkeit der anderen, von der sie doch gar nichts wissen konnte, ausgleichen oder als müsse er sich bei ihr entschuldigen, weil er dem Gespött zugehört hatte, ohne zu widersprechen. Und vielleicht weil er wirklich sie meinte, wenn er lächelte, revanchierte sie sich mit einem Lächeln, sagte fröhlich auf Russisch Guten Tag!, wenn sie eintrat, oder Guten Appetit!, wenn er aß, rückte ihm sein Glas mit Wasser näher, schenkte ihm nach, kleine Gesten nur. Seitdem verursacht der russische Akzent bei mir ein unbestimmtes Wohlwollen, eine Zugewandtheit, wie diese russische Putzfrau sie meinen Vater zuteil werden ließ.

Meine Kindheit und Jugend hatten wir zusammen in einer eigentümlichen, aber nicht unglücklichen Isolation verbracht. Das lag sicher am frühen Tod meiner Mutter, daran, dass ein gut aussehender, noch nicht alter Mann von intakten Paaren nicht eingeladen wird, daran, dass ein alleinerziehender Vater mit einer kleinen Tochter nicht mehr in seine alte Gruppe von Kumpels aufgenommen wird, daran, dass Menschen dem tiefen Unglück der anderen aus dem Weg gehen. Aber es lag auch daran, dass mein Vater Zeitschriften abonnierte, die außer uns niemand las, dass er BBC hörte statt Radio Schleswig-Holstein. Daran, dass mein Vater trotz seiner Witwerschaft sich ein wenig seine Jungenhaftigkeit erhielt, während die Eltern meiner Schulfreunde Gewicht ansetzten, grau im Gesicht wurden und auf die Einhaltung von Regeln bestanden, die sie keine zehn Jahre zuvor selbst vehement abgelehnt hatten.

Erwachsene, fand mein Vater, sind in ihrem Umgang mit Kindern unzurechnungsfähig. Sie legen Regeln fest, denen sie selbst nicht folgen. Sie stellen Behauptungen auf, an die sie nicht glauben. Und am Ende erwarten sie von ihren Kindern, dass sie sich an diese Regeln halten und ihre Eltern für diesen Unsinn bewundern und respektieren.

Genauso fragwürdig wie den Umgang von Erwachsenen mit Kindern fand mein Vater später im Krankenhaus die Art, wie Ärzte mit ihren Patienten redeten. Er fühlte sich nicht gemeint von den üblichen Phrasen, wie sie gegenüber den Patienten verwendet wurden. Wenn jemand zu ihm „Sie Armer" sagte, hörte er eine abgedroschene Floskel, kein Mitgefühl. Wenn sie zu ihm sagten „Sie sind nicht mehr so jung, wie Sie einmal waren", verstand er, dass sie ihm eigentlich sagen wollten, dass er unrealistische Erwartungen hatte. Wenn sie sagten „Das wird schon werden", bedeutete das für ihn, dass sie nichts Konkretes anzubieten hatten. Er wusste, dass sie damit nur meinten, dass er sich daran gewöhnen müsse, auch wenn es nicht mehr werden würde. Mein Vater war der Überzeugung, dass Sätze, die unterschiedslos für alle Patienten und immer wieder verwendet wurden, sich durch ihre Unpersönlichkeit und die Häufigkeit ihrer gedankenlosen Verwendung selbst entwerteten.

Mein Vater hat seinen Beruf geliebt. Er war für mehr als ein Vierteljahrhundert Physiklehrer an der Realschule in Schwarzenbek. Kinder stellen arglos die alten Selbstverständlichkeiten infrage, an die sich Erwachsene so fest gewöhnt haben, dass sie die Beschränkungen, die sie sich mit ihnen selbsttätig auferlegen, nicht mehr als das Gefängnis wahrnehmen, das diese darstellen. Er nahm jede Frage, die eine solche Gewohnheit des Denkens infrage stellte, ernst und hörte mit gespannter Aufmerksamkeit zu. Es war eine seiner liebenswertesten Eigenschaften, die ihn zu jedermanns geliebtem Onkel oder Adoptivgroßvater machte. Wenn er etwas mit einem diskutierte, hatte man das Gefühl, dass es keinen anderen Ort auf der Welt gäbe, an dem er lieber wäre, als gerade hier, gerade jetzt. Es war ein berauschendes Gefühl, im Fokus seiner ungeteilten, erwartungsvollen Aufmerksamkeit zu stehen.

Mein Vater und ich hatten ein gemeinsames Spiel. Es bestand darin, irgendeine Selbstverständlichkeit des täglichen Lebens, eine nie hinterfragte Gewohnheit in Gedanken abzuschaffen.

„Was wäre wenn?", fragte mein Vater, und dann folgte etwas, was im ersten Moment merkwürdig, fremdartig bis hin zu gänzlich haarsträubend anmutete. „Was wäre", fragte er die Verkäuferin in der Bäckerei und zwinkerte mir zu, „wenn wir darauf verzichteten, uns ständig Wechselgeld zu geben?" Er schob ihr die Pfennige zurück. „Was wäre, wenn es gar keine Pfennige gäbe? Es gibt nichts, das man für einen einzigen Pfennig kaufen kann, also hat ein Pfennig eigentlich gar keinen Wert. Warum benutzen wir ihn?" Drei Tage hintereinander gab er der Verkäuferin die Pfennige zurück. Am vierten Tag sagte er: „Ich habe nur 2,42 Mark statt 2,44, was nun?" Und mein Vater bekam seine Brötchen für 2,40 und ein Lächeln obendrauf und hatte sich, der Verkäuferin und mir zu seiner strahlenden Zufriedenheit bewiesen, dass ein ganzes Land kleinlich Pfennige zählt und umherträgt, durch deren Nichtbenutzung sich im Grunde keine Änderung ergab.

Wir haben dieses Spiel unser ganzes Leben lang gespielt. Es wurde von einer geistigen Unterhaltung zu einer Gewohnheit. Von einer Methode, Probleme zu lösen, zu einer Lebensphilosophie und schließlich zu einer Art gemeinsamer Sprache, mit der wir uns unsere gegenseitige Zuneigung versicherten oder uns aufmunterten. „Was wäre ...", fragte mein Vater, wenn ich mich nicht traute, allein nach London zu fahren, mein Studium zu wechseln oder mich von einem Freund zu trennen, und lächelte mich liebevoll an. „... wenn ich es einfach ausprobieren würde?", vervollständigte ich seine Frage.

„Genau", sagte er zufrieden.

Mein Vater war nicht sehr interessiert an der Art seiner Beerdigung. Wenn wir das Grab meiner Mutter besuchten, sagte er: „Lena, wenn es so weit ist, beerdigst du mich so, wie du es für richtig hältst." Manchmal versuchte ich, ihn dazu zu zwingen, sich zu äußern. „Möchtest du verbrannt werden oder lieber einen Sarg? Welches Lied sollen sie spielen, wenn sie deinen Sarg aus der Kapelle tragen? Möchtest du in derselben Grabstelle sein wie

Mama oder lieber oben auf dem Hügel?" Aber mein Vater ließ sich nicht darauf ein. „Egal", sagte er, „ist mir ganz egal."

Gegenüber dem Tod war er nicht so unentschieden. Wie ein anständiges Sterben zu sein hatte, davon hatte er eine präzise Vorstellung. Er sprach oft und ohne Scheu darüber. Er mochte den modernen, antiseptischen Krankenhaustod nicht, sondern betrachtete es als einen Triumph für den Sterbenden, den Tod zu zwingen, einen Hausbesuch abzustatten. „Lena", sagte er zu mir, obwohl er die Frage wohl im Grunde an sich selbst richtete, „wie kann man etwas so Persönliches wie das Sterben in einer fremden Umgebung tun?"

Wenn ich an meinen Vater denke, habe ich ihn vor Augen, wie er an unserem kleinen, von der Sonne beschienenen Küchentisch sitzt. Die aufgescheuerten Ellenbogen seiner Strickjacke sind mit einem Stück Leder geflickt. Er stützt sie auf die aufgeschlagene Zeitung, in der er gelesen hat, und schüttelt verwundert den Kopf, während er zu mir herüberblickt. „Das", sagt er und klopft mit der Hand auf den Artikel, der ihn irritiert, „das ist doch keine Art zu sterben."

Meine Mutter bekam Krebs, als ich noch ein kleines Kind war. Mein Vater hat mir nie direkt von dieser Zeit erzählt. Ich habe den Tod meiner Mutter erfahren, als blickte ich auf das Negativ eines Fotos. Mein Vater hat mir vom Sterben meiner Mutter erzählt, indem er mir sagte, wie sein Tod nicht sein solle.

Mein Vater hat immer Witze erzählt, aber zu einem täglichen Ritual ist das erst geworden, nachdem meine Mutter gestorben war. Ein paar Wochen nach der Beerdigung saßen wir uns am Küchentisch gegenüber. Er sah plötzlich auf und sagte: „Was wäre, wenn wir uns erlauben würden, jeden Morgen eine Stunde lang nicht an Mama zu denken und nicht traurig zu sein?"

Von da an erzählte er jeden Morgen, wenn er das Frühstück gemacht hatte und ich in die Küche kam, einen Witz. Mein Vater liebte es, einen guten Witz zu erzählen, und er wusste, wie man es anstellen musste. Und vielleicht noch wichtiger – er wusste, wie man einem guten Witz zuhörte und ihn würdigte. Er konnte sich mit vollem Herzen dem Lachen hingeben. Er beherrschte das genüssliche Zuhören so gut, dass seine Freunde und Arbeitskollegen Witze für ihn aufhoben. Mein Vater hatte ein Ohr für gute Witze, er hörte zu, wandelte sie ab, erfand seine eigenen, hob sie auf und hütete sie. Seine Witze waren lustig, weil sie über die Marotten und Schrullen von Menschen spotteten, ohne dabei die Person selbst herabzusetzen. Mein Vater konnte Blondinenwitze nicht ausstehen und verabscheute Witze, die auf Schadenfreude fußten. Er mochte die, bei denen man seinen eigenen Verschrobenheiten ins Gesicht blicken musste.

Mein Vater war der Überzeugung, dass es nicht möglich sei, sich vor Dingen zu fürchten, über die man lachen kann. Deshalb handelten viele seiner Witze vom Tod. Wir saßen in der Morgensonne der Küche und haben über den Tod gelacht. Wir waren trunken von dem Gefühl, das Unkontrollierbare mit der Verachtung eines Witzes so herunterzuspielen, dass es erträglich wurde. Vielleicht aus demselben Grund, aus dem die Leute manchmal bei Beerdigungen lachen. Sie fühlen sich unbehaglich in der Nähe des Todes, ihr Lachen ist nichts weiter als ein Abwehrreflex. Vielleicht hat das Lachen meinen Vater auch nur aus der Hilflosigkeit befreit, die er entwickelt hat, als er meiner Mutter beim Sterben zusehen musste.

Mein Vater also scherte sich nicht um die Dinge, die das Totsein begleiten, um Begräbnisse, Testamente oder was ich mit seinem Haus machen sollte. Es kümmerte ihn auch nicht, irgendwann tot zu sein. Totsein ist nur ein weiteres der Dinge, denen man eben nicht entgehen kann, wenn man lebt. Wie hungrig, durstig oder traurig sein.

Aber mein Vater war besorgt, was das Sterben als solches anbetraf. Über das Sterben sprach er nicht, er sagte mir nur, wie es sein sollte. Und meist endete er, indem er seinen Zeigefinger über seinen Hals zog und die entschiedene Geste mit einem Laut begleitete, der das Würgen einer zugedrückten Kehle wiedergab.

„Bitte kein großes Getue um mein Sterben, Lena. Hauptsache, es geht schnell."

Nachdem mein Vater also sein Leben nach dem Tod seiner Frau damit verbrachte, den Tod mit einem Witz in seine Schranken zu weisen, erlaubte sich der Tod am Ende den einen mit ihm, dass er das Einzige, das ihm beim Sterben von Bedeutung gewesen wäre, nicht bekam. Mein Vater brauchte sehr lange zum Sterben. Er hätte das nicht für einen guten Scherz gehalten.

Lena
Mein Vater erhält die Diagnose

Mein Vater wurde als zweiter Sohn auf einem Hof in Mechow, Schleswig-Holstein, geboren. Seine Eltern hatten eine Dresch maschine auf der Tenne, mit der die Bauern des Dorfes das Korn ausdroschen. Mein Vater war zwölf Jahre, als er den Dieselmotor reparieren konnte. Das Stück ratternde Mechanik zog ihn in seinen Bann. Mein Großvater hatte ihm das Herumbasteln an, und nachdem der Sohn sich darüber hinweggesetzt hatte, das bloße Berühren der Maschine verboten. Aber die glänzenden Augen seines Sohnes machten ihm klar, dass der einzig vernünftige Umgang mit der Situation, so wie sie nun einmal war, darin bestand, die Maschine zu erklären, statt sie zu verbieten. Mein Vater war vernarrt in jede Art Maschine. Sie waren für ihn so schlicht und dabei kraftvoll, dunkle, geölte Kästen voller unverfälschter Logik aus glänzendem, vertrauenerweckendem Metall. Ich glaube, sie befriedigten seinen Sinn für Präzision und Vorhersehbarkeit. Er übertrug diese Ordentlichkeit in sein Leben. Ungenauigkeiten, kleine Schlampereien stellten für ihn einen Ausdruck von Charakterschwäche dar. Er konnte sich physisch unwohl fühlen, wenn ein Bild nicht gerade aufgehängt oder ein Trockentuch zusammengeknüllt auf dem Küchentisch lag.

Deshalb wusste ich vom ersten Moment an, dass etwas passiert war. Die Wohnung war still und unordentlich. Mein Vater saß am Küchentisch, seine Schultern hochgezogen, als müssten sie etwas abwehren, die Zeitung lag ungelesen auf dem Stuhl, schmutziges Geschirr stand auf der Anrichte. Mein Vater war ein kleiner Mann, gerade 1,70 Meter groß, aber seine geistige Lebendigkeit, seine Präsenz sorgten dafür, dass man ihn nicht als klein wahrnahm. Vor dem Hintergrundbild einer Unordnung, die nicht zu ihm passte, wirkte er das erste Mal schmächtig. Er sah nur langsam zu mir auf, sein Blick blieb dabei nach innen gerichtet. Die Krankheit hatte begonnen, ihn zu reduzieren, noch bevor ich ihren Namen kannte.

Nachdem ich von zu Hause ausgezogen war, gewöhnten mein Vater und ich uns einen drei- oder vierwöchigen Rhythmus an, in dem ich ihn besuchen kam. Wenn ich mit meinem eigenen Schlüssel die Wohnungstür öffnete, saß er meist mit einem frisch aufgegossenen Tee in der Küche und versuchte, mit einer aufgeschlagenen Zeitung zu verheimlichen, dass er eigentlich nur auf mich gewartet hatte. Unsere Begrüßungen waren unspektakulär. Ich drückte ihm einen Kuss auf die Stirn, atmete seinen Geruch ein und setzte mich zu ihm. Unsere Hände trafen sich in der Mitte der Tischplatte und hielten sich einen Moment fest. Seine waren immer ein wenig wärmer als meine.

„Hallo du", sagte mein Vater.

„Hallo du", antwortete ich.

Aber nicht heute. Als ich ihm einen Kuss auf die Stirn drücke, dringt der säuerliche Geruch von Angst in mein Bewusstsein. Ich fühle, wie sich meine Gesichtsmuskeln mit der aufsteigenden Besorgnis anspannen, wie sich mein Rücken versteift, wie sich mein Körper auf einen Schock vorbereitet.

„Weißt du, Lena", sagt mein Vater zu mir. Die Wehmut, die in seinen Augen schimmert, sagt mir, dass er dabei nicht mich sieht, sondern in die Vergangenheit blickt. „Ich erinnere mich an dich, wie du vor mir stehst und mir sagtest, du seist drei, aber fast schon vier. Und vier sei viel besser als drei. Wenn man jung ist, will man älter sein. Und wenn man dann alt ist, will man wieder jung sein. Im Grunde ist beides derselbe Wunsch. Es geht darum, Kontrolle über sich selbst zu haben."

Er sieht mich an, als erwarte er Zustimmung von mir. Ich sehe ihn im Licht der Sonne, das durch das angelaufene Glas des

Küchenfensters scheint. Mein Vater ist ein alter Mann. Es ist eine bestürzende Entdeckung, so plötzlich, als hätte ich einen Geist gesehen. Die Schultern, von denen die eine ein wenig höher steht als die andere, die jetzt beide kraftlos herabgesunken sind, das graue Haar, das schon immer grau war, aber doch nicht so grau. Die Falten in seinem Gesicht, die schon immer da waren, weil es Lachfalten gewesen waren, und die jetzt plötzlich die Falten eines alten Mannes sind. Die Haut auf der Rückseite seiner Hände, die dünn geworden ist. Wann ist das geschehen, möchte ich entrüstet aufschreien. Mein Vater kann kein alter Mann sein. Wie kann es eine Welt, in der mein Vater alt ist oder – und meine Gedanken prallen von der Vorstellung zurück – in der er nicht mehr lebt, geben?

„Sag mir, was passiert ist!"

„Kannst du es mich nicht auf meine Art erzählen lassen? Es ist schwer genug, so wie es ist", antwortet er.

„Sag's mir!"

„Sei nicht böse", sagt er leise. „Ich will es erzählen und ich will es nicht erzählen. Kannst du das verstehen?"

Er schiebt mir den Briefumschlag über den Tisch, der die ganze Zeit unter seiner Hand gelegen hat.

„Da steht alles drin, was du wissen willst. All der medizinische Krimskrams."

Während ich lese, beobachtet er einen Grünfink, der draußen kopfunter an einem Meisenknödel hängt. Er wirkt unbeteiligt, sieht nicht einmal aus dem Augenwinkel zu mir herüber. Während ich den Brief lese, ergeben all die Kleinigkeiten, die mich die letzten Wochen beunruhigt haben, ohne dass sie wirklich fassbar gewesen wären, einen Sinn. Ich habe gewusst, was kommt, ohne es zu wissen. Es ist dieser Schatten von Wissen, den man Vorahnung nennt. Seine Atemlosigkeit bei unseren Telefongesprächen, die Müdigkeit, die Füße, die so schwer in die Schuhe passten. Das Herz meines Vaters ist alt und verkalkt. Es muss operiert werden.

„Tja", sagt er und breitet seine Hände in einer entschuldigenden Geste aus. „So sieht es aus."

„Hast du schon mit einem Chirurgen gesprochen?"

„Ja", sagt mein Vater. „Ein junger Kerl war das, vielleicht knapp Mitte dreißig, aber schon Oberarzt. Wie können sie so jung sein und erwarten, dass wir sie ernst nehmen sollen in den Dingen, bei denen es um Leben und Tod geht? Er gab mir die Hand. Ich saß, und er stand. Er redete, und ich hörte. Weißt du, Lena, wenn ich ehrlich bin, habe ich ihn nicht verstanden. Ich verstehe nicht, wie aus meinem Leben, Bäckerbrötchen zum Frühstück, Vormittagsspaziergang, Nachmittagsskatrunde, Telefonanruf am Abend von dir, in der Folge eines einzigen Gesprächs ein Krankenhausbett werden soll. Ich fühle mich nicht anders als vor zwei Wochen, als mich mein Hausarzt nach Hause geschickt hat mit dem Rat, mich auszuruhen, und der Annahme, ich hätte einen grippalen Infekt. Weißt du, was der Herzchirurg zu mir gesagt hat? Er hat gesagt, sie würden einen anderen Kranken meinetwegen zurückstellen, damit ich früher operiert werde kann. Er hat mich angelächelt, und ich hatte das unbestimmte Gefühl, dass von mir Dankbarkeit erwartet wurde. Aber ich habe nicht verstanden wofür. Weißt du, Lena, es ist, als hätte ich die Kontrolle über mich selbst verloren. Es ist, als hätte mich dieses eine Gespräch alt werden lassen."

Ich weiß nicht, was ich sagen soll, also falte ich den Arztbrief zusammen, stecke ihn in den Umschlag zurück, stehe auf, fange an, Tee aufzugießen. Einen Becher für meinen Vater, einen für mich. So wie er es sonst immer macht. Dann setze ich mich wieder an den Tisch, ziehe den Brief erneut aus seinem Umschlag, lese ihn, falte ihn und will ihn wieder in den Umschlag stecken. Aber mein Vater nimmt ihn mir aus der Hand und legt ihn weg, auf den Stapel alter Zeitungen, die in der Ecke der Sitzbank liegen.

„Da ist eine Sache, Lena, die ich wissen muss." Seine Stimme ist jetzt ernst und bedächtig, nicht verwundert und ängstlich, wie sie war, als er von dem jungen Chirurgen erzählt hat. Er legt seine Hand auf meine und wartet, bis ich aufblicke.

„Stell dir vor, ich komme nicht aus dem Krankenhaus zurück. Wirst du zurechtkommen?"

Ich schrecke vor dem Gedanken zurück. Meine Antwort soll wohl am ehesten mich selbst beschwichtigen: „Natürlich kommst du zurück. Sie machen solche Operationen heute ständig. Es passiert nichts dabei."

„Jaja, werde ich wohl."

Seine andere Hand fasst nach meiner noch freien. Wir sitzen uns gegenüber, Hand in Hand, wie wir es zu jeder Begrüßung getan haben, nur dass wir jetzt über einen eventuellen Abschied sprechen. „Aber nimm einfach an, ich täte es nicht. Nimm an, irgendetwas geht schief, Lena. Wirst du zurechtkommen?"

Es kann nur ein Ja geben als Antwort auf eine solche Frage. Aber die wirkliche Antwort besteht natürlich nicht darin, dass man Ja sagt, sondern darin, wie man dieses Ja sagt. Ich habe nur eine einzige Gelegenheit, es richtig zu machen, wenn ich möchte, dass es ein solches Ja ist, das zählt. Ich darf nicht zu schnell antworten und nicht zu langsam. Ganz bestimmt nicht mit einer dünnen Stimme, aber auch nicht mit zu viel Nachdruck. Die einzige Art, das Ja, das ich antworte, zu einem Ja werden zu lassen, an dem mein Vater auch später nicht zweifeln muss, besteht darin, mir einen kurzen Moment der Überprüfung Zeit zu lassen, damit mein Vater weiß, dass ich die Ernsthaftigkeit und das Gewicht seiner Frage verstanden habe, und dann mit fester, ungezwungener Stimme ein schlichtes Ja zu sagen.

„Ja, Papa", sage ich, „ich möchte dich noch lange behalten, aber falls das nicht möglich sein sollte, dann werde ich damit zurechtkommen."

„Gut", sagt mein Vater. Und das erste Mal an diesem Tag sieht er ein wenig entspannt aus. „Das ist gut."

Eine Woche später begleite ich ihn zur Operation ins Krankenhaus. Als wir in den Schlagschatten eintreten, mit dem das große Gebäude seinen Eingang verdunkelt, erschauere ich, ich fühle mich, als sei ich im Begriff, meinen Vater auszuliefern, ihn preiszugeben. Ich helfe ihm bei den Anmeldeformalitäten, räume seine wenigen Kleider in den Schrank. Natürlich könnte er das alles noch selbst tun. Aber es ist das Einzige, was ich für ihn tun kann. Unsere Rollen sind schon jetzt merkwürdig vertauscht. Ich habe das Gefühl, die Beschützerin sein zu müssen, nicht mehr die Beschützte. Das macht mir den Abschied schwer. Ich sitze am Fußende des Bettes, in dem mein Vater liegt, und spüre durch die dünne Decke die Wärme seines Beines. Es gibt nichts mehr zu tun, keine Handlung, mit der man den Abschied vernünftigerweise hinauszögern könnte. Aber wenn ich bleibe, mich an diese letzte Zeit vor der Operation klammere, die uns noch bleibt, verleihe ich damit nur der Angst, dass etwas schiefgehen könnte, mehr Gewicht.

Ich habe Verabschiedungen immer genossen. Sie entfalten ein warmes, schwermütiges Gefühl des Verlusts. Menschen, denen man üblicherweise nicht viel bedeutet, wenden sich einem zu, wenn man sich verabschiedet. Als Jugendliche habe ich mir gewünscht, dass dieser Moment der Schwebe andauern sollte, in dem die Gefühle von Liebe und Sehnsucht akuter werden, als sie es im Alltag sind. Vermisst zu werden, ohne abgereist zu sein, geliebt zu werden, ohne dass es zum Überdruss kommt.

Aber heute graut mir vor dem Abschied. Heute bin im Grunde nicht ich diejenige, die fortgeht, sondern er. Ich möchte etwas sagen, einen Satz, der ihn wie ein Amulett beschützen könnte. Aber mir fällt nichts ein.

„Ich hab dich lieb", sage ich. Ich kann hören, dass es kläglich klingt.

„Jaja, nun geh schon los", antwortet er. Er lächelt mit geschlossenen Augen.

Ein Herzchirurg berichtet

Konrad, 48 Jahre, Herzchirurg, Oberarzt

Ich weiß nicht, wie ich das erklären soll. Ich bin Chirurg, Herzchirurg. Ich wollte immer Herzchirurg sein, ich bin davon faszi-
niert. Faszination ist ein Gefühl der Begeisterung, ein Rausch,
eine Leidenschaft. Natürlich hat es auch etwas mit der Achtung
zu tun, mit dem Respekt, der einem noch immer von der Gesellschaft und den Patienten entgegengebracht wird. Die Herzchirur-
gie ist da schon etwas Besonderes. Man sieht es in den Augen
derer, denen man von seinem Beruf erzählt. Und natürlich hat es
etwas mit dem Gefühl der Macht zu tun. Sie stoppen ein Herz.
Sie tun etwas, das für fast die gesamte Zeit, seit Menschen existieren, gleichbedeutend damit war, dass ein Mensch starb. Und
dann schalten sie es wieder an. Sie setzen sich über etwas hinweg,
das gottgegeben war. Aber das ist nicht das, worum es wirklich
geht.

Als Chirurg muss ich fanatisch sein, ein Getriebener. Wie sonst
kann man die vielen Stunden, die man ein und dieselbe Langwei-
ligkeit bis zur Perfektion übt, ertragen? Wie sonst kann man tausend Knoten gemacht haben und wenn man den tausendersten
knüpft glauben, dass man ihn noch besser machen kann als die
tausend zuvor? Wie kann man glauben, dass es einen Unterschied
für das Operationsergebnis machen wird? Ich bin ein Besessener.
Ich muss ein Besessener sein, um gut sein zu können.

Als Fanatiker habe ich kein Verständnis für Leute, die diesen
Eifer nicht in sich tragen. Leute, die nicht ihr Bestes geben, sind

für mich Verräter. Leute, die aufgeben, bevor sie alles probiert haben. Patienten, die sagen, dies ist zu viel, dies kann ich nicht mehr ertragen, lasst mich sterben. Anästhesisten, die sagen, dies ist zu viel, das Leiden ist für den Patienten nicht mehr erträglich, lasst ihn sterben. Ich gebe nie auf.

Ich weiß, was Sie jetzt sagen wollen. Es ist immer derselbe Einwand. Sie wollen sagen, es gibt nicht nur schwarz und weiß, gut und schlecht, richtig und falsch. Sie wollen sagen, es gibt Grauzonen, Einzelfallentscheidungen. Wenn ich solche Gedanken zulasse, dann verliere ich dieses Streben nach dem Bestmöglichen, dann verliere ich den Fokus. Es gibt nichts zwischen Leben und Tod. Wenn ich operiert habe und hinterher schlägt das Herz, dann lebt der Patient, dann hat der Eingriff am Herz Erfolg gehabt. Wenn nicht, ist er tot. Ich tue alles, damit der Patient die Operation überlebt, und ich verlange von dem weiter betreuenden Personal auf der Intensivstation, dass sie alles dafür tun. Ich verlange es von meinem Patienten.

Es gibt diesen Streit zwischen denen, die denken, dass Lebensqualität, was auch immer sie mit diesem Wort genau meinen, wichtiger sei als das Leben, und uns, die glauben, dass das Leben Vorrang vor allen anderen Werten habe, vor Glauben und vor Überzeugungen.

Die jeweilige Position ist keine Frage der Fachrichtung, es ist kein Disput zwischen der Anästhesie und der Chirurgie. Es ist keine Frage der Mentalität, es ist keine Frage unterschiedlicher Erfahrungen oder unterschiedlicher Gruppen. Es ist nichts weiter als dieser alte Unterschied zwischen einem, der die Grenzen des Möglichen hinausschieben will, und einem, der sich damit zufrieden gibt, mit Kompromissen zu leben. Ohne ein Leben kann man ganz offensichtlich keine Lebensqualität haben, da kann es keine Kompromisse geben.

Auch wenn ich es also nicht so sehr als Streit zwischen den Fachrichtungen verstehen möchte, ist dieser Meinungsunterschied vielleicht doch ein Resultat verschiedener Blickwinkel. Es hat eventuell damit zu tun, dass ich auf der Seite der Operation stehe, auf der es blutet, und der Anästhesist steht auf der Seite des Hirns. Dieses spezielle Gefühl beim Anblick, beim Geruch von Blut geht Jahrtausende zurück, in eine Zeit, als Schamanen das Blut aus Menschen- und Tierhälsen auf den Boden haben fließen lassen, um irgendeine grausame Gottheit zu befrieden. Das Blutopfer ist etwas, das sehr tief in uns allen steckt. Im Mittelalter haben die Ärzte ihren Patienten Blut abgezapft, um die Krankheit zu vertreiben. Die alten Kreuzigungsbilder sind immer blutige Darstellungen. Wenn Blut fließt, ist das gleichbedeutend damit, dass die Grenze überschritten worden ist, die es noch erlaubt, Kompromisse zu machen. Wenn man den Körper aufgeschnitten hat, gibt es kein Zurück mehr in den vorherigen Zustand. Eine Operation ist in dieser Hinsicht eine Einbahnstraße. Danach gibt es nur noch ein Vorwärts.

Es würde keine der modernen Operationstechniken geben, wenn nicht irgendwann irgendwo ein Chirurg über die etablierten Grenzen hinausgegangen wäre. Diese Operateure haben viele Menschen getötet, um irgendwann Leben zu retten. Für jeden guten Operateur leiden und sterben Patienten, bis er gut geworden ist. Das ist so. Ich werde ein guter Chirurg auf dem Rücken meiner Patienten. Meine einzige Art Rechtfertigung dafür, meinen Patienten diese Opfer abzuverlangen, ist es, dass ich ein Fanatiker bin, der es immer und um jeden Preis bei der nächsten Operation, beim nächsten Patienten besser machen will. Dass ich niemals aufgebe. Dass ich mich selber nicht schone. Dass ich alles andere in meinem Leben hintanstelle. Ehefrau, Kinder, Freunde, Freizeit. Dafür, dass ich es beim nächsten Mal besser mache. Wenn man Chirurg sein will, muss man diese Art Hingabe mitbringen.

Ich stehe jeden Tag von 7.30 Uhr bis gegen 17 Uhr am Tisch und operiere. Danach muss ich nach meinen Patienten auf der Normalstation sehen. Auf der Intensivstation sind rund um die Uhr Anästhesisten anwesend, die die auftretenden Probleme klären. Dabei kann ich ohnehin nicht helfen, ich verstehe ja weniger als die Intensivmediziner. Es ist einfach so, dass ich erwarte, dass auch sie ihr Bestes tun. Dass sie nicht aufgeben, weil es jemandem schlecht geht, sondern nur, weil er tot ist.

Ich kann Ihnen nicht sagen, ob es auf der Station Ärzte gibt, die aktive Sterbehilfe leisten. Darüber weiß ich nichts. Aber ich kann Ihnen etwas anderes sagen. Wenn einer von den Patienten nicht den normalen Weg geht, wenn er eine Nachblutung hat oder eine Lungenentzündung, und wenn er sich dann schwertut und über Wochen schlecht aussieht, dann weiß ich, was passiert. Bei den Intensivärzten schleicht sich dieses Gefühl „Es-wird-nichts-mehr" ein. Sie sind dann nicht mehr mit dem Herzen dabei. Der Gedanke des unbedingten Heilenwollens tritt zunehmend hinter den Wunsch zurück, Schmerzen oder Ängste lindern zu wollen. Dadurch passieren Dinge, die sonst nicht passieren. Sie geben ihm mehr Schmerzmittel, als er eigentlich braucht, damit sie sich nicht fragen müssen, ob er vielleicht leidet. In der Visite sagt der eine zum anderen, ich hab dem mal ein bisschen Tavor gegeben, damit er keine Angst hat. Und der andere nickt beipflichtend, schließlich will man bestimmt nicht, dass der Patient sich ängstigt, wo es ja ohnehin nichts mehr werden wird. Und wenn der Nächste dann auch etwas Gutes tun will, dann gibt er ihm noch einen Schuss Propofol dazu. Der Patient liegt jetzt in seinem Morphinkoma, umnächtigt von Tavor und Propofol und was sonst noch, und wie soll er denn bei all den Antischmerz- und Antiangstdrogen jemals das Bedürfnis verspüren, selber atmen zu müssen, für den Fall, dass es ihm doch eines schönen Tages besser gehen sollte? Den ersten Atemzug auf dieser Welt holen die meisten von uns ja auch nicht, weil sie sich schon neun Monate lang darauf gefreut haben, sondern weil ihnen jemand auf den Hintern geklapst hat. Aber nach ein paar Wochen hören die einfach auf, die Krankheit zu therapieren, und haben sich daran gewöhnt, dass das mit dem nichts mehr wird. Das Ganze verselbstständigt sich. Der wird tot geredet, bevor er tot ist.

Aber wissen Sie was? Wenn ich als Patient eine Chance haben will zu überleben, dann brauche ich einen Verrückten, der daran glaubt, dass ich es schaffen kann, und nicht einen Gutmenschen, der mich im Morphinrausch dahindämmern lässt.

Ein Anästhesist berichtet

Jörg, 45 Jahre, Facharzt für Anästhesie und Intensivmedizin

Sie wollen von mir wissen, was für ein Mensch die Maria ist? Wenn man sie zuerst sieht, denkt man vielleicht, dass sie nichts Besonderes ist. Braune Haare, braune Augen, normale Größe, schlank. Normal eben. Aber da ist etwas mit der Art, wie all dieses Normale zusammenkommt und etwas dabei entstehen lässt, das anders ist, als man zu Beginn erwartet hat.

Wahrscheinlich haben Sie das auch schon mal erlebt: Es gibt Menschen, in deren Gegenwart man das Bedürfnis hat, sich ein bisschen freundlicher, ein bisschen entgegenkommender zu benehmen. Ihre Anwesenheit macht den Umgang miteinander leichter, sie mildert das Verhalten von Störenfrieden, Nörglern und Angebern ab. Als müsste man jetzt ein anständiges Benehmen zeigen. Bei Maria ist es gerade anders. In ihrer Gegenwart treten Differenzen offener zu Tage, werden Meinungen schärfer formuliert. Wenn Maria einen ansieht, dann sagt man nicht mehr „Ich würde etwas tun", sondern „Ich werde etwas tun". Verstehen Sie, was ich damit sagen will?

Wenn man sich mit fremden Menschen trifft, dann ändert man ganz unbewusst sein eigenes Verhalten, man gibt sich eine Spur lebhafter, etwas enthusiastischer, ein bisschen offener, als man in Wirklichkeit ist, und man versucht sich an die anderen anzupassen. Wenn alle stehen, dann setzt man sich eben nicht hin. Wenn alle zur Tür gucken, sieht man nicht aus dem Fenster. Aber wenn man der Maria gegenübersteht, weiß man, dass sie

sich selbst nicht um solche Dinge schert. Sie würde sich hinset-
zen, wenn ihr danach ist, auch wenn alle anderen stehen. Wenn
man selbst aufsteht, weil man der Einzige ist, der noch sitzt, dann
fühlt man sich von ihren braunen Augen ertappt.

Manche, die sie schon länger kennen, sagen, dass sie früher
anders war. Umgänglicher, weniger direkt, nicht so reserviert,
nicht ironisch. Dass sie damals dazugehören wollte. Dann ist hier
auf der Station eine alte Frau gestorben, jemand, den sie wohl von
früher aus ihrer Kindheit kannte. Jedenfalls wird das so erzählt.
Sie hat dann zwei Monate unbezahlten Urlaub genommen, und
als sie wiederkam, war sie eine andere. Sie wird nicht unbedingt
gemocht, respektiert schon, aber gemocht nicht.

Woran das liegt? Tja, das weiß ich im Grunde auch nicht.

Vielleicht nur daran, dass keiner sie richtig kennt. Die wenigsten
von uns könnten sagen, ob sie verheiratet ist, ob ihre Eltern noch
leben, solche Dinge. Jeder hier weiß, dass Markus ein paar Jahre in
England gearbeitet hat. Jeder weiß, dass er Rotwein mag und Weiß-
wein nicht. Aber von Maria weiß das niemand. Ich weiß nicht, ob
sie im Ausland gearbeitet hat oder ob sie Geschwister hat. Das sind
Dinge, die man von ihr einfach nicht weiß. Sie geht halt nicht zur
Weihnachtsfeier oder kommt auf ein Bier mit. Und irgendwann
fragt man sich, mit welchem Recht sie sich so abgrenzt. Es ist un-
höflich, wenn der, mit dem man eine Anekdote aus dem eigenen
Leben geteilt hat, nicht selbst von sich erzählt, finden Sie nicht?

Ob sie eine gute Ärztin ist? Wie soll man das beurteilen? Maria
ist fachkompetent, medizinische Fehler macht die keine. Aber ich
denke, dass ein Arzt mehr ist als jemand, der etwas von Medizin
versteht. Man muss auch den Menschen ein bisschen kennen,
um ihm als Patient trauen zu können, nicht wahr? Ist das eher
ein ruhiger Typ, bei dem man keine Überraschungen erleben
wird, oder ein enthusiastischer, der einen Patienten mitreißen
und genug aufmuntern kann, dass der endlich anfängt, Sport zu
treiben? Was nutzt einem der beste Doktor, wenn er nicht zu
einem durchdringt.

Als Kollege ist einer dann ein guter Arzt, wenn er für die anderen im Team berechenbar ist, wenn man versteht, warum er die Dinge tut, die er tut. Er ist Teil der Gruppe. Er möchte auch Teil der Gruppe sein, er passt sich ein. Maria möchte das nicht. Sie erkennt nicht die Notwendigkeit für dieses Zusammengehörigkeitsgefühl, wie es manche Berufsgruppen haben, Feuerwehrleute zum Beispiel, Polizisten, Soldaten. Ich glaube, dass das für uns Intensivmediziner auch so gilt. Wir arbeiten jeden Tag mit den Todkranken, quälen uns durch die Nachtschichten, reichen uns die Schwerkranken und die Sterbenden weiter von Schicht zu Schicht, da entwickelt sich ein Gruppenverständnis. Wir leben alle ein bisschen mit diesem Esprit de Corps. Aber Maria erkennt die Notwendigkeit dafür nicht. Und ich glaube, das ist es, was die anderen Ärzte an Maria nicht mögen.

Lassen Sie mich ein Beispiel geben: Stellen Sie sich vor, bei der Visite stehen wir alle um das Bett eines Patienten herum, dem es wirklich schlecht geht, und diskutieren seine Aussichten. Viele von uns glauben, dass dieser Patient es nicht schaffen kann. Aber wir tun uns alle schwer, wenn es darum geht, der Erste zu sein, der das ausspricht. Man will sich irgendwie vorher rückversichert haben, dass die anderen das Gleiche denken, bevor man einen solch weitreichenden Satz von sich gibt. Ich meine damit nicht diese flapsige Art, die wir alle ab und zu benutzen – der geht baden oder die wird bald in die Pathologie verlegt. Was „Pathologie" hier heißt? Na, Sie wissen schon, die Kühlkammer für die Toten.

Solche Bemerkungen bedeuten eigentlich nur, dass wir uns nicht allzu viel Hoffnung für diesen Menschen gestatten, damit wir nachher nicht enttäuscht werden. Das ist eine Art von Selbstschutz. Das, was ich meine, ist etwas anderes. Ich rede von dem Moment in der Krankengeschichte eines Menschen, an dem wir ernstlich den Fokus der Behandlung ändern. Wenn wir aufhören, ihn als jemanden zu therapieren, den wir noch heilen wollen, und ihn behandeln als jemanden, dem man den kläglichen Rest nur

noch ein bisschen erträglicher machen will. Niemand fühlt sich
damit wohl, eine solche Entscheidung als Erster oder allein zu
treffen. Ich denke da immer an die Erschießungskommandos, die
es früher im Krieg gab. Es hätte gereicht, einen einzigen Soldaten
mit einer einzigen Patrone damit zu beauftragen, einen Menschen zu erschießen. Aber so ist es meist nicht gemacht worden.
Es sind da drei oder fünf oder noch mehr Soldaten hingestellt worden, und manchmal haben sie auch noch eine zweite Salve abgeben müssen. Und hinterher hat der Tote doch nur ein oder zwei
Einschusslöcher. Das waren keine schlechten Schützen, aber jeder
von ihnen konnte sich jetzt sagen, dass es wohl nicht seine Kugel
war, die getroffen hat. Ungefähr so wollen wir oft nicht der Erste
sein, der einen solchen Satz sagt.

Es gibt nur wenige Menschen, die in der Lage sind, die Verantwortung für den Tod eines Menschen alleine zu tragen. Das
ist eine andere Sorte Mensch. Nur weil jemand für die Todesstrafe
ist, ist er noch nicht fähig, auch den Henker zu geben. Aber die
Maria, oder genauer: die Maria, die aus dem unbezahlten Urlaub
zurückgekommen ist, die hat diese Art von Konsequenz. Die sagt
über einen Patienten, der schafft es nicht. Sie sagt, den belebe ich
nicht wieder, wenn sein Herz stehen bleibt. Ihr macht das nichts
aus, die Erste zu sein oder auch die Einzige, die diesen Satz sagt.
Maria legt sich keine Zurückhaltung auf, wenn sie über den Tod
redet, sie redet darüber, als sei er nichts Besonderes, sondern nur
der nächste unausweichliche Schritt.

Sie lässt sich auch nicht von sozialem Druck dazu bringen, die
Dinge anders zu tun, als sie es für richtig hält. Maria ist die Meinung anderer über sie selbst ziemlich gleichgültig. Das gibt ihr
eine Menge Freiheit, aber man kann sie als Kollegin schwer einschätzen. Wie soll ich Ihnen das verständlich machen? Stellen Sie
sich vor, jemand hält Ihnen die Tür auf, aber eigentlich sind Sie
noch zu weit weg. Es wäre für Sie viel einfacher, wenn dieser Kerl
einfach die Tür zufallen ließe, und Sie in Ruhe weitergingen und
sie wieder aufmachten. Stattdessen müssen Sie sich jetzt beeilen,

damit dieser höfliche Mensch nicht extra lange auf Sie warten muss. Sie würden sich doch beeilen, oder? Sehen Sie. Na, und die Maria, die tut das eben nicht, sie geht genauso schnell weiter, wie sie eben geht. Sie ist an der Tür, wenn sie da ist, und ob Sie die Tür so lange aufhalten oder nicht, ist ihr ziemlich wurscht.

Tja, so ist das mit der Maria. Das klingt alles ein bisschen negativer, als ich es eigentlich möchte. Sie ist die Art Mensch, neben der Pferde entspannt stehen bleiben, der fremde Katzen auf den Schoß springen, der sich Hunde auf die Füße legen und der kleine Kinder ungehemmt Fragen stellen. Sie versteckt sich nicht hinter einer Maske, die zeigt, wer sie gern sein würde.

Maria
Wie der Alte starb

Ich bin nach Hamburg gezogen, um Medizin zu studieren. Anfangs haben mich das Heimweh und die eigene Unsicherheit in einer neuen Umgebung dazu gebracht, oft nach Ratzeburg zu Besuch zu fahren. Doch dann wurden meine Besuche sporadischer, und meine Aufmerksamkeit für die Veränderungen, die in dem Leben der dort zurückgelassenen Menschen vorgingen, nahm ab. Ich registrierte, dass der Alte schlechter Luft bekam, schlechter sehen konnte, dass er seine Schuhe aufschnitt, damit seine geschwollenen Füße Platz fanden, dass er sich schwer auf seinen Stock stützte und sie ihm im Kreiskrankenhaus in Ratzeburg ein paar Zehen und zwei Finger amputiert hatten.

Ich konnte das alles sehen, aber während ich in der Vorlesung ohne Umschweife erkannt hätte, dass sein Schwindel und seine geistige Abwesenheit die Folge eines schlecht eingestellten, schnell fortschreitenden Diabetes waren, war ich in der Umgebung, in der ich Kind gewesen war, unfähig zu begreifen, dass der Alte nicht nur krank, sondern sterbenskrank war. Er klagte selten über seine Beschwerden, und die wenigen Male, als er es tat, antwortete ich mit banalen Ratschlägen, sagte, er solle an die positiven Dinge denken, das Glas als halb voll und nicht als halb leer betrachten. Wenn ich nach Ratzeburg kam, schlüpfte ich gedankenlos in die Rolle des geliebten, umsorgten Kindes. Kinder, Enkel, Adoptivenkel sind zu solcher Grausamkeit fähig. Ich war der naiven Ansicht, das Alter und der körperliche Verschleiß seien mit nichts weiter als einer Willensanstrengung zu bezwingen.

Als ich nach Hause kam, lag sein Tod erst wenige Stunden zurück, aber die Neuigkeit hatte sich schon verbreitet, und die Frauen der Nachbarschaft kamen in langen schwarzen Kleidern und mit Essen in den Händen. Eine Tradition, die mehr als ein halbes Jahrhundert, nachdem Pommern aufgehört hat zu existieren, in den Siedlungshäuschen auf dem Georgsberg oberhalb von Ratzeburg von den inzwischen siebzig und achtzig Jahre alten Flüchtlingsfrauen treu aufrechterhalten wird. Auf dem Tisch standen Kartoffelsalate, Würstchen, Kuchen und Torten. Die alten Frauen drückten mich der Reihe nach an sich und tätschelten mir die Hände. Die wenigen alten Männer drehten ihre Filzhüte in den Händen, nickten mir zu und sagten, er sei ein guter Mann gewesen. Sie sahen unbehaglich aus in ihren zugeknöpften, gestärkten Hemden. Sie sahen aus, als wollten sie die Angelegenheit möglichst schnell hinter sich bringen, als wollten sie nicht reden und nichts aufwühlen, nicht bei sich selbst und nicht bei anderen. Mir war noch nie im Leben so wenig nach Essen zumute.

Für meine Großmutter war es nichts weiter als nur der Tod, ein alter Bekannter. Sie hatte ihn so oft schon gesehen, dass er sie nicht mehr überraschen und ihr im Grunde nichts mehr anhaben konnte. Irgendwann auf ihrem Weg als Krankenschwester hinter der Front durch die russische Steppe hatte sie gelernt, ihn zu akzeptieren.

Für mich war der Tod eine Empörung. Ich hatte über ihn nachgedacht, gelesen, philosophiert und ihn an Fremden im Krankenhaus beobachtet, nur geglaubt hatte ich nicht an ihn. Ich war wie jeder gewöhnlich Sterbliche überzeugt von der Unsterblichkeit der Menschen, ohne die ich nicht leben wollte. Möglicherweise hatte ich Medizin sogar nur deswegen studiert, weil ich auf eine unklare Art erwartete zu lernen, dem Tod das Töten ausreden zu können, wenn es für mich wirklich darauf ankäme. Dass er mich nicht einmal vorher informiert hatte, schockierte mich.

Ich weiß, dass meine Großmutter mich geliebt hat, und ich
bin mir sicher, dass sie mir hat helfen wollen, aber meine Einsamkeit kam mir so überwältigend vor, meine Trauer so verzweifelt, dass sie unfähig war, mir darin zu folgen. Ich bin überzeugt,
dass sie dem Alten ebenso nah war wie ich. Ich weiß, dass die beiden viele Sommerabende damit verbracht haben, hinter seinem
kleinen Häuschen zu sitzen, Tee in kleinen Schlucken zu trinken,
zu reden oder zu schweigen, wie es nur solche Menschen tun, die
einem anderen vollkommen vertrauen und sich in seiner Anwesenheit vollständig entspannen können. Meine Großmutter lebte
weiter. Sie deckte den Tisch, kochte Kaffee für die Trauergäste,
servierte Kuchen, stellte die Blumen in Vasen und sprach mit den
Nachbarn über den Alten. Ihre Fähigkeit, diese Dinge ganz selbstverständlich zu tun, während ich mich fühlte, als müsste ich zer-
brechen, waren für mich wie ein Vergehen, das sie an dem Alten
beging.

Als es an der Tür klingelte, hielt sie beim Nachschenken des
Kaffees inne und sah zu mir herüber. Ich wünschte, ihr möge ein
Fehler unterlaufen, eine kleine Unregelmäßigkeit, die zugab, dass
der Tod des Alten auch sie berührte. Ich starrte auf den Kaffee-
tropfen, der von der Tülle der Kanne hinunterlief, und hoffte, dass
er ein einziges Mal tatsächlich entkommen und auf der Tisch-
decke einen Fleck hinterlassen würde.

„Maria, gehst du zur Tür?", fragte sie und wischte mit der weißen Serviette, die sie in der anderen Hand hielt, den Tropfen vom
Bauch der blauweißen Porzellankanne.

Ich flüchtete vor der Dunkelheit der Kleidung, der Stimmung
des Hauses und ging durch den Sonnenschein des Vorgärtchens
zu der kleinen Holzpforte. Albert Polley hatte sein gelbes Post-
fahrrad auf den großen Ständer gestellt, das Vorderrad schwebte
in der Luft.

„Hallo, Maria", sagte er und blinzelte gegen die Sonne. Er
war ein Mensch, den seine Nachbarn einen netten Kerl nannten.
Einer, der alle kannte und der von allen gekannt wurde. Einer, der

mühelos dazu in der Lage war, Widersprüchliches in sich zu verbinden. Er war entschieden gegen Alkohol, aber auf seinen Postrunden hat er wahrscheinlich keinen einzigen wirklich nüchternen Moment gehabt. Er war dem sozialen Druck, einen Schnaps nicht ablehnen zu können, wie er einem Postboten in den Achtzigerjahren hier und da noch angeboten wurde, hilflos ausgeliefert. Seine Art, das Postgeheimnis zu schützen, bestand darin, die Dinge, die er erfuhr, nicht noch am selben Tag auszuplaudern.

„Wie geht es dir?", fragte er. Er lächelte mich an, lehnte sich gegen den Steinpfosten der Pforte und machte sich bereit für ein Schwätzchen. Er zog eine halbe Zigarette hinter dem Ohr hervor, die er dort zu diesem Zweck aufhob, und zündete sie sich umständlich an. Ich stellte mir vor, wie er ein oder zwei Tage später, ein oder zwei Straßen weiter rauchend an einem Steinmäuerchen lehnte und nachdenklich erklärte:

„Nun, sie sah ganz blass aus, das arme Mädchen. Hat kaum ein Wort über die Lippen gebracht. Kommt zu Besuch nach Hause, und der Alte hat sich davongemacht. War ja wie ein Großvater für sie all die Jahre."

Wenn das Briefeaustragen Albert Polley langweilte, dann hielt er für einen Schwatz an, und später schwatzte er dann über den Schwatz. Einige kleine bösartige Skandale sind auf dem Georgsberg aus Alberts Langeweile heraus entstanden. Aber auch ein paar gute Dinge. Er hat mir erzählt, wie sehr sich der Alte über meine Briefe gefreut hat, und deshalb habe ich nie aufgehört, ihm zu schreiben. Auch nicht, nachdem ich selbst das Schreiben nicht mehr brauchte, um mein Heimweh zu bekämpfen.

„Biste zur Beerdigung nach Hause gekommen, gell? Haste wahrscheinlich schon vor uns anderen gewusst, dass es eine geben würde, nicht?"

Er atmete Rauch aus und sah mich an. Dann nickte er, als bejahte er sich seine Frage selbst.

Albert machte es nicht viel aus, wenn man seine Fragen nicht beantwortete. Er deutete es nicht als Ablehnung, sondern nahm es als Möglichkeit, die Richtung des Gesprächs allein zu bestimmen.

Ich musste es im Grunde gewusst haben. Aber ich habe es genauso wenig gewusst, wie einer, der an Krebs stirbt, die Endgültigkeit seiner Erkrankung vergessen kann und den Krebs im täglichen Umgang behandelt, als sei er ein lästiger Schnupfen. Die ersten Erinnerungen, die aufstiegen, waren mit dem Geruch nach Kamille verbunden. Die Kamille an den Händen meiner Großmutter. Die späten Abende und die Nächte, in denen meine Großmutter verstohlen das Haus verließ, der Geruch nach Kamille am Morgen am Frühstückstisch und die seltsame feierliche Steifheit in ihrem Verhalten. Die alten Pommern, die die Hand meiner Großmutter festhielten und fragten: Wenn es einmal so weit ist, Gretchen, wenn ich dich einmal brauche, in meinen letzten Tagen, wirst du für mich da sein?

Das Wissen wurde erst von dem Geruch der Kamille in mein Bewusstsein getragen. Dieser sommerliche Geruch, der drinnen im Haus jetzt leicht über der gerösteten Bitterkeit des Kaffees schwebte.

Albert trat seine Zigarette im Rinnstein aus und stupste sie mit der Schuhspitze in den Gulli hinein.

„Deine Großmutter hat ihm viel geholfen, weißte? Hat ihm die Wäsche gewaschen, hat ihm das Essen gebracht, das Insulin gespritzt. Und zum Schluss hat sie ihm bestimmt auch geholfen. Zwei knorrige Alte, die sich geliebt haben, aber es nicht sagen konnten, das weißt du doch, oder?"

Wieder sah er mich forschend an.

„Du siehst ein wenig seltsam aus, Mädchen. Du hast das doch gewusst?"

Ich nickte nur unbestimmt. Gewusst, ich habe es gewusst. Was soll ich gewusst haben?

„Ja, sie hat ihm immer geholfen", sagte ich.

Er schob das Fahrrad mit einem Ruck vorwärts, und der Ständer schnappte zurück. Er lächelte mich an.

„Solche Frauen wie deine Großmutter sind schon was Besonderes. Weiß nicht, wie sie das aushalten kann. Ich könnt's ja nicht, ganz bestimmt nicht. Aber er hat es sich so gewünscht. Kann man ja auch verstehen, nach alldem, was er in den letzten Monaten aushalten musste. Was soll schon noch kommen, nachdem sie ihm die Zehen und die Finger abgeschnitten haben? Die Hände oder die Füße? Das wäre nichts gewesen für deinen Opa. Ich geh doch nicht scheibchenweise ins Grab, hat er mir gesagt, als wir letzte Woche hier an der Pforte standen. Und so hat er's ja auch nicht gemusst."

Er klopfte mir mit der Hand unbeholfen auf die Schulter, so wie es die Männer drinnen im Haus getan haben, hob dann das rechte Bein über die Fahrradstange und stellte sich die Pedale mit dem Fuß in der richtigen Höhe ein.

„Tja, Maria, grüßt du deine Großmutter von mir, ja? Sag ihr man, der Albert kommt dann auch zur Beerdigung."

Erst als die Trauergäste fort waren und wir alleine in der alten Küche saßen, prasselten die Worte aus mir hervor wie die Erbsen aus einem aufgeschlitzten Sack. Ich hörte den Schock, die Ungläubigkeit, die Wut und die Erbitterung in meiner Stimme. Wir waren dabei, das schmutzige Geschirr neben der Spüle zu stapeln, und meine Großmutter setzte die zwei Tassen, die sie in der Hand gehalten hatte, sanft, ganz sanft zur Seite, spülte ihre Hände ab, trocknete sie und setzte sich an den Tisch. Wir starrten uns über den alten Küchentisch hinweg an. Meine Großmutter saß so aufrecht wie immer, die weißen Haare zu einem Dutt gesteckt, die dunklen Augen unergründlich. Diese Augen, die wie immer nicht den Blick in ihre Seele freigaben, sondern nur meine außer Kontrolle geratenen Empfindungen zu mir zurückspiegelten. Ihre Hände gaben den Kamillenduft ab, den sie an diesem Tag trug, weil sie das Leben meines Großvaters beendet hatte und weil sie an jedem solcher Tage eine Handcreme mit Kamille benutzte.

Nach diesem Tag, der uns für lange Zeit trennen sollte, haben wir nur noch einige wenige unbefangene Gespräche miteinander geführt. In einem davon hat sie mir erzählt, dass ein junger Soldat sie gebeten hatte, eine Handcreme mit Kamillenduft zu benutzen. Er lag mit einem Bauchschuss in einem Feldlazarett irgendwo hinter Charkow. Er konnte den Gestank seiner eigenen vereiterten Eingeweide nicht ertragen. Meine Großmutter trug mit ihren Händen jeden Tag den Duft von Kamille an sein Bett, der ihn an seine Heimat und an seine Mutter erinnerte. Als das Feldlazarett rückverlegt werden sollte und der Junge in Panik schrie, weil er die Schmerzen, die sein zerrissener Bauch ihm auf einem offenen Pritschenwagen verursacht hätte, nicht ertrug, drückte sie ihm das Gläschen mit Kamillencreme in die eine Hand und eine ausreichende Dosis Morphin in die andere. Vielleicht hatte sie bei ihm nur die Absicht gehabt, ihn in die Lage zu versetzen, selbst Kontrolle über seine Schmerzen zu haben. Aber der Junge schluckte alles Morphin auf einmal. Er war schon tot, als die Träger ihn zum Wagen hinausbringen wollten.

Dieser Duft, der normalerweise eine frühsommerliche Leichtigkeit mit sich bringt, stand jetzt über dem Küchentisch schwer und drohend zwischen uns.

„Erinnerst du dich", sagte meine Großmutter, „was der Alte über Hunde gesagt hat, als Mischa starb?"

„Ich will mich nicht erinnern", fuhr ich sie an.

„Oh, ich habe dich nicht gefragt, ob du dich erinnern willst, ich fragte, ob du dich erinnerst."

Ich wusste, dass sie nach dem Spruch von Milan Kundera fragte, der in der Tierarztpraxis in dem kleinen Hinterzimmer hing, in dem der Alte seinen Hund hatte einschläfern lassen. Er hatte ihn sich nach Mischas Tod abgeschrieben, seinen Hund im Garten unter dem violetten Flieder begraben und den Zettel in der Küche aufgehängt. Wenn er einmal im Zweifel sei, ob er das Richtige getan habe, lese er diesen Spruch, sagte er:

Im Vergleich zu den Menschen haben Hunde nicht viele Vorteile, aber einer von ihnen ist äußerst wichtig: Euthanasie ist in ihrem Fall nicht vom Gesetz verboten. Tiere haben das Recht auf einen gnädigen Tod.
Milan Kundera

Ich wollte ihr sagen, dass es nicht das Gleiche sei. Dass es nicht in Ordnung sei, Hunde und Menschen auf diese Art zu vergleichen. Dass es einen Unterschied gäbe. Aber ich wusste, dass sie mich fragen würde, worin der Unterschied bestünde. Und selbst wenn ich einen gesehen hätte, so wusste ich doch, dass es für meinen Großvater keinen gegeben hatte. Ich wusste das, weil ich mich auch an den zweiten Spruch von Milan Kundera erinnerte, den der Alte so viele Jahre früher dort aufgehängt hatte. Das Papier war unter dem Glas des Rahmens vom Dampf aus den Kochtöpfen gewellt, die Tinte war fahl und ausgelaufen. Er hatte dort schon an dem Tag gehangen, als er einem kleinen Mädchen beibrachte, wie man einen Stock für einen Hund wirft:

Hunde sind unsere Verbindung zum Paradies. Sie kennen keine Bosheit, keine Eifersucht oder Unzufriedenheit. Mit einem Hund an einem herrlichen Nachmittag an einem Berghang zu sitzen, ist, als wäre man zurück in Eden, wo das Nichtstun nicht langweilig ist – sondern Frieden.
Milan Kundera

Mischa war für ihn so wichtig gewesen, dass es unerheblich war, dass er zufällig ein Hund und kein Mensch war. Was er für Mischa für richtig befunden hat, hätte er auch für sich selbst für richtig gehalten.

Meine Großmutter sah mich an, während ich dasaß. Ich fühlte mich beobachtet, nicht weil sie mich anstarrte, sondern weil sie so offensichtlich genau wusste, was ich dachte, während ich gar keine Vorstellung von ihren Gedanken hatte.

Ich fühlte mich ausgeschlossen, sogar zurückgewiesen von den beiden. Sie hatten diese Entscheidung ohne mich gefällt, obwohl sie auch mich betraf. Mir kam das erste Mal der erschreckende Gedanke, dass es möglich wäre, meine Großmutter zu hassen.

Wahrscheinlich hat sie sogar das gewusst. Ich konnte sehen, wie sich Traurigkeit auf ihr Gesicht legte. Einen Moment lang wollte ich aufspringen, zu ihr laufen, mich in ihre Arme stürzen, aber der Ausdruck huschte so schnell vorüber wie eine einzelne Wolke an einem Sommerhimmel, und ihre gewohnt heitere Gelassenheit kehrte zurück. Der Moment, der uns hätte vereinen können, war da gewesen und verstrichen.

„Du hast immer mehr Zeit mit ihm verbracht als mit mir", sagte sie.

„Ja, das stimmt."

„Du magst mich nicht besonders, nicht wahr, Maria?"

Ich hörte in ihrer Stimme keine Trauer, keinen Ärger, nur diese schreckliche Hinnahme einer Tatsache. Dass sie es einfach akzeptierte, machte mich wütend.

„Ich denke, dass auch das richtig ist", antwortete ich, und diese Bestätigung fühlte sich befriedigend an.

„Sagst du mir, warum das so ist?"

Ich bemühte mich um eine Antwort.

„Du bist dir immer so sicher, in allem, was du glaubst, in allem, was du tust ..."

„Was ist schlecht daran?"

„Vielleicht hätte es etwas gegeben, um ihm zu helfen, von dem du nichts weißt. Wenn er gesagt hat, dass es unerträglich sei, hat er vielleicht nur diesen einen Moment gemeint und nicht den ganzen Rest seines Lebens. Mit welchem Recht bist du dir so sicher?"

Meine Großmutter dachte einen Moment nach. Ich habe es noch genau vor Augen, wie sie sich Zeit ließ, sich die Worte zurechtlegte, weil sie wusste, wie wichtig diese sein würden. Sie hatte die Hände ineinander geschoben auf ihrem schwarzen Rock liegen, ihre Schultern waren entspannt, und sie dachte mit geschlossenen Augen nach. Dann ging ein Ruck durch sie, sie sah mich an, ihre Gestalt straffte sich, so wie sie es getan hatte, nachdem sie mir von dem fortgejagten Reh erzählt hatte und sich dazu zwingen musste, von einem schreienden Pferd und dem verschwundenen Onkel zu berichten.

„Manche Kranken sagen, das ist unerträglich, ihr könnt nicht verstehen, wie sehr ich leide. Dies ist alles zu viel, gebt mir etwas, damit ich sterben kann. Manchmal mag diese Aufforderung nichts anderes sein als ein Protest gegenüber diesen erbarmungslos gesunden Menschen, die um ihr Bett herumstehen und nicht in der Lage sind, sie zu verstehen. Sie sollen wirklich und wahrhaftig das Leiden, das der Patient erfährt, teilen. Aber Maria – manchmal, wenn Sterbende sagen, gebt mir etwas, ist es genau das, was sie meinen."

„Ich kann das nicht glauben."

„Was kannst du nicht glauben? Dass er mich gebeten hat oder dass ich der Bitte entsprochen habe?"

Leiser und weniger harsch fügte sie hinzu: „Er hat gesagt, er erträgt es nicht mehr, er hat gesagt, es wird Zeit zu sterben. Wer sollte es besser wissen als er selbst?"

„Es gibt Dinge, die man nicht tut."

Ich schrie ihr dieses Zitat meines Großvaters über den Tisch hinweg entgegen. Eine unsägliche Erregung hatte mich ergriffen, das Wissen um ein heraufziehendes Verhängnis, dessen offensichtliche Unabwendbarkeit versprach, mich von meiner Verantwortung daran zu entbinden. Ich glaube, meine Großmutter hat gewusst, wohin wir unterwegs waren. Aber sie konnte den Vorwärtsdrang, den unser Konflikt entwickelt hatte, nicht mehr umkehren. Sie schaute mich still und offen an.

„Ah", sagte sie, „aber es gibt Dinge, die getan werden müssen. Es gibt Dinge, die nicht einfach deswegen geschehen, weil sie geschehen sollten."

Heute weiß ich, dass sie versucht hat zu erklären, was sie nicht erklären konnte. Sie hat versucht, mir die Unerträglichkeit der Situation für den Alten greifbar zu machen, sie hat mir seine Schmerzen beschrieben, das verrottende Fleisch, die schwärenden Wunden, seine Angst vor dem endgültigen Verlust der Herrschaft über seinen Körper, seine Angst davor, sich und anderen mit seiner Krankheit zur Last zu fallen. Aber ich war nicht in der Lage mitzufühlen, tief innen lehnte ich mich gegen diese erbärmliche Litanei der Leiden auf, gegen die klägliche Ausweglosigkeit. Es war zu viel. Einfach zu viel in dem Moment, als meine Großmutter die offenen Wunden an den Füßen schilderte, wo einmal Zehen gewesen waren.

„Was genau ist es an diesem Elend, das dich von aller Schuld freispricht, als du ihn umgebracht hast? Wieso hast du es heimlich gemacht? Wieso bist du immer heimlich gegangen, nachts, wenn du doch glaubst, dass das, was du tust, richtig ist?"

Wut ist ein verlockendes Gefühl. Sie lässt keinen Raum für Angst. Wut wirkt schmerzstillend. Wut gaukelt vor, dass es einfache Lösungen zu komplexen Problemen gibt. Wut ist befreiend, sie ist ein herrlich einfaches Gefühl. Ich ließ ihr freien Lauf.

Meine Großmutter war alt genug, um zu wissen, dass es sinnlos war, mir zu widersprechen. Sie wusste, dass an diesem Tag nichts mehr in Ordnung zu bringen war, was darüber hinausging, die Gläser abzuwaschen und wegzustellen. Sie stand auf und ging zur Spüle.

„Jedes Mal, wenn du nachts weg warst, jedes Mal, wenn deine Hände morgens nach Kamille gerochen haben, jedes Mal, jedes Mal!", brüllte ich ihren Rücken an.

Das Bild, das ich von meiner Großmutter hatte, an das ich ein Leben lang geglaubt habe, zerfiel nicht langsam. Es stürzte an diesem einen Tag in sich zusammen in einem einzigen ohrenbetäubenden Knall. Wahrscheinlich hat meine Großmutter geahnt, dass hinter ihrem Rücken, während sie die Gläser abtrocknete und hinter die knarzende Schranktür setzte, etwas geschah, das sie nicht in der Lage sein würde wieder aufzurichten. Weil ich sie nie wieder fragen würde. Sie war hilflos. Ihr Rücken gab diese Hilflosigkeit preis und wirkte auf mich wie eine Einladung zu noch mehr Grausamkeit: „Wie hast du es getan?", schrie ich den abgewandten Rücken meiner Großmutter an, während die ersten Tränen über meine Wangen rollten. „Wie? Wie? Wie hast du ihn getötet? Wie hast du all die anderen ermordet? Wie – wie machst du es?"

„Das Wie", sagte die Großmutter und hielt einen Moment beim Geschirrspülen inne, „das Wie ist nicht sehr wichtig, wenn einem das Warum klar ist. Dann ist das Wie nur eine unbedeutende Winzigkeit."

„Hast du ihn angesehen dabei? Hast du daneben gestanden und zugesehen, oder bist du einfach in ein anderes Zimmer gegangen und hast ihn das Sterben alleine erledigen lassen? Wie ist mein Großvater gestorben?"

Ich sah, wie sie kurz zum Fenster blickte, sah dieses kurze Zucken in ihren Zügen und die Verhärtung ihres Gesichtsausdrucks, als wartete sie nur darauf, dass ich mit meinen Anschuldigungen zum Ende käme, sodass sie sagen konnte, wie sie es dann auch tat: „Du weißt noch nicht, wovon du redest, Maria."

Aber das sagen die Leute immer gegenüber jemandem, der jünger ist. Sie sagen, wart's ab, du wirst schon sehen. Als wäre man noch nicht in der Lage zu ernsthaften Empfindungen. Als wären sie weniger wert, weil sie von einem jüngeren Menschen gefühlt werden.

Ich hatte sie nicht schockieren können, ich hatte sie nicht verletzen können. Ich wollte sehen, dass meine Angst und meine Verzweiflung bei ihr etwas auslösten, irgendetwas. Deshalb drohte ich ihr. Ich heulte, ich würde die Polizei rufen, und hörte, wie meine Stimme ins Schrille kippte. Ich rieb mir die Tränen mit dem Handrücken aus den Augen und schrie, ich sollte es den Ärzten im Ort erzählen.

Sie drehte sich an der Spüle um und ließ das Spültuch beiläufig fallen. Ihre schwarzen Augen bohrten sich in meine: „Ich frage mich, ob du dir der Rolle, die ich habe, wirklich bewusst bist, Maria. Weißt du, der Polizist, zu dem du gehen willst – er hat mich gebeten, seiner Mutter beizustehen. Die Ärzte? Sie schicken manche ihrer Patienten, denen sie nicht helfen können, zu mir. Weißt du das?"

Ihre Stimme war schroff, hart. Aber was ich in dem Moment zu wissen glaubte, war etwas anderes: Ich glaubte zu verstehen, dass meine Großmutter sich verteidigte.

Wir sahen uns an. Sprachlos, fassungslos angesichts der zerstörerischen Wucht dieses Gesprächs, das uns entglitten war.

„Er sagte", sprach meine Großmutter schließlich in die drückende Stille hinein, „ich solle dir etwas ausrichten. Er sagte, er wisse, wohin er gehe, und er sei einverstanden."

„Aber ich", flüsterte ich, „ich bin nicht einverstanden."

Ich ging aus der Küche, zog die Tür leise und abschließend ins Schloss. Mein Zorn, meine Trauer, meine Angst, meine Verzweiflung summierten sich zu einer erschöpfenden Betäubung.

Die Kraft und die Tiefe, mit der ich den Alten geliebt hatte, wurden zum Maßstab für die Verachtung und den Hass, mit denen ich meine Großmutter strafte. Eine Zeit lang nach der Beerdigung besuchte ich sie noch. Aber ich bin nicht zu ihr gefahren, um eine Großmutter zu besuchen, sondern um sie diese Gefühle spüren zu lassen. Hass ist nicht sehr befriedigend, wenn der, der gehasst wird, nichts von seiner Existenz weiß.

Einmal hat sie sich noch mit mir zusammen an den Küchentisch gesetzt. Sie hat Tee gekocht und ihn in dem blauweißen Porzellan serviert, das sie immer benutzt hat, wenn sie mit dem Alten zusammen war. Und dann hat sie gesagt: „Wenn du mich weiter besuchen kommst, werden wir nur immer wiederholen, was wir tun, und obwohl wir in wenigen Metern Abstand voneinander essen und schlafen, werden wir uns dennoch immer weiter voneinander entfernen. Du wirst mir deinen Zorn zeigen, und irgendwann werde ich auch zornig werden. Erst werden wir uns anschreien, und danach werden wir höflich zueinander sein – und das ist noch schlimmer. Irgendwann werden wir beide explodieren, und dann wirst du gehen. Und wenn du ein paar Wochen später wiederkommst, fangen wir dasselbe von vorne an."

Ich fragte: „Willst du nicht, dass ich dich besuchen komme?"

„Natürlich will ich das", sagte meine Großmutter, und sie strich mir mit der Rückseite ihre Hand sanft über die Wange. Es war das letzte Mal in meinem Leben, dass sie mich aus eigenem Willen berührte. „Ich vermisse dich, wenn du nicht da bist, ich liebe dich. Aber dennoch kann ich sehen, wie es sein wird."

Und genauso war es. Eine Weile haben wir es versucht. Ich kam zu Besuch, ich erzählte vom Studium, wir sprachen über die Geschichten, die uns mit dem Alten verbanden, und schließlich fielen wir zurück in dieses lange, hässliche Schweigen. Stunden sprachlosen aneinander Vorbeilebens, abweisende Höflichkeiten und aufflammender Zorn. Dann hörten die Besuche auf.

Albert Polley hat mir später einmal erzählt, sie habe weiter gehofft, von mir zu hören. Ich nehme an, dass diese Hoffnung nicht leidenschaftlich oder heftig war. Ich nehme an, dass sie unseren Bruch so hingenommen hat, wie sie alles Unvermeidliche in ihrem Leben hingenommen hat. Sie hatte getan, was sie für richtig hielt, und nun waren die Dinge eben genau so, wie sie waren. Vielleicht hat sie gehofft, wie Menschen hoffen, die es im Grunde besser wissen.

Ich habe erst ermessen können, wie anders meine Großmutter im Vergleich zu anderen Menschen war, als ich Kollegen, Schwestern, Pfleger und Ärzte, mit denen ich Jahre später zusammengearbeitet habe, sagen hörte: „Ich wäre niemals in der Lage gewesen, dieses ganz allein zu tun, jenes ganz selbstständig zu entscheiden." Meine Großmutter hat sich nie wohler gefühlt als zu den Zeiten, in denen sie eigenständig entscheiden konnte, was zu tun war, unabhängig und unbeeinträchtigt von den Ansichten anderer, nur ihrem eigenen Gewissen unterworfen. Ich weiß heute, dass sie immer wieder so gehandelt hätte, entsprechend ihrem eigenen Glauben und nicht beeinflusst durch mögliche unangenehme Folgen.

Maria
Wie meine Großmutter starb

Ich sah meine Großmutter erst wieder, als ich schon Jahre als Intensivmedizinerin gearbeitet hatte. Sie muss sich über den Fortgang meiner Ausbildung informiert haben, denn sie sandte mir jeden Monat immer denselben unveränderten Geldbetrag, bis zu dem Tag, an dem ich den Abschluss machte und eine Stelle in einem Hamburger Krankenhaus annahm.

Ich machte mit den Kollegen der Nachtschicht die Visite auf der Intensivstation. Erst die beiden Doppelzimmer, jeweils zwei Schicksale zusammengefasst in einem Raum, dann das erste Einzelzimmer, Zimmer fünf, an der Ecke zur nächsten Flucht von Zimmern. Als ich im Gefolge der anderen eintrat, erkannte ich ihr schmales Gesicht nicht. Schwere Krankheiten haben die Fähigkeit, menschliche Züge zur Unkenntlichkeit zu verfremden. Jemand sagte ihren Namen, sagte Greta Dzialoszewski, und ich versuchte, das Unfassbare zu begreifen, während eine Stimme begann, ihre Krankengeschichte abzulesen. All die Dinge, die nicht mehr funktionierten, all die Dinge, die schon getan worden waren, um herauszufinden, warum sie nicht funktionierten, und all die Dinge, die sie zu tun vorhatten, um es wieder in Ordnung zu bringen. Ich sah in ihre vertrauten, dunklen Augen und wusste, dass sie nicht wollte, dass sie in Ordnung gebracht werden.

Ihr Kopf war auf ein Kissen gebettet, die Bettdecke zurückgeschlagen, wahrscheinlich weil die Bakterien, die sich auf ihrer Herzklappe angesiedelt hatten und sie zerstörten, ein Fieber verursachten, das sie verglühen ließ. Ich sah die schönen Füße meiner Großmutter, Füße, die eine Kindheit und eine Jugend lang barfuß über die pommerschen Sandböden gelaufen und nie in hochhackige Schuhe gezwängt worden waren. Ihr Gesicht war gelassen, die Haut blass, der Mund gerade bis zum Mundwinkel, der ein wenig herabhing. Ein Stück der Bakterienvegetation auf ihrer Herzklappe war abgerissen, hatte eine Hirnarterie verstopft und einen Schlaganfall verursacht. Er hatte ihr die Sprache genommen und die Funktion der rechten Hand. Ihre Augen waren geöffnet. Sie blickten tief und klar. Sie zeigten, dass meine Großmutter anwesend war, aber nicht allzu sehr interessiert an dem, was vor sich ging. Sie wendeten sich mir langsam zu, blickten erst auf meine Brust, dann zu meinem Gesicht hinauf und blieben dort ruhen. Ihre Augen ließen mich nicht einen Moment los, während über sie und ihre Krankheit um mich herum diskutiert wurde. Die anderen bemerkten es.

„Kennst du sie?", fragte Markus hinterher, als wir das Zimmer verlassen und die Schiebetür geschlossen hatten.

„Sie ist aus demselben Ort, in dem ich aufgewachsen bin", antwortete ich. Ich log, wie uns das Lügen am leichtesten fällt, durch das Fortlassen von entscheidenden Tatsachen. Ich hätte nicht einmal sagen können, warum ich es tat.

Ich hatte alles anders machen wollen als sie. Ich hatte nicht verstanden, dass ich mich auch damit auf sie bezog, wenn ich das Gegenteil tat. Ich hatte gedacht, dass ich eigenständig lebte, ohne ihren Einfluss. Erst in diesem Moment, als ich verstand, dass meine Großmutter sterben würde, begriff ich, dass man sich auch dann, wenn man etwas anders macht, auf jemanden beziehen muss.

Nach dem Ende der Visite ging ich zu ihrem Zimmer zurück und schob die Tür hinter mir fast ganz zu. Ich setzte mich auf den Hocker und sagte ihr, dass sie leben werde, dass sie wieder reden werde, dass sie mich nicht allein lassen werde. Ich würde dafür sorgen.

Ein gurgelndes Geräusch kam aus ihrem Hals. Ein Geräusch, für das ich beängstigend lange brauchte, bis ich verstand, dass es ein Lachen war. Sie fasste mit der gesunden Hand hinter ihren Kopf nach dem zweiten kleinen Kissen, mit dem die Schwester sie aufrechter gebettet hatte. Sie warf es auf den Boden vor meine Füße, wo es die Bedeutung eines Fehdehandschuhs bekam. Es war offensichtlich, dass sie die Geste befriedigte, denn sie lachte noch einmal auf diese neue, schauderhafte Art. Ich flüchtete aus dem Zimmer.

Ich war weniger stark, als ich immer geglaubt hatte. Das Röcheln, das schwere Atmen, das hohlwangige fieberzerfurchte Gesicht, das ich von Hunderten Patienten kannte, konnte ich bei ihr nicht ertragen. Wir kämpften miteinander. Sie zog sich die Zugänge raus, und ich legte sie neu. Sie weigerte sich zu essen, und ich legte ihr eine Magensonde. Sie riss sich den zentralen Venenkatheter heraus, und ich ließ ihre bewegliche Hand an das Bettgitter fesseln und dokumentierte in der Akte die Notwendigkeit zur Fixierung aufgrund von Selbstgefährdung. Sie schüttelte die Handfessel wie eine Kinderrassel, jedes Mal, wenn ich den Raum betrat. Ihre Augen brannten vor Fieber und verfolgten mich von dem Moment an, an dem ich den Raum betrat, bis ich ihn verließ.

Die Schwestern bewunderten mich dafür, wie sehr ich mich kümmerte. Ich sorgte mich um alle meine Patienten, aber mit der Zeit und dem Engagement, das ich in diese alte, gebrechliche Frau ohne Familienangehörige investierte, übertraf ich mich in ihren Augen selbst. Jeder wusste inzwischen, dass wir aus demselben Ort kamen. Es gibt nicht viel, was man in einem Krankenhaus geheimhalten kann. Ich saß stundenlang außerhalb meiner Arbeitszeit an ihrem Bett, versuchte, sie dazu zu bringen, Pudding zu schlucken, kühlte ihre Waden mit kalten Umschlägen, bewegte ihren gelähmten Arm, damit er keine Kontrakturen bekam. Die Schwestern sprachen untereinander umso anerkennender über meine Aufopferung, je mehr die Pflege zu einem Martyrium und die Aussichten auf Heilung unwahrscheinlicher wurden.

Ich saß neben ihrem Bett und wartete darauf, dass sie wieder verständliche Worte sprach. Sie mochte verstanden haben, dass sie mir und meinem Heilungswillen ausgeliefert war und dass es keinen Sinn machte, mich zu verärgern. Aber natürlich sah sie das nicht auf die gleiche Weise. Sie tat, was sie tun wollte, zum Teufel mit den Folgen.

Es war nie nur die knöcherne Struktur gewesen, die ihrem Gesicht den entschlossenen und lebhaften Ausdruck verliehen hatte. Es waren die tief liegenden funkelnden Augen und der unruhige Mund und die Bereitschaft, jedes ihrer Gefühle in ihrer Miene unmittelbar widerzuspiegeln, die Unglauben anzeigten oder Ironie, Geduld oder Spott, Mitleid oder Zurückweisung. Ich verstand das jetzt, da der Schlaganfall die Falten ihrer einen Gesichtshälfte geglättet und dabei auch ihren Charakter mit fortgewischt hatte.

Ich befahl ihr zu leben, wie sie es mir einst befohlen hatte, aber sie schüttelte den Kopf. Die Hälfte ihres Gesichts, die sie noch unter Kontrolle hatte, zeigte mir die wilde Entschlossenheit, mit der sie sich dem Einfluss meiner Bitten, meines Flehens und meiner Drohungen entzog. Ihre dunklen Augen trotzten mir und zeigten mir schmerzlich die Grenzen meiner Möglichkeiten auf.

Die einzige Zeit, zu der sie auflebte, war, wenn die Logopädin kam und mit ihr arbeitete, um ein wenig Sprachfähigkeit zurückzuerlangen. Meine Großmutter war voll grimmiger Konzentration. Die eine funktionierende Gesichtshälfte zeigte, wie aufgebracht sie darüber war, dass die Worte merkwürdig entstellt von ihren Lippen kamen, und wie sie sich über ihre eigene Aufgebrachtheit amüsierte.

Irgendwann begannen die Schwestern, mich skeptisch anzusehen. Sie sagten: Wir sagen es nur ungern, aber bist du nicht ein wenig zu sehr beteiligt? Manchmal sagen sie gerade die Dinge, von denen sie behaupten, dass sie sie ungern sagen, gern. Aber ich wusste auch, dass ich mich verrannt hatte, dass ich nicht willens war, die Wahrheit hinzunehmen. Die menschliche Fähigkeit zum Selbstbetrug ist grenzenlos. Ich dachte, dass ich alles nur für sie täte, das Fixieren, erst die Magensonde und dann die eine Operation bedeutende PEG, als sie sich zu essen weigerte, die Maschine, die ihre ausgefallenen Nieren ersetzen sollte, die Antibiotika.

Sie hatte sich immer geweigert, sich zu schonen, vorsichtig zu sein, ihre Leidenschaften zu unterdrücken, ihre Vorlieben zu verstecken. Sie hätte sich geweigert, ihre Eigenständigkeit aufzugeben, um mit einer Art geistigen und körperlichen Halbinvalidität auskommen zu müssen. Sie hat nicht daran geglaubt, ihr Recht und ihre Fähigkeit auf Selbstbestimmung aufgeben zu müssen gegen das Versprechen auf eine kleine Verlängerung der Lebenszeit. Sie hätte mich verlacht – sie hat ein Leben lang über Warnungen gelacht. Ich erinnere mich, wie sie über den Arzt gelacht hat, der ihr verbieten wollte, mit Fieber zu arbeiten. Es könnte Jahre später zu einer Schädigung ihrer Herzklappen führen. Nun war sie nicht mehr fähig, diese Wünsche für alle unmissverständlich und nachvollziehbar zu äußern. Das gab mir das Recht und die Pflicht, als ihre Ärztin für sie zu entscheiden.

Tanja trat ins Zimmer und rief meiner sprachunfähigen, entsetzlich abgemagerten Großmutter vergnügt zu: „Da ist sie! Mensch, Sie sehen gut aus heute. Besser, als mir die Kollegen gesagt haben. Wissen Sie, was die mir noch gesagt haben? Dass Sie früher auch Krankenschwester gewesen sind, damals im Krieg. Das wusste ich gar nicht. Vielleicht sollten Sie besser aus diesem Bett aufstehen und mir das eine oder andere über diesen Beruf beibringen."

Sie schob ihren kräftigen Arm unter die knöcherne Schulter meiner Großmutter und zog sie zum Kopf des Bettes, hielt sie aufrecht mit dem rechten Arm, während sie mit dem linken die Kissen glatt klopfte und sie sanft zurücklegte.

„Tja", sagte Tanja, die bemerkte, wie meine Großmutter ihre Augen auf mich heftete, während ich in der Tür stand und den beiden zusah. „Ich hab gehört, dass euch beide etwas verbindet. Sie und unsere Maria. Aber machen Sie sich keine Sorgen. Die

Maria ist in Ordnung. Die gibt keinen ihrer Patienten auf. So, was kann ich noch für Sie tun, damit Sie es bequemer haben? Wie wär's mit einem Körnerkissen für die Schulter?"

Tanja nannte sie Gretchen. Sie sagte: „Gretchen, ich werde jetzt Ihre Haare kämmen." Ich wusste, dass meine Großmutter es verabscheute, mit der Verniedlichung ihres Namens angesprochen zu werden. Sie war Greta, eine Frau, die den Krieg überlebt hatte, die Russen und alles andere, was ihr das Leben in den Weg gestellt hatte. Nicht Gretchen, ein kleines Mädchen, dem die Zöpfe geflochten wurden, sondern eine erwachsene Frau, die ihre Haare in einen straffen Dutt zusammenfasste. Ich konnte mich nicht an dieses „Gretchen" gewöhnen. Es war nicht nur ein Herausstreichen der irgendwie falschen Intimität, die Tanja mit meiner Großmutter zu haben glaubte. Natürlich war es das auch, aber es war vor allem das Gefühl, dass Tanja einen neuen Menschen erfand. Gretchen. Als gäbe es die Greta, die ich kannte, schon gar nicht mehr.

„Sie sind vielleicht eine süße, alte Frau. Waren bestimmt mal ein gut aussehendes Mädchen, das den Jungs die Köpfe verdreht hat", sagte sie in ihrer plappernden Gute-Laune-Stimme, während sie Infusionen austauschte und das verschmutzte Bettzeug wechselte. Ich wusste, dass meine Großmutter empört war, hier liegen und sich die Meinungen anderer Leute über sich anhören zu müssen. Sie war nicht niedlich, nicht fügsam, kein lockendes Weibchen. Aber da sie nicht widersprechen konnte, waren diese falschen Ansichten alles, was von ihr übrig war.

Als Tanja draußen war, sagte ich ihr, dass ich wüsste, wer sie sei, dass ich mich an die Person, die sie gewesen war, erinnerte, dass sie nicht jemand war, wie Tanja es gesagt hätte. Sie nickte zustimmend mit dem Kopf. „Gu-uut", sagte sie, den Vokal holperig auseinandergezogen.

Einige Tage später begannen sie damit, meine Großmutter auf der Bettkante aufzusetzen. Die ersten Tränen, die ich je bei ihr gesehen habe, liefen ihr die Wangen runter, als ihr Körper zur gelähmten Körperseite hin wegsackte.

„Machen Sie sich nichts draus, meine Liebe", sagte Tanja vergnügt, „Sie machen das hervorragend. Das wird schon werden. Bleiben Sie einen Moment so sitzen, ich komme gleich zurück und helfe, Sie ordentlich zurechtzusetzen."

Sie stellte das Radio an, auf einen dieser Privatsender, den heutzutage jeder hört.

„Damit sie sich nicht langweilen", sagte sie und zwinkerte meiner Großmutter zu.

Eine der Entwicklungen unserer Tage, die meiner Großmutter unerträglich schienen, war die Art und Weise, wie Fernseher und Radios ständig überall eingeschaltet sind, sie die eigenen Gedanken übermannen und die Gespräche mit sich selbst ersticken. Die wenigen Momente, in denen sie nicht gearbeitet hat, setzte sie sich schweigend unter ihren Kirschbaum und hörte den Vögeln und ihren eigenen Gedanken zu. Jetzt saß sie hier, zu einer Seite gesackt, und musste sprachlos die Beleidigung des dudelnden Radios hinnehmen.

Das war der Moment, in dem ich nachgab, in dem ich aufhörte, gegen ihren Sterbewunsch anzukämpfen. Ich fuhr nach Ratzeburg und brach ein paar kleine Zweige von ihrem Herzbaum ab. Sie waren natürlich nicht in ihrem Intensivzimmer erlaubt, aber ich band sie draußen vor dem Fenster fest, sodass sie sie sehen konnte.

Ihre Hände lagen, die Handflächen nach unten gekehrt, auf der Decke. Ihr Gesicht war wächsern, ihre scharfen Züge noch schärfer geworden. Sie atmete langsam zwischen den blassen Lippen. Ihre dunklen Augen schauten in Richtung meiner Stimme und fanden mich. Ich kniete neben ihrem Bett, sodass unsere Gesichter auf gleicher Höhe waren.

„Ich weiß nicht, was du hören oder verstehen kannst. Vielleicht bist du hinter deinen Augen so wachsam und scharfsinnig wie immer. Oder ich habe mir die ganze Zeit etwas vorgemacht, und du lebst in einem grauen, verwirrten Traum, aus dem du keinen Ausweg findest. Vielleicht bist du nicht mehr so selbstsicher, wie du es einmal warst. Oder aber du bist dir deiner selbst sicherer, als du es je gewesen bist. Niemand weiß es außer dir. Verstehst du mich? Ich weiß, dass ich mehr von dir in mir trage, als ich hatte haben wollen. Aber nachdem ich so lange mit dir gekämpft habe, erkenne ich diesen Teil nicht nur an, sondern bin dankbar dafür." Ich musste eine kurze Pause machen, um meiner Stimme Zeit zu geben, sich wieder zu festigen. „Aber Oma, ich habe Angst, ich habe so furchtbare Angst, ohne dich zu sein."

Ihre dunklen Augen flackerten, schlossen sich und wurden wieder geöffnet. Ein schrecklicher Glanz schimmerte in ihnen. Sie öffnete die Lippen und stieß die Luft in einem Seufzen heraus. Dann zwang sie ihren Mund und ihre widerstrebende Zunge, die strömende Luft zu formen: „Keine Angst haben, Maria, nicht vor dem Leben und nicht vor dem Tod."

Sie hob den gelähmten Arm an, nicht den, mit dem sie mir das Kissen vor die Füße geworfen hatte, nicht den, mit dem sie sich die Zugänge und die Magensonde herausgezogen hatte, mit dem sie mich und meine unerwünschte Medizin herausgefordert hatte, die sie zu leben zwangen, als sie sterben wollte. Ich wusste, dass es wichtig war, dass es die andere Hand sein musste. Sie hob sie zitternd an, Schweiß brach auf ihrer Stirn aus, und sie brachte die Hand die wenigen Zentimeter zu meiner Stirn und strich sanft darüber. Sie hatte mir einmal erzählt, dass ihre Mutter es so bei ihr getan hatte, als sie heiratete, das Haus ihrer Eltern für eine ungewisse Zukunft verließ und ihrer Mutter sagte, dass sie Angst vor der Zukunft habe.

„Ich liebe dich", sagte ich.

Sie schloss die Augen und lächelte. Als ich hinausging, um nach einem anderen Patienten zu sehen, starb sie.

Eine Art Triumph umgab ihre Leiche, der gut zu ihr passte. Es gibt Menschen, die in der Lage sind, am Leben zu bleiben trotz unüberwindlicher Krankheiten, um noch die Geburt eines Enkels zu erleben oder die Hochzeit eines vierzigjährigen Sohnes. Aber meine Großmutter hatte es gerade anders herum getan. Sie war gestorben, entgegen der Medizin, die sie hatte am Leben halten sollen, genau dann, als sie es für richtig befand.

Auf dem Tisch neben ihrem Bett stand ein Töpfchen mit Kamillenhandcreme. Ich schraubte den Deckel ab, roch den Geruch meiner Großmutter, den Geruch, der sie charakterisierte, der uns getrennt hatte und der uns jetzt wieder vereinte. Ich cremte meine Hände ein. Es schien das Richtige zu sein.

Und dann setzte ich mich hin und schrieb ihren Totenschein.

Der Kamillengeruch, der von meinen Händen aufstieg, stimmte mich friedlich und heiter, im Angesicht des bunten Papiers, das den Tod meiner Großmutter bescheinigen sollte. Es war schon sehr lange her, dass ich einen Totenschein so geschrieben hatte, wie er geschrieben werden sollte. Ein allmähliches Zusammenfügen der Dinge zu dieser einen letzten Geschichte. Vollkommen frei von jeder Hast, ohne das Gefühl von Pflichtvergessenheit, weil es etwas Dringenderes zu erledigen gibt. Nicht als formal notwendiger Abschluss des Sterbens. Sondern als Sammlung der eigenen Gedanken angesichts der Sterblichkeit und als Würdigung eines vollendeten Lebens.

Zuerst schrieb ich ihren Namen, Greta Dzialoszewski, in großen Druckbuchstaben auf den Umschlag. Der Name ist wichtig. Es ist das letzte Mal, dass er einen Menschen bezeichnet, keine Leiche, keine Sache. Wenn ich mich verschrieben hätte, hätte ich es nicht ausgebessert, sondern von vorne begonnen. Ein durchgestrichener Buchstabe entspräche einem Mangel an Sorgsamkeit und Achtung. Es wäre, als trüge man ein buntes Hemd zur Beerdigung. Wenn man einen Totenschein ausfüllt, schreibt man mehr auf als Nachname, Vorname, Adresse – mehr als einen Ort, an den die Rechnung geschickt wird. Man trägt einen Geburtsort, einen Geburtsnamen und ein Geburtsdatum ein. Ein Geburtsort in Pommern, der vergessene deutsche Name eines heute polnischen Dorfes, ein polnischer Nachname, gekoppelt mit einem altdeutschen Vornamen, ein Sterbeort in Hamburg, die Kenndaten eines Menschen, der entwurzelt worden ist. Mit einem

Totenschein schreibt man die Eckpfeiler eines Lebens und das Logbuch des Sterbens auf. Die unmittelbare Todesursache, die sich bisweilen aus Krankheitsgeschichten ergibt, deren Beginn mehr als ein halbes Jahrhundert zurückreichen kann, in einen sonnenverbrannten Ort irgendwo in Sizilien, in ein Haus aus aufgestapelten Feldsteinen in Anatolien, in ein verlassenes, verbranntes pommersches Dorf.

Ich hatte seit Jahren keinen solchen Totenschein mehr geschrieben. Ich hatte es vermisst, ohne dass es mir bewusst gewesen war. Das langsame Abschiednehmen, das Rekapitulieren der eigenen Arbeit, der eigenen Fehler, der Erfolge und der Momente, die man mit dem Menschen, über den man schreibt, gemeinsam hatte. Zum Schluss die Unterschrift, die die Verantwortung bestätigt, die ich an diesem Tod, seinem Verlauf und seiner Niederschrift übernommen habe.

Ein neuer Assistenzarzt berichtet

Andreas, 28 Jahre, Assistenzarzt, der neu auf der Intensivstation ein-gearbeitet wird

Ich wollte eine Medizin lernen, bei der der Patient im Mittelpunkt steht. Das ist an sich nichts Besonderes. Jemand, der keinen Kontakt zu Menschen haben möchte, wird kein Arzt. Obwohl die Aussage, ich wollte Arzt werden, weil ich Menschen helfen will, inzwischen daherkommt wie ein abgedroschenes Klischee. Für die meisten der Studierenden ist es deshalb nicht weniger wahr. Das Verblüffende ist eher, dass diese Motivation, die zu Beginn vielleicht nicht von allen, aber doch von vielen geteilt wird, später nur noch von untergeordneter Bedeutung ist.

Warum, glauben Sie, neigen die Leute in Berufen, die nicht mit Menschen zu tun haben, dazu, ihr Arbeitsgerät zu vermenschlichen? Matrosen geben ihrem Schiff einen Namen und sagen, sie sei heute unlustig, sie habe einen schlechten Tag oder kämpfe bockig mit den Wellen. Mein Onkel ist Zimmermann, und er nennt seinen Lieblingshammer Evi. Wenn er Evi nicht dabei hat und die Nägel mit einem normalen Hammer ins Holz schlagen muss, hat er einen schlechten Tag.

Bei Ärzten ist das anders. Sie arbeiten mit Menschen, die richtige Namen haben, und sie entmenschlichen sie. Sie sagen nicht Herr Runge, sie sagen „der Not-Bypass" oder „die Aortenklappe". Merkwürdig, finden Sie nicht?

Ich glaube, ich habe mich am Anfang sehr oft abgestoßen ge-fühlt von dieser beiläufigen Art, mit der wir von den Patienten sprechen. Ich wollte die Leute wie Menschen behandeln und von ihnen wie von Menschen denken. Aber irgendwie habe ich es nicht fertiggebracht, mich von dem täglichen Sprachgebrauch und damit von dem üblichen Denken abzugrenzen. Es hat eigentlich sogar nur sehr kurz gedauert, bis ich mich gewöhnt habe. Es ist unangenehm, genauso zu reden und genauso geworden zu sein wie etwas, das mir noch vor ein paar Monaten als völlig unangemessen vorgekommen ist. Aber es ist eben auch eine nützliche Abstraktion, ein Distanzhalter, wenn Sie so wollen.

Der Wunsch nach diesem menschlichen Kontakt ist zu einer unhandlichen Idee verkommen, die im Alltag als untauglich beiseitegelegt wird. Ärzte haben eine ausgeprägte Fähigkeit, sich von einer aufkeimenden Beziehung zu ihren Patienten zurückzuziehen. Die Patienten können das Gefühl haben, dass sie enttäuscht worden sind, man habe sie stehen gelassen, vielleicht sogar zurückgewiesen, aber meist gibt es nichts Fassbares, über das sie sich beklagen könnten. In Wahrheit hat man wenig Kontakt mit den Patienten. Ärzte ordnen Medikamente und Therapien an, und die Patienten schlucken sie. Ärzte kennen die Patienten nicht in ihrem richtigen Leben, als Menschen, als Väter, Mütter, Töchter, Brüder. Sie kennen sie nur als Patienten, und deshalb behandeln sie sie nur wie Patienten. Selbst einen schwerstkranken Intensivpatienten sehe ich am Tag nicht länger als fünfzehn Minuten. Anfangs habe ich das verurteilt. Aber ich kann nicht von etwas, das ich täglich tue, etwas, von was ich andere, von denen ich lerne, täglich tun sehe, von etwas, das bei der eingeschränkten Zeit, die ich zur Verfügung habe, gar nicht anders getan werden kann, denken, dass es schlecht ist.

Die Erfahrenen sagen, dass man sich gewöhnen wird, dass man den Beruf verstehen lernen muss. Was sie damit auch sagen, ist, dass man sich an die Vorstellungen, an die ungeschriebenen Gesetze und Tabus einer Berufsgemeinschaft halten muss. Man muss lernen, ihre Sprache zu sprechen, und damit lernt man automatisch auch, ihre Gedanken zu denken.

Die Erfahrenen sagen mir, ich werde es in ein paar Monaten besser verstehen, wenn ich mich daran gewöhnt hätte. Inzwischen verstehe ich, wie sie das meinen. Ich habe jetzt zwei Standards in meinem Leben, die in ständigem Konflikt miteinander stehen. Der, den ich hatte, bevor ich angefangen habe, als Arzt zu arbeiten. Der, den meine Eltern für selbstverständlich halten. Der Standard, der bedeutet, dass man Anteil nimmt, wenn es um Leben und Tod von Menschen geht, dass man immer auch menschlich auf die zugeht, denen es schlecht geht. Und der andere Standard, an den man sich hier gewöhnt.

Wenn man mit den alten Hasen unten in der Kantine sitzt, warnen sie einen. Sie sagen, lass den Patienten von sich erzählen, aber erzähle nichts von dir. Sie sagen, wenn sie mit dir reden, bauen sie eine Beziehung auf. Das ist gut, du brauchst ihr Vertrauen, um sie zu behandeln. Aber wenn du mit ihnen redest, bist du derjenige, der eine Beziehung aufbaut. Das ist schlecht. Sie sind Kranke, sie werden Schmerzen haben, sie werden leiden. Und wenn du eine Beziehung hast, wirst du mitleiden. Natürlich tut es ihnen hundertmal mehr weh als dir. Sie sind die Kranken, die Verzweifelten, die, die sterben werden. Aber sie haben nur die eine Krankheit, nur den einen Tod, und du wirst Hunderte Patienten haben und Hunderte Tote. Hunderte Male eine Winzigkeit Schmerz und Mitleid ist eine ganze Menge Leiden.

Manche von diesen Patienten sind schon Wochen oder Monate im Krankenhaus. Sie merken es, wenn du offen bist, wenn du dich preisgibst. Wenn du ihnen mehr als den Arzt anbietest, wenn du ihnen Persönliches anbietest, werden sie sich an dich klammern wie der Ertrinkende an die Rettungsboje. Sie sagen, können Sie sich vorstellen, Herr Doktor, wie das ist, wenn man ein krankes Herz hat? Und du wirst an deine arme, alte Großmutter denken, mit ihrem armen, alten Herzen, das auch krank war, und natürlich willst du ihnen beweisen, dass du einer von den Guten, von den Mitfühlenden bist. Und schon ist sie da, die persönliche Beziehung.

Ich verstehe das jetzt, was auch nichts anderes bedeutet, als dass ich mich daran gewöhnt habe. Ich versuche, diese Gewöhnung zu vergessen, damit ich nicht über diesen neuen Standard nachdenken muss. Wenn ich mich an meinen früheren Ambitionen messe, habe ich ein Gefühl von Traurigkeit, von Betroffenheit. Manches an diesem Beruf entspricht nicht den Erwartungen, die ich an ihn hatte.

Lena
Mein Vater wird operiert

Heute ist der Tag, an dem mein Vater operiert werden soll. Sie werden ihm das Brustbein aufsägen, sein Herz anhalten und es aus seiner schützenden Hülle herauszerren. Gestern haben sie gesagt, dass er kurz nach sieben Uhr in den Operationstrakt hinuntergebracht werden wird. Um halb sieben haben sie ihn aufgefordert, er solle seinen Schlafanzug gegen das OP-Hemd tauschen und alles andere ausziehen, auch die Socken. Seitdem liegt mein Vater angespannt in seinem Bett und friert an den Füßen. Gegen acht Uhr kommt die Schwester, seine Operation ist auf den Nachmittag verschoben.

Ich sitze neben seinem Bett, und uns fällt nichts ein, was wir noch zueinander sagen könnten. Wir haben den letzten Tag mit Blick auf diesen Zeitpunkt verbracht, alles schon mehrfach gesagt, was gesagt werden musste, wo die Papiere seiner Lebensversicherung liegen, dass schon alles werden würde, dass wir uns lieb haben, dass er ein guter Vater gewesen ist. Jetzt ist der Zeitpunkt, auf den wir uns vorbereitet haben, an uns vorbeigehuscht wie ein Zug, der nicht im Bahnhof angehalten hat. Das Ganze hat uns verunsichert und sprachlos in dem unerwarteten Zeitloch zurückgelassen. Mein Vater hat kein Frühstück bekommen, und Mittagessen gibt es auch nicht. Er liegt in seinem geschlitzten Nachthemd mit bis zum Kinn hochgezogener Decke in seinem Bett. Ohne seine Taschenuhr, ohne seinen Ehering, ohne all die kleinen Sachen, die aus einem unbekannten Körper den vertrauten Körper meines Vaters machen. Gestern haben sie ihm zusammen mit den Haaren auf der Brust auch gleich seinen Bart abrasiert, sein veränderter Gesichtsausdruck ist mir fremd. Sein Mienenspiel entspricht ohne Bart nicht mehr dem, das ich so gut kenne, jetzt weiß ich nicht, ob er erschrocken oder verunsichert oder erregt ist.

Gegen zwei Uhr nachmittags kommt die Nachricht aus dem OP, dass es heute überhaupt nichts mehr wird mit der Operation. Aber sie sei für den nächsten Tag geplant. Mein Vater zieht seine dicksten Wollsocken an und seinen eigenen Schlafanzug. Zwei Stunden später bekommt er eine aufgewärmte Suppe.

Am nächsten Morgen sitze ich wieder neben ihm, und wir wiederholen dieselben Dinge, die wir am Tag zuvor gesagt haben, über die Lebensversicherung und dass es schon werden würde. Die Wollsocken ziehe ich ihm diesmal erst aus, als die Schwestern kommen, um ihn in den OP-Saal hinunterzufahren.

Danach verstaue ich alle seine Sachen in seinem Koffer, der irgendwo auf der Station eingeschlossen wird. Ich weiß, dass sein Bett während der Operation und des geplanten anschließenden Tages auf der Intensivstation nicht ungenutzt bleiben kann. Aber beim Ordnen seiner zurückgelassenen Kleidung bedrängt mich der Gedanke, ob mein Vater überhaupt hierher zurückkommen wird. Zehn Minuten, nachdem sie ihn durch die Tür geschoben haben, steht ein neues Bett, überzogen mit einer durchsichtigen Schutzhülle, an dem Platz, von dem aus mich mein Vater eben noch angesehen hat.

Ich hatte mir vorgestellt, dass ich nach der Operation neben seinem Bett sitzen und warten würde, bis er aufwacht, damit das Erste, was er sieht, ein vertrautes Gesicht ist. Aber im durchstrukturierten Krankenhausbetrieb ist für anhängliche Angehörige kein Platz vorgesehen. Die frisch operierten, noch betäubten und künstlich beatmeten Patienten kommen zusammen in einen großen Saal auf der Intensivstation, wo wenige Pflegekräfte zwischen den Betten umhergehen. Man kann sich telefonisch nach seinen Angehörigen erkundigen, ansehen kann man sie nicht. Ich sitze stundenlang auf den Stühlen vor dem durch Klingelknöpfe und

Codenummern geschützten Eingang zur Intensivstation. Ich möchte ihn nur einmal sehen, um mir zu bestätigen, dass er noch da ist. Ich brauche diesen sichtbaren Beweis. Schließlich lassen sie mich für wenige Minuten hinein.

Sein Gesicht sieht unpersönlicher aus als das Gesicht eines Schlafenden. Der Plastikschlauch, über den er beatmet wird, ragt über seinem Gesicht auf. Er bewegt die Lippen ein wenig. Ich frage mich, ob er träumt zu trinken, ob er in einem dieser erbarmungslosen Träume gefangen ist, in denen man nie erreicht, wonach man jagt. Wie Tantalus, vor dem das Wasser zurückweicht, sobald er sich danach bückt. Das Einzige, das ich davon mitbekäme, wäre diese schwache Bewegung seiner Lippen.

Das Hören, hat mir die Schwester gesagt, ist der erste Sinneseindruck, der zurückkehrt, vor dem Fühlen und lange vor dem Sehen. Sie spricht leise und verhalten zu den Patienten, die noch nicht erwacht sind. Sie sagt unterschiedslos zu jedem, es ist alles gut, machen Sie sich keine Sorgen.

Ich stelle mir das Aufwachen vor, als sei es ein Augenblick heftigen Schmerzes. Der Moment, wenn das trügerische Bollwerk der Narkose zerbröckelt und die Schutzschicht des Schlafes über dem Bewusstsein zerreißt. Alles um ihn herum geht in Brüche, und er ist unerbittlich wach der Gegenwart ausgeliefert. Der erste Tag nach der Operation wird so anders anfangen als alles, was dieser Mensch gewohnt ist, und er wird so lang dauern, dass er sich sein Ende gar nicht vorstellen kann.

Im Laufe des Vormittags werden acht der zehn frisch Operierten auf die Normalstation verlegt. Sie werden von Krankenschwestern an denen vorbeigeschoben, die zurückbleiben. Sie winken, während sie vorbeigerollt werden, und sagen zu meinem Vater und seinem Nachbarn, morgen kommst du auch auf die normale Station, bestimmt. Man merkt ihnen an, wie froh sie sind, diesen Meilenstein hinter sich zu lassen, und sie werfen denen, die es nicht geschafft haben, diesen Satz hin wie ein Almosen.

Gregor Kollaschek und mein Vater haben das erste Etappenziel verpasst. Ihre Herzen sind nicht stabil genug, ihr Blut transportiert nicht genug Sauerstoff. Sie werden auf der Normalstation als nicht überlebensfähig eingeschätzt. Ein paar Stunden bleiben sie in dem großen verwaisten Saal allein, dann kommen die neuen frisch Operierten hinzu. Auch ihre Plätze werden für diese neuen gebraucht, und die beiden werden weitergeschoben, gangabwärts in ein kleines Zweierzimmer.

Gregor Kollaschek und mein Vater liegen jetzt im selben Zimmer, Kollaschek auf Bettplatz sechs und mein Vater auf der sieben. Ihre Köpfe liegen zu den Zimmerwänden hin, und zwischen ihren Füßen trennt sie ein schmaler Gang. So kann mein Vater auf Gregors Monitor sehen und Gregor auf den von meinem Vater. Jeder fühlt sein eigenes Herz und sieht das des anderen an der Wand gegenüber.

Beide haben Schmerzen. Bei jedem Atemzug wird das durchgesägte Brustbein bewegt. Bald haben sie auch Schmerzen durch das Liegen in einer kaum veränderbaren Haltung. Die große Drainage, daumendicke Plastikschläuche, die das Blut und Wundsekret nach außen transportieren, scheuern bei den Atembewegungen an den Rippen, zwischen denen sie hindurchführen. Kleinere Schläuche liegen in den großen Venen am Hals und in den Arterien der Hand. Sie sind der Ungewissheit ausgeliefert, dass ihr Verlauf nicht normal ist. Schließlich, und das ist möglicherweise das, was am meisten verunsichert, finden sie sich in eine unbekannte Umgebung versetzt, mitten unter Menschen, die man noch nie gesehen hat, denen man im Grunde egal ist, deren Eigenarten man nicht kennt und an deren Stimmen und Gesichtern man deshalb nichts ablesen kann über den eigenen Zustand. Menschen, an die man sich kaum gewöhnen, eine Vielzahl von wechselnden Gesichtern, auf die man sich nicht einstellen kann. Obwohl mein Vater durch die Operation und die Schwäche seines Herzens bis zum äußersten angestrengt ist, bleibt ihm dieser Kraftakt nicht erspart, sich an die Gepflogenheiten und Gesetze dieser fremden Umgebung anzupassen. Er wird immer wieder in seinem prekären Gleichgewicht gestört, muss warten, bis jemand Zeit hat, ihm ein Schmerzmittel zu bringen, muss akzeptieren, wenn er einmal auch nichts mehr bekommt, muss auf dem Rücken schlafen, obwohl er sein Leben lang nur auf dem Bauch geschlafen hat, muss das Piepen von Dutzenden verschiedenen Alarmen, solcher, die ihn betreffen, und vieler, die ihn nicht betreffen, ignorieren, das Brummen der Beatmungsmaschinen, das Klappern der Schuhe, das Reden der Menschen um ihn herum, das Reden über ihn, als wäre er gar nicht da, die Gerüche nach Urin und Kot, die ihn und sein Gegenüber jedes Mal lange umgeben, weil kein Fenster geöffnet werden kann, muss die Gesichter der Ärzte und Pfleger ignorieren, die versichern, es mache ihnen nichts aus, und die gleichzeitig flach atmen und schnell das Zimmer verlassen. Er wird geweckt, wenn der Physiotherapeut kommt, wird geweckt, wenn die Schwestern Schichtwechsel haben, wird geweckt, wenn Schichtwechsel der Ärzte ist, wird geweckt, wenn die Putzfrau kommt, wenn die Perfusoren ausgetauscht werden, wenn der Chirurg seine Wunde kontrolliert, wenn die Röntgenassistentin ein Kontrollbild macht, wenn der Internist ein Echo seines nicht funktionierenden Herzens macht, wenn alle acht Stunden Blut abgenommen wird, wenn die Bettwäsche gewechselt wird, wenn die Ärzte sich am Bett seines Nachbarn über dessen Verschlechterung beraten. Mein Vater ist nicht imstande, ein gewisses Gleichgewicht zu erreichen, einen Grad von Sicherheit dem ständig Unvorhergesehenen gegenüber. Er kann sich keine Nische schaffen, die ihm das Trauma des vollständigen Ausgeliefertseins und des absoluten Kontrollverlusts mildern könnte.

Die ersten Stunden, vielleicht sogar die ersten Tage sind nicht so quälend. Erst wird die Situation durch die Medikamente gelindert, dann wird sie durch die Anspannung der Nerven abgewehrt. Aber nachdem diese akute Lösung der Natur nicht zu einem Ausweg geführt hat, kommt der seelische Absturz. Mein Vater ist übernächtigt, überspannt, verängstigt. Es macht ihn aggressiv und unwirsch.

Mein liebevoller Vater verwandelt sich in einen ungehobelten Grobian. Seine Angst vor den Momenten, in denen ihm die Luft wegbleibt, macht ihn unruhig. Er wird nervös, und seine Nervosität macht ihn fuchtig und aufgebracht, seine Bewegungen sind eckig und aggressiv. Trotz all der aufgestauten Aggressivität kann er sich nicht laut beklagen, weil ihm der Atem fehlt, den Worten genügend Kraft zu verleihen.

Ich möchte, dass mein Vater es ruhig angehen lässt, dass er sich mit den Dingen Zeit lässt. Aber er ist anderer Ansicht, er macht alles mit äußerster Anstrengung. Bevor er ins Krankenhaus gekommen ist, hat er mir gesagt, dass er nicht vorhabe, einer dieser Herzkrüppel zu werden, die ihre ängstliche Zerbrechlichkeit um sich herum verbreiten. Er habe ein Leben lang ein gutes Herz gehabt, und er habe nicht vor, es jetzt damit zu kränken, dass er es schone. Ich erinnere mich, dass er den starken, aber schnell verschwindenden Schmerz bei einer Zahnbehandlung dem langgezogenen Elend der sich nur zögerlich verflüchtigenden lokalen Betäubung vorzog. Er war fähig, Schmerzen nicht mit der Angst vor Schmerzen zu verwechseln. Er hat es missbilligt, wenn Menschen versuchten, sich Aufmerksamkeit und Zuwendung mit ihren Krankheiten zu erkaufen. Er fand, dass diese Art Aufmerksamkeit, die immer zögerlich und ungern gegeben wird, nichts wert sei. Ich erinnere mich an seine Abneigung gegen die Hilflosigkeit anderer Leute und dass seine Angst vor dieser Hilflosigkeit die mit Abstand größte Sorge in Bezug auf seine Krankheit darstellte, während der Gedanke, irgendwann tot zu sein, ihn nicht bekümmerte. Und so tut er all die Dinge, bei denen ich mir wünschte, er riefe die Schwester, mit äußerster Kraftanstrengung allein. Wenn ich neben ihm sitze, dann bittet er mich, ihm die Decke zu richten, ein Glas Wasser einzuschenken, ihm zu helfen, sich aufzusetzen. Eine Bitte an seine Tochter zu richten ist ein geringeres Zugeständnis an seine Hilflosigkeit, als eine Fremde zu fragen. Wenn ich nicht da bin, berichten mir die Schwestern, finden sie ihn neben dem Bett stehend, auf dem Weg zum Waschbecken, um sich eine Zahnbürste zu holen, die Katheter hinter sich her schleifend oder ganz herausgezogen.

All die Bewegung habe eine Entzündung des verdrahteten Brustbeins begünstigt, sagt mir der junge Assistenzarzt. Ich nicke. Mein Vater habe Fieber, aus dem Loch unterhalb des Herzens, wo vorgestern die letzte Drainage entfernt worden ist, entleert sich Eiter. Ich nicke. Sie geben jetzt also Antibiotika. Ich nicke. Er sieht mich ernst und bedeutungsvoll an. Ich nicke. Ich weiß nicht, was ich fragen soll, ich will im Grunde ja nicht wissen, wie es ihm geht, sondern vor allem, dass es ihm gut gehen wird, aber diese Bestätigung kann mir niemand geben. Zu Zeiten des äußersten Bedürfnisses nach Kommunikation scheint es nichts zu geben, was in Worten sinnvoll ausgedrückt werden könnte.

Wegen seines Anspruchs an Ordentlichkeit ist mein Vater ausgesprochen schlecht dafür geeignet, in einem Krankenhaus zurechtzukommen. Krankenhäuser sind chaotische Umgebungen. Nicht im Sinne von Hygiene oder allgemeiner Ordnung, aber im Sinne von logischer Kommunikation. Es sind Hunderte Details mit jedem einzelnen Patienten verbunden, die einer täglichen, manchmal stündlichen Überprüfung bedürfen. Viele ganz verschiedene Menschen und Berufsgruppen, Pflegepersonal, Chirurgen, Internisten, Anästhesisten, MTAs, Physiotherapeuten, Laborassistenten, Röntgenassistenten, arbeiten mit dem Patienten, und alle von ihnen müssen einige Daten des Patienten kennen, die ihre Arbeit betreffen, während sie vollständig uninteressiert an all den anderen Fakten seines Lebens und seiner Krankheit sind. Jeder dieser fremden Menschen weiß etwas von meinem Vater, seine Entzündungswerte, seine Leberwerte, seinen Allergiestatus, die verbliebene Leistungskraft seines Herzens, aber keiner kennt ihn. Sie können ihre Köpfe nicht vollstopfen mit Dingen, die sie nicht wissen müssen. Sie haben genug zu tun mit all den Anforderungen der unterschiedlichen Patienten, die sie nicht vergessen dürfen. Es ist unmöglich, alles über alle zu wissen. Und so werden die Krankengeschichten unter dem Personal immer wiederholt, vervollständigt, geändert, vergessen, weitergereicht und abgestimmt. Dabei passieren Fehler, Ungenauigkeiten und Schludrigkeiten, die sich bei jedem einschleichen. Ich verstehe das kaum, aber mein Vater versteht es gar nicht. Er fühlt sich persönlich beleidigt und missachtet, wenn er dasselbe zweimal gefragt wird. Er fühlt sich gekränkt, wenn die Ärzte ohne anzuklopfen in sein Zimmer kommen. Er spricht die nachträglichen Worte „Bitte treten Sie doch ein" mit einer so höflichen Betonung aus, dass die Ärzte einen Moment konsterniert sind, weil diese ausgesuchte Höflichkeit meines Vaters ihr unangekündigtes Hereinkommen in eine Ungezogenheit verwandelt.

Mein Vater versucht, eine Frage zu stellen, aber übernächtigt und aufgefiebert kann er seine Gedanken nicht so schnell zu fassen bekommen, dass er sie innerhalb der wenigen Sekunden, die er die ungeteilte Aufmerksamkeit des Arztes hat, verständlich formulieren kann. Der Assistenzarzt versteht die Frage nicht, aber er antwortet. Er sagt, machen Sie sich um nichts Sorgen, wir kümmern uns. Er klopft ihm auf die Schulter und geht aus dem Zimmer. Mein Vater schimpft ihm mit atemloser Stimme hinterher, er halte nichts davon, unterbrochen zu werden.

Ich habe das Bedürfnis, mich bei den Schwestern für die Unannehmlichkeiten und das schlechte Betragen meines Vaters entschuldigen zu müssen. Ich habe gleichzeitig das Gefühl, dass ich meinen Vater verrate, wenn ich mich entschuldige. Ich versuche, die Schwestern zu loben. Ich sage, wie schaffen Sie es, diese Hektik so gelassen zu ertragen und nicht selbst aggressiv zu werden? Ein Lob verpflichtet jeden, das zu tun, wofür er gelobt worden ist. Eine Art nachzuliefernder Leistung für eine bereits erfolgte Bezahlung.

Ich habe Angst vor der Angst meines Vaters. Ich habe Angst davor, was diese Angst aus ihm macht.

Als ich die Intensivstation verlasse, kommt mir die Ärztin in Zivilkleidung entgegen, die mir am Morgen nach der Operation vor über einer Woche erklärt hat, warum mein Vater nicht auf die Normalstation verlegt werden kann. Ich kann mich an das Bedauern erinnern, mit dem sie mich angesehen hat, und daran, dass ich es zu der Zeit nicht verstanden habe. Ich bleibe stehen und sage ihr, dass ich Angst habe, dass ich das alles nicht verstehe. Ich bin erschrocken und überrascht über das, was aus meinem Mund hervorsprudelt. Ich kenne diese Frau kaum. Sie kennt mich nicht. Es ist im Grunde kein ernsthafter Fehler, sie anzusprechen, nur ein Bruch der üblichen Etikette. Wahrscheinlich wird sie mit niemandem darüber sprechen.

Trotzdem, ich hatte eigentlich nicht vorgehabt, eine Fremde mit meinen Ängsten zu überfallen. Aber es ist die Ärztin, mit der ich durch die erste Verzweiflung hier auf der Station gegangen bin, die mich beruhigt hat, ohne zu behaupten, es werde schon alles werden. Das hat bei mir eine Verbundenheit geschaffen. Was natürlich Unsinn ist. Es ist Teil ihrer Arbeit, Menschen zu trösten, und sie tut es mit einer Haltung, mit der eine Verkäuferin mir bedeutet, dass mir das Kleid, das ich ausprobiere, prächtig steht.

Jetzt macht sie etwas Unerwartetes. Sie sieht mich einen Moment lang an, und dann nimmt sie mich kurz in den Arm.

Ich habe ein Gefühl der vollständigen Unwirklichkeit in Bezug auf die letzte Woche. Vielleicht ist dieses schmerzstillende Gefühl von Betäubung die Art und Weise, wie die Natur einen Schock abmildert.

Lena
Der Bettnachbar stirbt

Ich war meinem Vater immer sehr nahe, nahe genug, dass ich sein Verhalten in mir selbst nachempfinden konnte. Hier verlieren wir diesen Kontakt, der mir mein Leben lang selbstverständlich war. Wenn ich in das Zimmer meines Vaters komme, liegt er mit dem Kopf von der Tür weggedreht. Er blickt starr aus dem Fenster. Vielleicht schaut er auf eine Welt, zu der er nicht mehr gehört. Er ist nun schon so viele Wochen so schwer krank, dass meine Besuche keine Brücke mehr schlagen können zwischen seinem und meinem Alltag, zwischen seinem und meinem Zustand. Jeden Tag, den ich zu Besuch komme, fühle ich mich ein wenig verlassener. Jeden Tag haben wir weniger, über das wir reden können. Mein Vater ist mit Gregor Kollascheck vertrauter als mit mir. Sie sind in derselben Erfahrungswelt gefangen. Oder liegt es auch daran, dass sie sich nur gegenüber einem Menschen offenbaren, der die kleinen Heimlichkeiten des anderen mit in den Tod nehmen wird? Gegenüber einem solchen Menschen ist es leicht, Dinge preiszugeben. So wie man es bei einer Zufallsbekanntschaft im Zug tut, die gleich wieder aus dem Leben verschwinden wird.

Mein Vater tut jetzt alle Dinge mit so widerwilliger und träger Langsamkeit, als hoffe er, dass sie ihm nicht mehr nur schwerfallen sollten, sondern wirklich und wahrhaftig unmöglich seien, damit er endlich aufhören könne, es überhaupt zu versuchen. Wenn er von der Schwester aufgefordert wird, sich mit ihrer Hilfe auf die Bettkante zu setzen, dann folgt er nur noch einer Aufforderung, hat aber keine eigene Erwartung mehr an diese Tätigkeit. Sie ist für ihn kein Schritt auf dem Weg zu einem Ziel.

Vor ein paar Tagen ist bei Gregor Kollascheck zusätzlich zu seiner Herzerkrankung festgestellt worden, dass er auch unter einem fortgeschrittenen Lungenkrebs leidet. Kollascheck sagt, das sei eine gute Nachricht, jetzt könne er getrost aufhören, sich Mühe zu geben. Er habe nicht vor, eine Herzoperation zu überleben, um an einem Lungenkrebs krepieren zu dürfen.

„Aber Sie könnten noch Monate haben, vielleicht Jahre", protestiere ich, „Sie sollten nicht einfach aufgeben."

Mein Vater hört uns zu und sagt nichts. Ich richte die Worte an Gregor Kollascheck, und sage sie eigentlich zu meinem Vater. Ich sage noch eine Menge anderer Dinge derselben Art. Ich rede auf sie ein, rede ihnen zu, muntere sie auf. Ich beschwatze und bedränge sie.

Die beiden alten Männer hören mir zu, während ich daherplappere. Sie liegen in ihren Betten und sehen ernst von unten auf mich herab. Dann sagt Kollaschek sachte: „Sehen Sie, ich bin ein sehr kranker Mann, und Sie? Sie sind sehr gesund."

Mehr sagt er nicht. Nur diese kleine Bemerkung. Er verbindet sie mit einem warmen Lächeln, das mir vergibt. Es ist nicht mehr als ein milder Tadel, nicht mehr als eine gutmütige Missbilligung. Und doch hat Gregor Kollaschek alles gesagt, was es zu sagen gibt. Die beiden alten Männer, mein schweigender Vater und sein sterbender Bettnachbar, hatten über mich geurteilt.

Ein paar Tage später wird Gregor Kollascheck auf Bettplatz fünf verlegt. Es ist ein Einzelzimmer, von dem Doppelzimmer, in dem es meinem Vater immer noch jeden Tag ein wenig schlechter geht, durch eine Glasscheibe getrennt. Die Sicht von dem einen in das andere Zimmer wird durch eine Jalousie verhindert, aber mehrere der angegilbten Plastiklamellen sind verbogen, sodass mein Vater ihn weiter beobachten kann. Während ich lange schweigsame Stunden neben meinem Vater sitze, sehen wir die Ärztin mit den braunen Augen, die mich einmal in den Arm genommen hat, als ich glaubte, ich sei vollkommen verzweifelt, obwohl es nur eine erste Erschöpfung gewesen ist, kommen und gehen. Sie spritzt Medikamente, sagt ein paar Worte, manchmal hält sie kurz seine Hand. Es gehen viele andere Ärzte und Pfleger ein und aus, aber sie fällt mir auf, weil ich jedes Mal daran denke, dass sie mich in den Arm genommen hat.

An einem dieser Abende ist mein Vater besonders unruhig, er findet keine Stellung, in der er gleichzeitig frei atmen und ein Minimum an Schmerzen empfinden kann. Er döst ein und schreckt auf. Er murmelt im Schlaf. Kleine sprachliche Laute, die es nicht schaffen, zu Worten zu werden. Er klammert sich am Bettgitter fest. Die Augenlider zucken. Er ist ein Mann, der früher, als ich Kind war und ihn habe schlafen sehen, auf mich den Eindruck eines Baumstamms gemacht hat. Einer, der im Schlaf eine solide, unverrückbare Ruhe ausstrahlte. Jetzt wirkt er wie ein kleiner Junge, der gleich mit einem Ruck aufwachen wird, um seinen Stoffbären fester umklammern zu können. Ich bleibe, weil es mir unmöglich ist aufzustehen und zu gehen.

Die Spätschicht der Pflegekräfte wechselt auf die Nachtschicht. Hanna kommt herein, eine der Schwestern, mit denen mein Vater gut zurechtkommt. Aber jetzt hat sie ein unfreundliches Gesicht und den harschen Ton eines Menschen, der nicht gern tut, was er tun muss.

„Weißt du nicht", sagt Hanna, „dass die Besuchszeiten längst vorbei sind?"

Wäre alles so, wie es normalerweise ist, hätte mich ihr Ton wütend gemacht, vielleicht wäre ich zornig aufgebraust, weil ich auf eine Ungehörigkeit hingewiesen worden bin, die ich nicht bereit bin, mir vorhalten zu lassen. Hanna hätte mich dann guten Gewissens hinausweisen können. Es hätte die Grundlage sein können für eine gegenseitige Abneigung. In meiner Trauer und Verlorenheit kann ich nicht genug Unmut und Groll dafür aufbringen, und in dem Moment des Zögerns komme ich ganz über meine Verstimmung hinweg. „Ja", sage ich, „ich wusste das. Ich war gerade auf dem Weg, jemanden um Erlaubnis zu fragen, noch ein bisschen länger bleiben zu dürfen. Ich mag ihn nicht allein lassen, bevor er eingeschlafen ist. Er hat so viele Nächte neben meinem Bett darauf gewartet, bis ich eingeschlafen bin, weil ich mich im Dunkeln verlassen gefühlt habe. Vielleicht geht es ihm ähnlich, jetzt, wo er durch das Fieber und die Medikamente verwirrt ist."

„Die Regeln", sagt Hanna, „erlauben keinen Besuch nach 20 Uhr. Es ist ja nur, damit die Patienten in Ruhe schlafen können."

„Ja. Ich verstehe das. Ich weiß, dass der Besuch viel Unruhe schafft."

„Du hast doch das Schild draußen gesehen. Besuch nur von 15 bis 20 Uhr im Interesse unserer Patienten."

„Wenn ich gehen muss, dann werde ich das tun. Aber ich würde gerne noch seine Hand halten, während er eindöst. Glaubst du, die Regeln hätten etwas dagegen?"

Hanna lacht.

„Ach was. Es ist ohnehin niemand da, der die Regeln so wichtig nimmt. Und du wirst schon nicht die ganze Zeit telefonieren."

Ich lache zurück.

„Ich habe Schlimmeres vor. Ich habe vor, dich darum zu bitten, die ganze Nacht bleiben zu dürfen."

Hanna schmunzelt.

„Ja, das hab ich mir fast gedacht. Warte, ich bringe dir einen Kaffee. Vielleicht bringe ich mir sogar einen mit, und wir sitzen einen Moment zusammen hier."

Sie bringt einen Kaffee, reicht ihn mir und setzt sich auf einen kleinen Hocker. Mein Vater döst ein, wir trinken schweigend in kleinen Schlucken, und ich fühle mich seit langer Zeit das erste Mal ein wenig entspannt.

Die Nacht kommt auf der Intensivstation spät. Die Betriebsamkeit, die Anspannung, die Geschäftigkeit des Tages weicht nur zögerlich aus der Atmosphäre. Zuerst gehen die Sekretärinnen und die medizinischen Dokumentationsassistenten. Gelitten und gestorben wird hier in jeder der 24 Stunden eines Tages, aber dokumentiert, sortiert, in die Schubladen von Fallzahlen eingeordnet und zur Umwandlung in Euros und Cents verpackt wird das ganze Leid der Menschheit nur zwischen acht und sechzehn Uhr. Etwas später gehen die Physiotherapeuten. Die, die tagsüber mit den Patienten das Atmen üben und das Schlucken. Die, die steife, unbewegte Arme und Beine strecken, dehnen, kneten, klopfen, massieren und ausstreichen, damit sie funktionstüchtig bleiben für den möglicherweise kommenden Tag der Wiederauferstehung aus dem Krankenbett. Die Putzfrauen klappen ihre gelben Schilder ein, auf denen „Vorsicht Rutschgefahr" steht, schieben ihre Trolleys in einen Abstellraum und werfen die Lappen in die Wäsche. Die Chirurgen gehen nach Hause, einige wenige von ihnen in die Bereitschaftsdienstzimmer. Die letzten Verwandten und Freunde verlassen die Wache. Übrig bleiben nur die Anästhesisten und die Pfleger der Intensivstation.

Gegen neun ist der Schichtwechsel der Pflegekräfte. Gegen zehn wechseln die Ärzte von der Spät- auf die Nachtschicht. Sie gehen die Betten gemeinsam ab. Sie korrigieren die Flüssigkeitszufuhr, passen Medikamente an, senken oder heben Blutdrücke, stellen Beatmungsparameter ein, erhöhen die Schmerz- und Beruhigungsmedikamente, ordnen Schlafmedikation an. Sie reden in gedämpftem Tonfall. Sie sprechen nicht mit den Patienten über Diagnosen oder Therapien. Zu denen, die es hören können, sagen sie „Schlafen Sie gut" und schalten das Licht in den Zimmern hinter sich aus. Übrig bleibt das geisterhafte Flackern der vielfarbigen Lichter auf den Monitoren. Die gleißenden Oberlichter auf den Gängen werden heruntergedreht, die Schiebetüren zu den Patientenzimmern bis auf einen Spalt geschlossen. Die Lautstärke der Alarmierungen der Monitore werden gedämpft, die Messintervalle der Überwachungen verlängert.

Die Dunkelheit breitet sich in den Gängen aus, und die Schatten rücken näher. Ich sitze auf einem Stuhl neben meinem Vater. Durch den Spalt der Schiebetür sehe ich über den Gang zum

Hauptarbeitsplatz der Wache. Nur wenige gehen über die Lino-
leumflure. Gerade genug, um es noch entvölkerter erscheinen zu
lassen, als es ist. Sie nicken einander stumm zu. Graue Gesichter,
die sich gegenseitig erkennen und aneinander vorüberschweben.
Jede Unregelmäßigkeit, die in der Betriebsamkeit des Tages un-
terginge, tritt jetzt deutlich hervor. Die Schwestern und Pfleger
sitzen zurückgelehnt auf den Stühlen, trinken heißen, süßen Kaffee, blättern in liegen gelassenen Illustrierten, stricken Socken
und besprechen in gedämpften Stimmen Angelegenheiten, die
von Interesse, aber von keiner größeren Wichtigkeit sind. Nachts
sind die Launen der Menschen genauso gedämpft wie das Licht
der Lampen. Wenn sie nachts die Vorzüge und Mängel der anderen erörtern, tun sie es nicht mit derselben Bosheit, wie sie es am
Tag tun. Nachts glauben sie die guten Dinge, die die anderen über
sie erzählen, während sie sich tagsüber nur der schlechten sicher
sind, die über sie geklatscht werden.

Niemand hier glaubt an Vorboten und Fingerzeige des Schicksals. Am Tag nicht und nachts auch nicht. Zwischen dem Blinken
der Monitore, dem Gebrumm der Maschinen und dem beißen-
den Geruch der Desinfektionsmittel ist kein Platz für altmodische
Geister oder Schicksalsauguren. Auch nachts glauben sie nicht
daran, und doch wenden sie im Vorübergehen den Blick von
einem Sterbenden ab. Nachts ist die Zeit, in der man es nicht
glaubt und doch weiß, dass es sein könnte. In der Dunkelheit
wirkt die Gefahr, in der mein Vater sich befindet, schmerzlicher,
akuter, schärfer. Ich sitze neben ihm und kann die rote Kurve auf
dem Monitor sehen, die mir versichert, dass er noch lebt, dass
sein Herz fehlerlos schlägt. Die moderne Technik beruhigt mich
Minute für Minute, Sekunde für Sekunde. Die moderne Medizin
hat mir eine Diagnose genannt.

Ich frage mich, wie grausam die Nächte zu einer Zeit waren,
als die Angehörigen neben ihren Kranken saßen, ohne diese fort-
während Bestätigung durch Zahlen, aber mit der Angst, dass der
Teufel von ihrem Verwandten Besitz ergriffen hat und in seinen

Eingeweiden rumort, statt zu wissen, dass es sich nur um eine verstopfte Herzkranzarterie handelt. Aber wahrscheinlich ist das falsch. Wenn sie damals einen leibhaftigen, glaubhaften Teufel hatten, dann hatten sie auch Beschwörungsformeln, Amulette und Talismane, die genauso stark waren wie der Beelzebub, die aber auf ihrer Seite standen. Das Wissen, dass Beschwörungen und Amulette meinem Vater nicht helfen können, macht mich nur machtloser gegenüber den Geistern der Nacht. Man kann Dinge sicher wissen und doch ihr Gegenteil glauben.

Ich versuche, mich an die gemeinsamen Zeiten mit meinem Vater zu erinnern, wenn wir am Küchentisch gesessen und den Tod ausgelacht haben. Aber ich wusste nicht, dass es einen Unterschied macht, ob man die Vergangenheit zu zweit wieder aufleben lässt oder ob man ihr allein nachsinnt.

Ich ergebe mich der aufziehenden Trostlosigkeit, esse eine halbe Tafel Schokolade, ziehe die Füße auf den Stuhl und versuche, meine Einsamkeit mit einem halben Dutzend SMS an Bekannte umzuverteilen.

Gregor Kollaschek stirbt morgens gegen drei Uhr. Die Ärztin war noch einen Augenblick zuvor bei ihm im Zimmer, hat ein Medikament gegeben und die Decke gerichtet. Und jetzt ist er tot. Der Monitor zeigt viele Nullen an, und zwischen den verbogenen Lamellen hindurch kann ich sehen, wie sein Gesicht das Grau des Todes annimmt.

Hanna ordnet, was am Ende zu ordnen ist. Sie klickt die Überwachungskabel von den Monitoren ab und desinfiziert sie. Sie wäscht Gregor, lässt die Spuren einer invasiven Medizin verschwinden, die seinen Körper vielfach penetriert hat. Das verklebte Blut abwaschen, die braungelbe Jodfarbe abschrubben, den Speichel von Kinn und Hals wischen, den gelben Brei aus Eiter und blutigem Sekret, der aus seinem Mund sickert, fortschaffen. den stinkenden Kot, der sich aus seinem erschlaffenden Darm entleert und jetzt erkaltet zwischen seinen Beinen und zwischen Bettdecke und Haut. Hanna dreht Gregors Leiche auf die Seite, rollt das mit allen ausgelaufenen Körpersekreten verschmierte Laken zu einer dicken Wurst zusammen und schiebt es so weit wie möglich unter den haltlosen Körper. Dann kann sie ihn von der anderen Seite des Bettes über die Wurst hinwegkippen und die zusammengeknüllten Ausscheidungen aus dem Bett ziehen und durch ein frisches Laken ersetzen.

Mein Vater ist aufgewacht, ich sehe, wie er mich beobachtet, wie ich beobachte, wie Hanna den toten Kollascheck wäscht.

Durch den Spalt der Tür sehe ich zu, wie die Ärztin den Totenschein für Gregor Kollaschek schreibt. Sie tut es in ihrer strengen, klaren Schrift, mit der sie auch die Eintragungen in der Akte meines Vaters macht. Ich sehe, wie sie am Ende mit dem Daumen den Namen von der großen Tafel wischt, auf der in blauer, abwaschbarer Farbe die Namen aller Patienten und ihrer Krankheiten stehen. Gregor Kollaschek stand direkt unter dem Namen meines Vaters.

Hoffnung ist die menschliche Fähigkeit, auf etwas, das man weiß, damit zu reagieren, dass man es nicht glaubt. Hoffnung ist für mich das definierende Erkennungsmerkmal eines Menschen. Ich glaube, dass Menschen den Trick, Hoffnung im Angesicht ihres sicheren Untergangs haben zu können, zur selben Zeit entwickeln mussten, als sie das tragische Wunder des Bewusstseins erfanden. Wie soll man das eine aushalten, ohne die dämpfende Einwirkung des anderen zur Verfügung zu haben?

Mein Vater hat seine Wünsche erfolgreich nach seinen ihm zur Verfügung stehenden Möglichkeiten abgestimmt. Wenn er etwas nicht haben konnte, hat er beschlossen, es nicht haben zu wollen, und er war fähig, damit zufrieden zu sein. Ich kann fühlen, wie er genau das jetzt tut, während er durch den Spalt der Lamellen blickt. Wenn er kein richtiges Leben haben kann, dann will er gar kein Leben. Es ist nur so, dass ich sein Leben will. Ich höre, wie meine innere Stimme bettelt, höre mir selbst zu, wie ich dem Schicksal lächerliche Versprechen anbiete. Wenn ich ihn nicht bekommen kann, so wie er früher war, dann doch wenigstens ein bisschen von ihm, selbst wenn er an ein Bett gebunden sein sollte, selbst wenn ...

Ich habe diesen Menschen ein Leben lang vor Augen gehabt, aber immer nur einen Vater gesehen. Erst jetzt, wo er sich darauf vorbereitet zu sterben, begreife ich, dass dort ein ganzer Mensch liegt, den kennenzulernen ich mir nie die Mühe gemacht habe. Jetzt fehlt mir die Zeit, diesen Fehler noch ausbügeln zu können. Ich wünsche nicht ihm mehr Lebenszeit, ich wünsche mir mehr von seiner Lebenszeit. So viele seiner kristallklaren Entscheidungen der letzten Wochen haben mich überrascht. Mein Vater hätte so lange für mich leben wollen, wie es überhaupt möglich gewesen wäre, aber der Mensch, den ich jetzt beginne kennenzulernen, teilt diese Meinung nicht.

Eine Intensivschwester berichtet

Hanna, 45 Jahre, Intensivschwester

Ob ich gern mit Maria zusammenarbeite?

Wissen Sie, ich hatte genaue Vorstellungen von meinem Beruf.
Ich wollte, dass mir die Patienten dankbar sein sollten, sie würden
beeindruckt sein, man würde in ihren Augen und Gesichtern den
Sinn des eigenen Lebens finden. Angehörige würden Tränen in
den Augen haben. Ich stellte mir vor, sie würden meine Hart-
näckigkeit, meinen Fleiß und meine Hingabe erkennen. Die
Patienten würden sagen, sie hat sich gut um mich gekümmert,
sie war für mich da, wenn sie wieder an ihren Fließbändern, an
ihren Bürotischen und ihren Maschinen stehen und mit ihren
Freunden und Kollegen reden. Nur weil sie mich immer aufge-
muntert hat, würden sie in der Mittagspause über einem Teller
Pommes und einer Bratwurst sagen, habe ich es ertragen können
und weitergemacht.

Aber das ist noch nicht das Wichtigste an der ganzen Sache.
Das Wichtigste ist, dass ich dieses Lob und diese Dankbarkeit mit
einer Handbewegung wegwischen würde. Eine Kleinigkeit, eine
Selbstverständlichkeit, nicht der Rede wert. Wie wunderbar
müsste es sein, diese Art Macht über Krankheiten und Schmerzen zu haben und sie geringschätzen zu können, weil man täglich
ganz selbstverständlich Schmerzmittel benutzen würde. Wissen
Sie, das ist es, warum ich Intensivschwester geworden bin.

Aber wissen Sie was? So ist es nicht. So ist es ganz und gar
nicht. Sogar Menschen, die selbst schwere Krankheiten hatten,

die sich gut daran erinnern, dass sie gelitten haben, die am Stammtisch und bei den Kollegen damit prahlen, wie viel Schmerz sie ertragen mussten wegen ihres gebrochenen Beines, wegen ihrer offenen Bauchoperation oder wegen was auch immer, sie halten diese Schmerzen für normal, sie gehören dazu. Wenn sie selbst Ärzte oder Pfleger sind, tun sie ihren Patienten das Gleiche an, was sie selbst erduldet haben, und sie halten das für normal. Sie sagen, das geht vorüber, gedulden Sie sich. Sie sagen, Sie sind frisch operiert worden, da gehören Schmerzen einfach dazu. So ist das nun mal. So und nicht anders. Ein Krankenhausaufenthalt ist kein Hotelbesuch. Sie sagen es nicht, aber sie denken es: Stellen Sie sich nicht so an. Machen Sie mir nicht solche Scherereien. Sie haben gerade eben erst Tropfen bekommen, und ich kann den Arzt nicht schon wieder um mehr Schmerzmittel bitten. Ich habe es auch ertragen, die anderen Patienten müssen da auch durch. Und irgendwann holt der Tod uns eben alle.

Das ist eine ziemlich interessante Aussage über den menschlichen Charakter, finden Sie nicht? Dass man sich das Recht nimmt, von anderen zu verlangen, etwas zu ertragen, nur weil man es selber auch erlitten hat oder erleiden könnte. Es ist, als sagte man, die Ohrfeigen, die ich als Kind bekommen habe, haben mir auch nicht geschadet. Also kann ich mein Kind heute auch ohrfeigen. Aber das stimmt ja auch nicht.

Vielleicht liegt es daran, dass man sich zwar daran erinnern kann, dass man Schmerzen hatte, aber nicht an die Schmerzen selbst. Verstehen Sie den Unterschied? Ich glaube, er ist sehr wichtig. Man vergisst die wirkliche Tiefe des Schmerzes zwischen den Schmerzen. Wenn man sich tatsächlich an die Schmerzen erinnern würde – selbst wenn es nur für einen kurzen Moment wäre –, wäre diese Erinnerung doch genauso schmerzlich wie die Schmerzen selber – als wäre man wieder zurück in der Erfahrung selbst. Aber so ist es nicht. Das würde sich das eigene Hirn gar nicht antun, das wäre auch vollkommen unnütz. In der Erinnerung sind die Schmerzen nicht mehr so schlimm, wie sie in Wirklichkeit waren. Vielleicht könnten wir nur dann mit unseren Patienten mitfühlen, wenn wir dieselben Schmerzen genau jetzt auch hätten. Es reicht nicht, sie gehabt zu haben. Aber weil das nicht so ist, fällt es uns leicht, geizig mit den Schmerzmitteln zu sein.

Tja, und deswegen arbeite ich gern mit Maria zusammen. Weil sie Schmerzen nicht für ein notwendiges Übel hält, sondern für vermeidbaren Stress. Weil sie einem Patienten nicht sagt: „Sie haben doch schon reichlich Schmerzmittel bekommen, das muss jetzt genügen." Weil sie die Leute nicht darauf vertröstet, dass die Welt morgen schon viel besser aussehen wird, sondern dafür sorgt, dass es jetzt besser wird.

Ich glaube, genauso wie mit den Schmerzen ist es mit dem Sterben. Egal, wie ernsthaft man es versucht, das wirkliche Todesbewusstsein, das der sterbende Mensch erfährt, bleibt außerhalb unserer greifbaren Reichweite, selbst wenn es ein Freund oder ein enger Verwandter ist. Wir kennen uns immer nur mit dem Leben aus, nicht mit dem Tod. Deshalb versuchen wir, den Tod hinauszuzögern, um bei dem zu bleiben, womit wir vertraut sind. Aber das macht genauso wenig Sinn, wie jemandem Schmerzmittel zu verweigern, der Schmerzen hat. Nur weil wir diese Schmerzen nicht oder gerade jetzt nicht nachvollziehen können.

An manchen Tagen sitze ich hier am Tisch, mitten im morgendlichen Gewimmel der Intensivstation. Bei immer gleichen 24 Grad, rund ums Jahr, durch alle Jahreszeiten hindurch, bei der immer gleichen hektischen Betriebsamkeit, bei dem gleichen Geruchgemisch aus Desinfektionsmitteln und Körperausscheidungen, bei der immer gleichen grell-künstlichen Beleuchtung. Wenn ich den Postboten am Fenster vorbeirollen sehe, stelle ich mir vor, wie er die frische Luft einatmet, den Kopf einer Katze streichelt oder ein paar belanglose Worte beim Abgeben eines Einschreibens sagt. Er sitzt zufrieden lächelnd auf seinem Fahrrad, und das Schlimmste, das er an diesem Tag sich und anderen antun könnte, wäre, einen Brief durch den Schlitz des falschen Briefkastens zu stecken. Manchmal möchte ich einen Beruf haben wie dieser Postbote. Ohne Angst, ob das, was man tut, das Richtige ist. Immer nur einen Brief durch den Schlitz stecken oder ein Paket an der Tür abgeben. Ohne die Frage, womit man sich schuldig macht – mit dem, was man tut, oder mit dem, was man nicht tut?

Ich bin überzeugt davon, dass keiner dieser Patienten bewusst gewählt hat. Sie sind hergekommen, um gesund zu werden. Sie haben ihre Hoffnung auf diese Operation gesetzt. Ihnen ist Hoffnung gemacht worden von ihren Ärzten, von ihren Angehörigen, von ihren Freunden. Aber dann kam die erste Komplikation und dann die zweite, die Hoffnung wurde geringer, das Fenster der Möglichkeiten immer schmaler. Aber sie können nicht mehr aussteigen. Denn auch wenn die Hoffnung immer geringer wird, ist die Investition, die sie an Schmerzen, an Leiden geleistet haben, immer größer geworden. Sie können sie nicht aufgeben. Sie können nicht mehr zurück. Sie sind Gefangene der Umstände geworden.

Wir haben alle unterschiedliche Arten, mit diesem Unbehagen, mit dem wir vor den Patienten stehen, umzugehen. Man kann versuchen, es zu verdrängen. Man kann versuchen, es auszulöschen durch die Müdigkeit, die man erlangt, indem man sich überarbeitet, indem man mehr gibt, als man geben kann. Sich aufzuopfern hat einen narkotisierenden Effekt. Man kann sich in Ironie flüchten oder mit Zynismus abstumpfen. Aber am Ende steht man immer wieder vor dem nächsten Patienten.

Lena
Was übrig ist von meinem Vater

Seit Gregor Kollascheck gestorben ist, verändert sich mein Vater. Er ist schweigsam geworden. Ich sitze Stunden neben ihm, ohne dass wir auch nur ein Wort wechseln. Aus dem Nichts heraus macht er eine Bemerkung.

Er sagt, sie – damit meint er unterschiedslos die Ärzte, Pfleger und Schwestern – behandelten ihn nur noch, um sich selbst zu schützen. Wenn sie an seinem Bett seien, überschütteten sie ihn mit einem Haufen therapeutischer Aktivität, nur um sagen zu können, dass sie ganz sicher alles Mögliche getan haben, um seinen Körper am Leben zu erhalten. Um seine Seele kümmere sich niemand. Sie sagten, sie könnten ja nicht mit jedem Patienten mitleiden und mitsterben. Mein Vater sagt, sie sollten nicht mit ihm leiden, sie sollten mit ihm sprechen. Er sagt: „Ich kann in ihren Augen sehen, dass sie mich für einen halten, der sterben wird, aber ihre Münder sagen es nicht. Ihre Münder sagen, es wird schon werden. Wir probieren ein neues Antibiotikum, vielleicht muss man dem herzunterstützenden Medikament mehr Zeit lassen. Lena, kannst du verstehen, dass mir das wehtut? Wie können sie von mir verlangen, dass ich an diesem Schauspiel teilhaben soll? An diesem Theaterstück ‚Alles wird gut werden‘." Mein Vater sagt, alle täten alles Mögliche für ihn, aber eigentlich sei gar nicht er gemeint. Sie meinen seine Krankheit, sein Herz, seine verstopften Arterien, sein aufgesägtes Brustbein. Ihn selbst meint eigentlich keiner. Mein Vater sagt mir, nur Maria habe ihm alles Gute gewünscht statt gute Besserung. Ob ich den Unterschied verstehen könne?

Ich versuche, ihn von seinen Gedanken abzubringen. Ich versuche, ein Gespräch aufrechtzuerhalten. Ich stelle Fragen, nicht um Antworten zu bekommen, sondern um den Fluss des Gespräches nicht zu unterbrechen. Ich frage ihn nach früher, nach unseren gemeinsamen Urlaubsreisen, als ich noch klein war. Nach seiner Jugendzeit, nach seinen Eltern, meinen Großeltern. Mein Vater lässt sich nicht täuschen. Er behauptet, ich hätte nur Angst, dass er aufhören könnte zu reden, deshalb stellte ich Fragen. Ich wolle gar keine Antworten, ich wolle mich nur der Tatsache versichern, dass er noch bei mir sei.

Er wirft den Ärzten vor, dass sie ihn nicht aufgeklärt hätten. Ich sage, sie hätten ihm alles erklärt, ich sei dabei gewesen. Ich zeige ihm seine Unterschrift unter die Einwilligungserklärung zur Operation. Er antwortet, das hätte schon seine Richtigkeit, aber das sei nur ein einziges Mal gewesen. Aufklärung sei aber keine einmalige Sache. Aufklärung sei wie Lernen, wie eine Treppe hinaufgehen über mehrere Stufen, je nachdem in welcher Phase seiner Krankheit man sich gerade befinde. Er wisse, dass er in die Operation eingewilligt habe, aber dieses hier, das sei etwas anderes. Damit habe er nicht gerechnet. Dafür habe ihm vor der Operation die Vorstellungskraft gefehlt. Es sei jetzt an der Zeit, dass er noch einmal aufgeklärt werde. Er sei jetzt auf einer anderen Stufe seiner Krankheit und er brauche eine weitere Aufklärung. Mein Vater sagt, es gebe viele verschiedene Arten des Wissens, genauso wie man ein Fenster auf verschiedene Weisen öffnen könne und es nicht einfach ganz offen oder ganz zu sei. Ein Fenster könne auch nur einen Spalt geöffnet sein, mit einer Jalousie oder mit einer luftigen Gardine verschattet oder mit Brettern vernagelt sein.

Ich habe Angst davor, dass mein Vater sterben wird. Ich bin überwältigt von dem Gefühl, dass er mich durch seinen Tod alleine lassen wird. Er stirbt nicht nur, sein Tod tut auch mir etwas an. Sein Tod ist nicht nur seine eigene, private Angelegenheit. Mein Vater verneint das. Er sagt: „Nein, Mädchen, ich tue dir ja gar nichts an, es ist nur so, dass ich sterbe. Weißt du, ich habe das Recht zu sterben." Mein Vater sagt, es sei Teil seines Verständnisses von Menschlichkeit, dass jeder Mensch das Recht habe, seinen Tod nach seinem Gutdünken mit zu beeinflussen. Ein guter Arzt, ein guter Freund, ein gutes Gespräch könnten die Ausübung dieses Rechtes unnötig machen. Aber sein Recht auf einen von ihm mitbestimmten Tod sei an sich unantastbar.

Ich halte es nicht mehr aus, neben meinem Vater zu sitzen. Ich halte es nicht aus, nicht neben ihm zu sitzen. Ich kann nicht mehr essen, ich kann nicht schlafen, mein Herz pocht wie das Herz eines in die Ecke getriebenen Hasen, meine Finger sind kalt, aber ich schwitze. Mir geht es elend, aber ich kann es nicht sagen, denn es ist undenkbar, sich über solcherlei zu beklagen, wenn es dem anderen so unvergleichlich viel schlechter geht.

Gestern bin ich in die Krankenhauscafeteria gegangen. Ich habe einen Cappuccino bestellt und ein Stück Marzipantorte. Und während die Kellnerin einschenkte, habe ich ihr erzählte, dass mein Vater nicht mehr lebt und nicht sterben kann und dass ich es nicht aushalte. Dass alle alles Menschenmögliche tun, aber dass sich niemand für ihn interessiert. „Entschuldigung", hat mich die Kellnerin unterbrochen, „ich würde ihnen gerne noch zuhören, aber da sind noch andere Leute, die auf ihren Kaffee warten ..."

Danach kann ich den Cappuccino nicht trinken und die Torte nicht genießen. Ich lasse alles stehen und gehe in den Krankenhauspark. Aber die Bewegung beruhigt mich nicht. Ich treffe eine entfernte Bekannte, deren Mann eine Gallenstein-Operation hatte. Kaum, dass sie fragt, was ich denn hier mache, platze ich wieder mit der Geschichte heraus und sie nickt, tritt von einem Fuß auf den anderen, und ich weiß, dass sie bei der ersten Gelegenheit, in dem Moment, in dem mein unkontrollierter Redefluss die erste kurze Pause hat, eine Entschuldigung finden wird, weshalb sie sich jetzt sofort verabschieden muss. Andere Freunde, Bekannte und Kollegen, die ich in den letzten Tagen auf dieselbe, fast beschämende Weise mit meinem Unglück überfallen habe, nutzen die Gelegenheit, um von ihren eigenen Erkrankungen zu berichten. Sie fangen an mit: „Oh, ich weiß genau, wie du dich fühlst." Und dann führen sie irgendeine kleinere Banalität an, ein gebrochenes Bein, eine operierte Schilddrüse, um ihr Mitgefühl zu beweisen. Mir beweist es nur, dass sie keine Ahnung haben.

Zwei Tage später hat sich der Zustand meines Vaters weiter verschlechtert. Er sagt zu mir: „Lena, ich sehe dich gar nicht mehr. Aber weißt du, dass deine Mutter jetzt immer da ist? Darüber freue ich mich sehr. Lena, es geht ihr gut. Lena, mein Mädchen, ich habe sie so vermisst."

Mit offenen Augen liegt er im Bett und ist ganz woanders.

Der Oberarzt sagt, mein Vater habe ein Durchgangssyndrom. Das sei möglicherweise nicht so schlimm, aber ein gutes Zeichen sei es auch nicht. Er sagt, das komme häufig vor. Sein Herz ist so leistungsschwach, das schwankende Fieber so anstrengend, dass der Blutdruck immer mal wieder stark absinkt. Alte Hirne können damit nicht gut umgehen. Sie nehmen diese Minderversorgung übel, ziehen sich in sich selbst zurück. In Bereiche, die alt und vertraut sind, auf ausgetretene Pfade, die einen geringeren Energieaufwand haben. Mein Vater redet so deutlich mit den Toten, als stünden sie neben ihm. Da fällt es leicht zu glauben, dass die Menschen anderer Kulturen davon überzeugt waren, dass ihre Vorfahren stets unter ihnen sind. Die Toten verbringen den ganzen Tag mit meinem Vater und lassen ihn erst allein, wenn es dunkel wird, wenn er Tavor bekommt, Haldol und Propofol oder sonst ein Medikament, das ihn zum Schlafen bringt.

Mein Vater riecht schlecht. Damit meine ich nicht, dass er schlecht gepflegt sei. Er wird peinlichst sauber gehalten. Sobald er irgendeine Art von Flüssigkeit in sein Bett verliert, wird die Bettwäsche gewechselt. Er wird täglich gewaschen, die Verbände und Pflaster sind frisch. Der Geruch von Seife und Desinfektionsmittel geht von ihm aus. Trotzdem riecht er schlecht. Früher roch er nach einer Kartoffel, die man frisch aus der Erde aufgesammelt und aufgeschnitten hat. Immer, wenn ich ihn zur Begrüßung in den Arm nahm, habe ich an der Stelle gerochen, an der der Hals in die Schulter übergeht, habe meinen Vater in mich aufgenommen, bis er mich von sich weggeschoben hat und sagte, dass es nun aber gut sei. Er roch frisch und erdig, nach robustem Leben. Jetzt riecht er verfallen, modrig, wie ein Haufen alter Blätter vom Vorjahr, den jemand vergessen hat einzusammeln.

Durch die lange Dauer seiner Krankheit, durch die vielen Male, in denen ein Arzt mir mit bedeutsamem Ernst mitgeteilt hat, dass es nicht sehr gut stünde, man aber alles täte, bin ich zu der privaten Überzeugung gelangt, dass der Tod nicht passieren wird. Erst sein veränderter Geruch ist es, glaube ich, der in mein Bewusstsein driftet und mir klarmacht, dass mein Vater stirbt. Was ich nicht mit den Augen zu sehen gewillt bin, wird mir vom Geruch aufgedrängt.

Ich traue mich nicht mehr, ihn anzusprechen oder etwas zu fragen. Sein Geist irrlichtert so um meine Fragen herum, dass es mir Angst macht. Aber ich muss seinen unverständlichen Äußerungen dennoch folgen, weil es meinen Vater aufregt, wenn er keine Antwort bekommt. Er sagt, im Spiegel über dem Waschbecken wohne sein jüngerer Bruder. Er sagt, Mädchen, mach doch die Augen auf, da ist dein Onkel. Siehst du ihn denn nicht? Lad ihn ein. Sag ihm, er soll sich zu mir setzen.

Seit mein Vater halluziniert, ist er in ein Einzelzimmer verlegt worden. Zimmer fünf. Dort wo wir zwischen den vergilbten Plastiklamellen Gregor Kollaschek haben sterben sehen. Manchmal sehe ich Maria durch die Gänge gehen, mir ist, als ob sie uns beobachtet.

Der Oberarzt sagt, er müsse einen Betreuer für meinen Vater gerichtlich festlegen lassen. Er sagt, es muss jemanden geben, der für ihn die Entscheidungen fällt, die anstehen. Er fragt, ob ich die Betreuung übernehmen wolle. Ich antworte ihm, dass ich das alles nicht verstünde. Wie soll ich Entscheidungen treffen über etwas, von dem ich nichts weiß? Der Oberarzt sagt, das gehe allen so. Sie träfen alle Entscheidungen über Dinge, von denen sie nichts verstünden, Angehörige, Pfleger, Ärzte. Wie soll ich Entscheidungen treffen für einen Menschen, der nicht mehr mein Vater ist und den ich gerade erst kennenlerne? Mit meinem Vater habe ich über den Tod gelacht, aber einen anderen, einen realistischen Plan haben wir nicht gemacht.

Ich gehe zurück zu meinem Vater. Er liegt mit offenem Mund und blau schimmernden Lippen auf dem Rücken. Seine Zunge ist ein wenig zurückgesunken. Ich erinnere mich, dass mir jemand erklärt hat, wenn die Zunge dem Atmen im Weg sei, dann sei das Ende nahe. Mein Vater wimmert. Jeder seiner schweren Atemzüge klingt wie ein hervorgepresstes Stöhnen. Ich sage zu meinem Vater: „Ich weiß gar nicht, wie ich das anstellen soll, wenn ich dir helfen wollte."

Mein Vater ist so sehr Patient und so wenig etwas anderes, dass ich nicht mehr wirklich weiß, wie er aussieht. Sein Gesicht fließt auf befremdliche Art mit den verhärmten, zerfurchten, ausgemergelten Krankengesichtern all der anderen zusammen. An der Wand habe ich vor Wochen ein laminiertes Familienbild für ihn aufgehängt. Drei lachende Mittfünfziger: mein Vater und seine Brüder. Dieses ausgemergelte, gelbe Skelett, das unter dem Bild im Bett liegt, könnte jeder der drei sein.

Mein Vater, der Patient, der nach über sechzig Tagen Intensivmedizin nicht leben und nicht sterben kann – der verklebte, beschmierte, verkabelte, bläulich blasse Körper –, und mein Vater, lachend auf dem Bild, haben keine fassbaren Gemeinsamkeiten.

Für einen lebenden Menschen bekommt die Zeit einen Wert zugemessen, weil er planen kann, was er am nächsten Tag tun möchte. Aber für meinen Vater macht es keinen Sinn mehr zu sagen: morgen. Mein Vater hat keine Kraft, keine inneren Reserven, um ein solches Morgen ausfüllen zu können.

Das war der Moment, in dem ich begann, über das Töten nachzudenken, als ich keine Übereinstimmung mehr zwischen dem Foto meines Vaters und dem, was von ihm im Bett übrig war, empfinden konnte. Man sieht die Dinge nicht, man kann sie nicht sehen, bevor man nicht bereit dafür ist, sie zu sehen. Wenn der

Geist nicht in einem Zustand der willigen Aufnahmebereitschaft
ist, werden Tatsachen zurückgewiesen, die so offensichtlich wie
unzweideutig sind. Wenn man nicht zulässt, dass der Geist
widerstandslos Gedanken spinnen und Verknüpfungen herstellen
darf, sieht man nichts anderes als das, was man sehen möchte,
oder das, was andere möchten, dass man sieht. Der Unterschied
zwischen dem, was mein Vater auf dem Bild für Leben gehalten
hatte, und dem, was die Intensivmedizin noch als Leben bezeichnet, konnte ich erst sehen, als ich darin eingewilligt hatte, dass er
unausweichlich sterben würde. Dass ich nur noch über das Wie
mit dem Schicksal verhandeln konnte, nicht mehr über das Ob.

Ich tat, was mein Vater mir meine Kindheit lang zu tun beigebracht hatte: Ich machte mich frei von den Konzeptionen, von den
erlernten Vorurteilen, von den vorgefertigten Meinungen der Gesellschaft, in der ich lebe, und stellte mir seine Frage. Ich saß am
Bett meines Vaters, hielt seine gelbe, abgemagerte Hand und
fragte: Was wäre wenn? Was wäre, wenn der Tod besser wäre als
diese Ausweglosigkeit? Was wäre, wenn Leben nicht zu jedem
Preis die richtige Antwort ist? Was wäre, wenn jemanden zu töten
eine gute Tat ist?

Hätte mich jemand gefragt, ob ich über Sterbehilfe nachdachte, wäre ich verwundert gewesen. Ich dachte nicht nach. Die
Gedanken drängten sich in der Atmosphäre der Intensivstation
auf, sie wollten gedacht, abgewogen, bewertet werden. Ich hatte
Meinungen und Urteile gehört, die eine Einstellung zur Sterbehilfe implizierten, ohne dass sie sie eindeutig aussprachen. Ich
hatte diese Meinungen wie Kleider aus einem Schrank genommen und ausprobiert. Aber ich hatte mich mit keiner wohlgefühlt.

Aber jetzt saß ich neben meinem röchelnden Vater und
wusste, dass ich diesem Stöhnen ein Ende machen wollte, seinet-
wegen, meinetwegen. Als ich aufblickte, sah ich in die braunen
Augen, die mich seit Wochen beobachteten.

Ein Oberarzt berichtet

Markus, 52 Jahre, Oberarzt Intensivmedizin

Ob ich gewusst habe, dass Maria Patienten tötete?

Ich glaube, dass es drei verschiedene Antworten auf diese Frage gibt.

Die einfachste ist diese: Wenn Maria einem Patienten, einem vom Schmerz gequälten, im Sterben liegenden Menschen eine hohe Dosis Morphin spritzt, in der Absicht, ihn von diesen Schmerzen zu befreien, stimmen Sie bestimmt mit mir überein, dass sie nichts Strafbares tut, selbst wenn der Patient dadurch etwas schneller verstirbt. Spritzt sie demselben Menschen dieselbe Dosis desselben Medikaments mit dem Vorhaben, seinen Atmungsreflex auszuschalten, hat sie getötet. Wenn ich ihr von außen zusehe, kann ich keinen Unterschied erkennen. In jedem Fall sehe ich einen Arzt, der einem sterbenden Menschen ein Medikament spritzt. Aber hat sie getötet? Die Antwort auf diese Frage hängt also davon ab, was Maria denkt, nicht davon, was sie tut.

Das ist die erste Antwort, im Grunde nur eine Gegenfrage. Sie ist eng verbunden mit der zweiten. Offensichtlich ist es also wichtig, dass ich weiß, was meine Ärzte denken – was sie glauben, wie sie reagieren, ob ich ihnen vertrauen kann, ihrem medizinischen Wissen, ihrer Belastbarkeit unter Stress, ihrer Fähigkeit, mit Menschen umzugehen, mit den Kollegen, den Patienten und den Angehörigen.

Wir geben uns alle ständig als Menschen aus, die wir gar nicht sind, sondern nur sein wollen. Diese Rollen streifen wir, wenn es gut geht, in Gegenwart des Todes ab. Der Tod ist kein sehr dankbares Publikum für unsere kleinen menschlichen Schauspielereien, mit denen wir unsere Umwelt beeindrucken wollen. Nur wenn man diesen Prozess durchlaufen hat, nur wenn man den Tod nicht nur im Allgemeinen, sondern für sich persönlich akzeptiert hat, besteht meiner Meinung nach die Möglichkeit, dass man ein guter Arzt werden kann.

Es gibt also viel zu lernen, wenn die jungen Ärzte hierher auf die Station kommen, und die Medizin ist nur das wenigste. Sie müssen sich auch eine Meinung über den Tod und das Sterben bilden. Wie nahe sie das an sich heranlassen, wie sie mit dem, was sie täglich sehen, abends nach Hause gehen und fröhlich genug sein können, um ihr eigenes Leben zu leben. Sie müssen Stellung beziehen. Irgendwann begreift hier jeder, dass auch der eigene Vater oder die Ehefrau in einem dieser Betten liegen könnte. Dass sie selber sterblich sind. Viele distanzieren sich dann. Sie sagen, es ist der Patient, der die Krankheit hat. Sie versuchen zu helfen, aber wenn es nicht klappt, kann man es eben nicht ändern. Wenn sie den Angehörigen mitteilen, dass der Patient gestorben ist, dann denken sie nicht, irgendwann wird mir jemand dieselben Worte über meine Mutter sagen. Sie wünschen herzliches Beileid und fragen sich gleichzeitig, ob sie heute rechtzeitig nach Hause kommen werden, um den Sohn zum Fußballtraining zu fahren. Früher oder später geht das allen so oder doch ähnlich.

Ärzte ändern ihre Einstellungen und Haltungen während der ersten Monate oder Jahre, in denen sie hier arbeiten, ständig. Sie gehen über von der Scheu des Anfängers zu der undifferenzierten Begeisterung, was moderne Medizin zu leisten imstande ist, sie werden stolz auf ihre eigene Rolle dabei. Später empfinden sie Abscheu gegen das, was diese Medizin an Kollateralschäden anrichten kann. Ihr Mangel an Selbstvertrauen als Anfänger kann sich als Arroganz zeigen. Dann kommt die Zeit, in der sie übermütig und großspurig werden, und jetzt wirken sie ganz bestimmt arrogant. Manche behalten diese Vermessenheit ein Leben lang, und sie sind wahrscheinlich die gefährlichsten in unserem Beruf. Andere erleben einen heilsamen Schock, wenn sie ihre ersten ernsten, eigenverantwortlichen Fehler machen, Fehler, die dazu geeignet sind, Menschen gravierend zu schädigen. Manche erholen sich nie davon. Sie bleiben übermäßig ängstlich, sie versuchen, immer auf Nummer sicher zu gehen, und das hindert sie daran, schnell und entschieden zu reagieren, wenn es die Situation verlangt. Junge Ärzte entwachsen ihren Ansichten, wie Kinder aus ihren Schuhen rauswachsen.

Manche lässt die Arbeit auf einer Intensivstation betäubt und in einem merkwürdig gefühlsarmen, sprachlosen Zustand zurück. Ich glaube, wenn Menschen über lange Zeit dazu gezwungen werden zu sehen, was Menschen Menschen antun unter der Annahme oder mit der Entschuldigung, ihnen zu helfen, dann ist das so schockierend, dass es nicht leicht hingenommen werden kann.

Das Zusehen und das Mitverursachen des Leidens, das Tag für Tag und Nacht für Nacht von Menschen auf einer Intensivstation ertragen werden muss, desensibilisiert uns genauso, wie Soldaten in einem Krieg von dem, was sie sehen, unempfindlich gemacht werden. Manche bleiben in dieser Schutzisolation der eigenen Betäubung stecken, sie nehmen an ihren Patienten und deren Angehörigen keinen Anteil mehr. Andere werden aufgerüttelt durch ein persönliches Erlebnis mit eigenen Familienmitgliedern oder nahen Freunden. Die erste Sorte Ärzte sind bloß funktionierende Mediziner. Aber die zweite Sorte, das sind die, die wirkliche Ärzte werden. Das sind die Künstler ihres Berufstands, die Art Arzt, von denen einem das Fernsehen vorgaukelt, sie stellten den Normalfall dar; aber in Wahrheit sind sie vereinzelte Glücksfälle für den Patienten.

Ich glaube, das ist Maria mit einer alten Frau aus Ratzeburg, die hier bei uns gestorben ist, passiert. Das ist ewig her, da war sie noch ganz frisch auf der Station, und nun ist sie ja auch schon

über zehn Jahre hier. Sie hatte sich an einen dieser hoffnungs-
losen Fälle geklammert. Eine ältere Frau, die eine Entzündung
einer Herzklappe hatte und die als Folge daraus einen Schlaganfall erlitt. Sie kannten sich von früher, und das ist ja nie gut für
die Objektivität. Man hat plötzlich selber Hoffnung. Also über das
hinaus, was das Professionelle angeht. Es gibt Ärzte, die sich
deshalb davor scheuen, ihre eigenen Verwandten zu behandeln,
brillante Bauchchirurgen, die nicht dem eigenen Sohn den Blind-
darm entfernen können, Anästhesisten, die beim eigenen Vater
keine Narkose machen.

Natürlich wünsche ich jedem meiner Patienten, dass sie ge-
bessert nach Hause gehen. Aber jetzt liegt kein Patient mehr im
Bett, sondern Herr Sowieso, und der bittet Sie um ein bisschen
Hoffnung, um eine gute Nachricht, irgendeine. Und manchmal
verspricht man dann Dinge, die man nicht halten kann, oder lässt
grundlos Hoffnung zu. Nachdem ich die Maria weinend im Büro
hatte, habe ich ihr damals eine Standpauke gehalten. Ich weiß
heute noch, obwohl es ja viele Jahre her ist, dass ich sauer war.
Ich habe damals nicht gut reagiert. Ich bin richtig laut geworden:
Ich hätte keine Zeit für heulende Ärzte.

Damals war ich noch stolz darauf, psychische Belastungen als
unwichtig zur Seite wischen zu können. Nach dem Motto, dass
Ärzte ein Opfer zu bringen haben, dass sie sich solchen Situationen, die normale Menschen belasten, immer wieder aussetzen
und sich nichts davon anhaben lassen. Dass ein guter Arzt arbeitet, egal ob er müde ist, krank oder traurig. Dass es diese eigene
freiwillige, ständige physische und psychische Selbstüberlastung
ist, die uns auf eine eigentümliche Art berechtigt, uns selbst als
jemand Besonderes zu sehen. Und natürlich habe ich von meinen
Assistenzärzten dasselbe erwartet.

Maria hat zwei Monate unbezahlten Urlaub genommen. Ich
dachte, sie sei eine von denen, die nicht wiederkommen, die
irgendwo in irgendeinem kleinen Kreiskrankenhaus den Rest
ihres Berufslebens Narkosen machen. Als sie wiederkam, war sie

nüchtern und sachlich, und seither habe ich sie nie mehr anders erlebt. Eine Zeit lang habe ich auf etwas gewartet, irgendetwas, irgendeine emotionalere, heftigere Reaktion von ihr. Aber sie war sehr beherrscht, sehr abgeklärt und unzugänglich. Ich habe es zur Seite gelegt und beschlossen, dass alles in Ordnung sei.

Maria ist eine exzellente Ärztin geworden. Eine, die gut mit den Patienten und den Angehörigen reden kann. Wissen Sie, man muss diesen ganzen persönlichen Kram vergessen können, wenn man einem Patienten wirklich offen zuhören will. Es geht nicht darum, was man selber in der Situation fühlen würde oder wovor man selbst Angst hätte, sondern nur darum, was der Patient denkt. Man muss sich selbst abstreifen, um gut zuhören zu können, aber man muss ganz man selbst sein, um gut reden zu können, und dazu braucht man dann doch seine eigene Geschichte und seine eigenen Erfahrungen. Die Maria, die zurückkam, konnte beides.

Vielleicht hat der Tod der alten Frau auch nur bedeutet, dass Maria aufgehört hat, Angst zu haben. Das macht einen ungeheuren Unterschied aus, verstehen Sie? Man kann ihn vielleicht nicht wirklich dingfest machen, aber man kann ihn spüren. Diese Veränderung macht einen stutzig und vorsichtiger im Umgang mit dieser Person.

Also, die Maria, die zurückgekommen ist, wäre fähig gewesen zu töten, nicht nur sterben zu lassen. Das habe ich mir sicher nicht so deutlich bewusst gemacht, wie ich es Ihnen jetzt sage. Gewusst, gespürt habe ich es schon. Aber zu etwas fähig zu sein ist ja nicht gleichbedeutend damit, es auch zu tun.

Es gibt andere Ärzte hier, Jörg zum Beispiel. Konrad hat ihn hier auf dem Gang angeschrien, dass er sich der aktiven Sterbehilfe schuldig mache, und er hat zurückgebrüllt, er werde Menschen nicht zu Tode quälen. Jörg schimpft über die Gesetze, aber er würde sich niemals außerhalb ihres Rahmens bewegen.

Das ist die zweite persönliche Antwort auf Ihre Frage. Aber es gibt noch eine dritte, wichtigere.

Einer der gefährlichsten Aussagen, die man machen kann, besteht in der Feststellung, dass diese Handlungsweise oder jenes Denken nicht moralisch seien. Moral ist hier nichts weiter als die Verschlüsselung von Umgangsformen und Verhaltensweisen der Vergangenheit. Die einfache Tatsache, bereit zu sein, diese etablierten Regeln zu verändern, wird selbst bereits als unmoralisch und geschmacklos wahrgenommen.

Wir machen uns selten klar, dass wir die Erben einer zweitausend Jahre alten kulturellen Tyrannei sind. Erst zur Zeit des Ersten Weltkriegs hat die Kirche begonnen, ihre Dominanz der Ansichten in den westlichen Gesellschaften schrittweise einzubüßen. Wir sehen die Kirche jetzt als liebenswerte Vereinigung, deren Kultur sich in ihrer sozialen und gemeinnützigen Arbeit spiegelt. Es ist der Kirche unmöglich geworden, die Gedanken und das Benehmen einer ganzen Gesellschaft zu lenken, wie sie es in historischen Dimensionen betrachtet erst gestern noch getan hat.

Ich kann hören, wie Sie denken: Ich wäre diesen Abscheulichkeiten nicht erlegen gewesen, ich wäre immun, ich hätte dabei nicht mitgemacht. Und ich kann hören, wie Sie leise hinzufügen: Weil mein Glaube der richtige ist. Ihr Glaube, der Sie heute so sicher sein lässt, dass Töten immer falsch ist, und der auch ein Erbteil dieses zweitausendjährigen Kulturdiktats ist.

Heute lassen wir mit gewissenloser Gewissenhaftigkeit mithilfe einer modernen Medizin leiden, für die das Sterben zu einem Betriebsunfall geworden ist. Wir leiten das Recht dazu aus dem christlichen Glauben her, dass das Leben egal in welcher Form, egal wie beschwerlich immer zu schützen sei, unter Umständen sogar gegen denjenigen, dem es zuallererst gehört.

Heute wird davon geredet, was Ärzte tun müssen und was sie nicht tun dürfen, und das wird der modernen Medizin nicht gerecht. Man darf nicht alles tun, was man kann, aber man muss auch nicht alles tun, was man kann. Die Entscheidung über dieses Können, Müssen und Dürfen ist abhängig von dem Patienten, seinen Ansichten und seiner Krankheit.

Was wir Ärzte heute wissen wollen, ist, was wir in einer solchen Situation machen sollen, in die uns die moderne Intensivmedizin bringt. Aber dazu schweigt sich die Gesellschaft aus.

Also: Nach überholten Standards ist Maria schuldig, aber in meiner eigenen ethischen Einschätzung bin ich mir nicht so sicher. Eines Tages möchte ich vielleicht einen Arzt, wie sie einer ist, zu meiner eigenen Verfügung haben. Jemand, der das, was andere für mich für gut halten, nicht über das setzt, was ich selbst für gut halte. Im Übrigen mag ich Marias grimmige, unerschütterliche Akzeptanz unserer endgültigen Niederlage gegenüber dem Tod, ich mag ihre Tapferkeit, ungeachtet möglicher Konsequenzen zu tun, was sie für richtig hält. Es ist die wesentlichste Eigenschaft eines Individuums und vielleicht die einzige wirkliche Erfindung der westlichen Kulturen.

Die dritte Antwort auf Ihre Frage also ist, dass ich das, was Maria getan hat, im Grunde nicht für Töten halte.

Sie werden sich fragen, ob ich selbst im Sinne Ihrer Frage getötet habe. Wenn ich hundert Patienten, von denen ich glaube, dass ihre Prognose aussichtslos ist, sich zu Tode quälen lasse, dann wird einer doch entgegen aller unserer Vorhersagen und Erwartungen überleben und Freude an diesem Leben finden. Aber wer ist dieser eine? Das weiß ich nicht, bevor nicht alle hundert den Weg gegangen sind. Habe ich das Recht, neunundneunzig zu quälen, um diesen einen leben zu lassen? Habe ich das Recht, einen zu töten, um neunundneunzig schmerzfrei sterben zu lassen? Ich weiß es nicht.

Was meine eigene Einstellung zur Sterbehilfe ist, wollen Sie wissen? Sehen Sie, Hitler war wahrscheinlich ein Verrückter. Aber eine große Anzahl Leute zu seiner Zeit hatte dieselbe oder zumindest eine ähnliche Art Verrücktheit. Stalin war wahrscheinlich ein Verrückter. Aber halb Russland litt an demselben Wahnsinn. Mit dem Abstand der Geschichte fällt es heute niemandem schwer, das so zu sehen. Wissen Sie, was das Problem ist? Wenn viele Leute auf die gleiche Art verrückt sind, dann wird es für normal gehalten. Es ist wahrscheinlich verrückt, Millionen Euro dafür auszugeben, dass Menschen Tage erleben und durchleiden, die sie nicht mehr ertragen wollen. Aber es ist die Art Verrücktheit, die zu dieser Zeit und in diesem Land gerade normal ist.

Lena
Wie mein Vater starb

Es gibt Gerüche, die nicht direkt in das Bewusstsein dringen, sondern eine Ahnung, eine Andeutung, ein Gefühl heraufbeschwören. Wenn ich im Sommer mit meinem Vater aus der Stadt hinausgefahren bin, dann habe ich das Land empfunden, lange bevor wir die Vorstädte und ihre Reihenhäuser verlassen hatten. Ich roch die warme Erde, die herbe Süße von geschnittenem Gras. Ich empfand die Erfrischung eines leichten Windes, der nicht zwischen Myriaden von Autos verging. Ich ahnte in der Luft den Duft des Sommers, die Schärfe der Minze, den Sanftmut der Kamille. Ein weit entfernter, aus der Erinnerung fast verdrängter Geruch schlich sich so zögerlich ein, dass man ihn nicht bewusst roch. Aber er löste den Funken einer Aufregung aus – er verursachte eine Erwartungshaltung.

Als ich nach Mitternacht noch einmal meinen Vater besuchen wollte und auf die geschlossene Schiebetür von Zimmer fünf zuging, spürte ich diese Unruhe, die aus der Abwesenheit der vertraut gewordenen Geräusche geboren wird. Die Stille, die von der Tür ausging. Eine Stille, die dieses Zimmer von seinen Nachbarzimmern abgrenzte. Gleichzeitig empfand ich die Erleichterung eines sanften Sommerwindes, die Milde des Kamillenduftes.

Ich wusste, dass Maria im Zimmer sein würde, aber es erschreckte mich nicht. Ich wusste, warum sie im Zimmer war. Und das erschreckte mich auch nicht. Ich sah sie im schwachen Leuchten des Monitors neben meinem Vater stehen. Wenn Menschen etwas tun, auf das sie nicht stolz sind, dann wünschen sie sich keine Zeugen. Aber Marias Haltung gab mir zu verstehen, dass ich willkommen war. Sie stand stolz aufgerichtet da und wartete, dass ich zu einer Entscheidung kommen würde, ob ich bleiben oder gehen wolle. Es war offensichtlich, dass meine Entscheidung ihr Vorhaben als solches nicht beeinflussen konnte. Gestern hatte ich mir eingebildet, ich hätte meine Entscheidung durch bewusstes Abwägen gefällt. Aber in diesem Moment, in dem ich Maria auf mich warten sah, wusste ich, dass ich die Entscheidung schon längst getroffen hatte und mein Geist nur noch die Gründe zusammengetragen hat zum Zwecke der rückwirkenden Rechtfertigung.

Ich hatte das Gefühl, etwas sagen zu wollen, meinen Vater zu verabschieden, Maria zuzustimmen, auch wenn sie mich nicht um Zustimmung gebeten hatte. Einen Moment glaubte ich, dass ich diesem sterbenden Menschen Worte schuldig sei, die die Situation einfassen und an den rechten Platz rücken sollten. Mir kam aber nichts in den Sinn, was diesem Anspruch hätte gerecht werden können. Ich schob die Tür hinter mir zu, setzte mich an das Sterbebett meines Vaters und hielt seine Hand in meiner. Maria setzte sich an seine andere Seite und fasste seine andere Hand, sie drückte den Stempel der Spritze langsam herab. Wir spürten, wie sein Puls langsam wurde und unregelmäßig und wie er dann ganz ausblieb.

Lena
Warum ich Maria angezeigt habe

Hanna gab mir am Morgen, nachdem mein Vater starb, seine Sachen. Seinen Koffer mit dem quietschenden Rad, seine Strickjacke mit den Lederflicken. Seine Lesebrille mit dem verbogenen Bügel.

Auf dem Weg zum Ausgang, die weiße Plastiktüte mit seinen Sachen unterm Arm, sah ich den Briefumschlag, mit Marias klarer, strenger Schrift schwarz beschriftet, auf dem Tisch liegen. Der Brief, der den Tod von Hans Terjung bestätigte.

Ich setzte mich auf die Bank vor dem Krankenhaus, um mich an meinen Vater zu erinnern. Um ihn in meinem Gehirn gleichsam festzuzurren und nicht entkommen zu lassen.

Das Merkwürdige ist, dass mir nicht unwohl ist, was meinen Vater betrifft. Ich bin Maria dankbar, dass mein Vater sterben durfte, wie er starb. Ich empfinde eine große Erleichterung. Vielleicht liegt es daran, dass ich an dem ganzen Verlauf beteiligt war. Auch wenn ich nicht direkt gefragt wurde, so war es wortlos jederzeit klar, dass ich es hätte verhindern können. So bin ich, und damit in der Konsequenz auch mein Vater, doch in gewisser Weise gefragt worden.

Das Merkwürdige ist aber auch, dass mir ganz und gar unwohl ist, was Marias Sterbehilfe im Allgemeinen angeht. Ich weiß nicht, ob Gregor Kollaschek gefragt worden ist. Ich weiß nicht, ob all die anderen gefragt wurden. Ich weiß nicht einmal, ob ich gefragt worden wäre, wenn ich nicht so viel Zeit bei meinem Vater verbracht hätte. Es ist mir unmöglich, die Erleichterung, die ich beim Tod meines Vaters empfunden habe, auf diese anderen zu erweitern. Es kommt alles zusammen in diesem unterträglichen Bild, in dem sich eine dunkle Gestalt über das Bett eines zutiefst hilflosen Menschen beugt.

Was aber wäre, wenn der Oberarzt recht hätte und derzeit viele Leute auf die gleiche Art verrückt sind, wir aber nicht in der Lage sind, diese Verrücktheit zu bemerken, weil wir mit ihr leben? Die Vorstellung, dass die Menschen, die in fünfzig oder hundert Jahren leben werden, auf uns zurückblicken und möglicherweise uns danach beurteilen, wie wir unsere Sterbenden behandelt haben, dass sie uns also über etwas beschreiben, das wir selbst nicht ein mal in der Lage gewesen sind zu erkennen, ängstigt mich.

Wie kann man an ein Vorgehen, an eine Handlung glauben und sie für sich selber wollen, sie aber gleichzeitig für andere, für die Allgemeinheit ablehnen?

Zuerst stellte ich mir vor, ich würde noch einmal mit Maria reden. Wir würden eine Tasse Tee zusammen trinken und ich würde feststellen, dass der Konflikt, den ich empfand, nichts weiter war als ein Missverständnis. Sie würde etwas sagen, das alles klarstellen würde, etwas, das all mein Unbehagen und meine Zweifel ausräumen könnte. Aber das war nichts weiter als diese weitverbreitete, sentimentale Vorstellung aus der Zeit der europäischen Aufklärung, dass jeder Streit in seinem Kern nichts anderes als ein Missverständnis sei und zusammen mit diesem Missverständnis beseitigt werden könne.

Dann verstand ich, dass es sich nicht um ein Missverständnis handelte. Maria rechtfertigte ihr Handeln vor allem aus dem fortgeschrittenen Zustand der Erkrankung. Für mich ergab sich die Rechtfertigung erst als Summe aus dem Zustand der Erkrankung und daraus, dass es der ausdrückliche Wille des Kranken war, diesen Zustand nicht länger ertragen zu wollen. Wir hatten also dieselbe Handlung geteilt. Aber weil ich ihr zugestimmt hatte, weil ich davon überzeugt war, dass mein Vater mit dieser Krankheit nicht mehr hätte leben wollen, wurde sie für mich legitim – und ich konnte Marias Handeln dennoch als illegitim betrachten, weil sie nicht auf dieses Einverständnis gewartet hatte, sondern es nur zufällig bekam.

Ich kam mir vor wie ein Verräter, weil ich sie für eine Handlung angezeigt hatte, die ich mitgetragen hatte. Aber vielleicht ist genau das die Charakterisierung eines Verräters: jemand, der seine Meinung geändert hat, während der andere fest und kompromisslos an seiner festhält.

Ich bin zu allen Verhandlungstagen ins Gericht gegangen. Maria saß gerade in ihrem Stuhl, unberührt davon, dass andere ihre Kindheit, ihr Leben, ihre Gefühle, ihre Gründe diskutierten. Ich weiß, dass sie mich in der Menge gesehen hat. Ihr Blick streifte über mich: Ich sah diesen Ausdruck in ihren Augen, ein schnell wieder verlöschender Blick erstaunter Verachtung. Maria ist mit sich selbst im Reinen, und höchstwahrscheinlich ist sie davon überzeugt, dass ich nicht recht bei Trost bin. Ich sitze auf der Seite des Gerichtssaals, auf der die Mehrheit sitzt, und ich kann mich selbst nicht besonders leiden für das, was ich getan habe. Maria sitzt uns einsam gegenüber und ist mit sich selbst im Einklang. Gesprochen habe ich nie wieder mit ihr.

Maria
Vom Töten

Maria, 43 Jahre, Fachärztin für Anästhesie und Intensivmedizin

Haben Sie über die unterschiedlichen Arten, wie Menschen schlafen, nachgedacht? Menschen leben unterschiedlich und sie schlafen auf unterschiedliche Weise. Ich glaube, dass das eine das andere bedingt. Meine Großmutter war eine gute Schläferin. Sie ist leicht in den Schlaf hineingegangen. Sie hat den Tag so einfach beendet, wie man eine Tür hinter sich schließt. Sie hat den zweiten Fuß unter die Decke gezogen, sich auf die Seite gekuschelt, die Decke von innen unter ihrem Kinn auf gerade die richtige Weise festgesteckt. Sie schloss die Augen, und von dem Moment an ging ihr Atem langsam und regelmäßig. Ihr Gesicht entspannte sich so sehr, wie ich es bei anderen Menschen nur in der Bewusstlosigkeit der Narkose gesehen habe, sodass ihr Charakter, ihre Person daraus verschwanden. Meine Großmutter war fort. Sie hat immer behauptet, sie träume nicht. Wenn man den Forschungen zum Schlaf glaubt, kann das nicht stimmen. Jeder Mensch hat Traumphasen. Es bedeutet also nichts weiter, als dass ihre Träume sie nicht ängstigten, sie keine unangenehmen Erinnerungen an sie hatte. Der Schlaf nahm sie in die Arme.

Bei mir ist das anders. Ich sehne mich nach Schlaf, und gleichzeitig kämpfe ich gegen ihn. Vielleicht liegt es daran, dass ich mich vor dem Schlaf fürchte, vor dem Kontrollverlust, vor der Bewusstlosigkeit, vor der anderen Welt. Meine Großmutter ist genauso leicht von der Wachheit in den Schlaf geschlüpft, wie sie der Ansicht war, dass man vom Leben in den Tod hinüberschlendern sollte. Weil sie keine Angst hatte, fiel es ihr leicht, sich für eine Nacht aus diesem Leben davonzustehlen. Sie hat das Leben nicht für sonderlich wichtig gehalten, und in der Konsequenz konnte der Tod es auch nicht sein, mithin auch nicht der Wechsel zwischen beiden.

Ich muss mir den Schlaf herbeitrotzen. Ich muss mich austricksen, um mir die Ruhe zuzugestehen, die es braucht, um einzuschlafen. Weil ich weiß, dass mein Leben endlich ist, habe ich Angst, meine Zeit im Schlaf zu verlieren. Der Schlaf selbst ist keine Erholung für mich, sondern nur eine andere Art der Anstrengung. Ich trage meine Ängste über die Schwelle mit, und sie werden in meinen Träumen zu einem Irrsinn, einem Wahnwitz absurden Ausmaßes gesteigert.

Wenn man mit der Grenze zwischen Schlaf und Wachheit kämpft, ist es nur folgerichtig, dass man es auch mit der so viel beständigeren Grenze zwischen Leben und Tod tut. Bei mir und bei meinen Patienten. Es hat viele Patienten gegeben, denen ich den Tod herbeigewünscht habe, so wie ich mir den Schlaf herbeiwünsche. Aber wissen Sie, es ist gar nicht so einfach, jemanden totzuspritzen. Bis zu dem Moment, wo man die Spritze ansetzt, ist alles klar, all die Argumente, die dafür sprechen, sind überwältigend. Kein einziges Argument dagegen scheint relevant. Doch von dem Moment an, wo alle Vorbereitungen erledigt sind und man nur noch den Stempel der Spritze niederdrücken muss, fallen einem nur Gründe ein, warum man es nicht tun sollte. Die Haut, die man mit seiner eigenen Haut berührt, ist warm und weich, und sie würde kalt und hart werden. Die Gründe dagegen sind überwältigend, die Gründe dafür haben kein Gewicht mehr. Man schwenkt von dem Wunsch, die Freiheit zu haben, eine solche Entscheidung fällen zu dürfen, hinüber zu dem dringenden Bedürfnis des Feiglings, in seinen eigenen Möglichkeiten und seinem Entscheidungsumfang beschränkt zu sein.

Das ist nicht einmal einfacher, wenn wir nicht über aktive Sterbehilfe reden, bei der ich den Tod herbeiführe, sondern über passive Sterbehilfe, bei der ich den Tod zulasse, indem ich etwas nicht tue, was ich tun könnte. Niemand beschließt so etwas alleine. Jedenfalls nicht, wenn er nachts, aus einem Traum aufgeschreckt, auch wieder einschlafen können will. Wir brauchen ein Ritual, das das Töten oder auch nur das Zulassen des Todes, wenn man ihn noch hinauszögern könnte, erleichtert, das die Verantwortung aufteilt und in erträgliche Happen stückelt.

Der Oberarzt trägt mit seiner Unterschrift den DNR-Beschluss, keine Wiederbelebungsmaßnahmen mehr einzuleiten, in der Akte ein. Er ist derjenige, der den Befehl gibt, der die Autorität beisteuert. Aber er ist nur derjenige, der den Beschluss schriftlich fixiert. Letztlich schreibt er nur die kondensierte Meinung aller auf, der Schwestern und der Ärzte, die den Patienten betreuen. Auch wenn man nicht reanimiert, steht man nie alleine neben dem Patienten und tut etwas nicht. Es steht dort immer eine ganze Gruppe, zwei oder drei Ärzte, zwei oder drei Pflegekräfte, die nichts tut. Alleine nichts zu tun ist ungleich schwerer als als Mitglied einer Gruppe. Wenn mein Kollege auch nichts tut, rechtfertigt das mein Nichtstun. Die Gruppe bietet Übereinstimmung und das Angebot der Absolution, des Freisprechens von der einzelnen, persönlichen Schuld der Unterlassung. Je stärker man sich mit der Gruppe identifiziert, je näher man sich steht, je größer die Gruppe ist und je höher ihre Legitimation, desto eher fühlt man sich von seinem eigenen Teil der Verantwortung losgesprochen. Das ist meiner Meinung nach einer der Gründe für diesen Korpsgeist, wie ihn sich Soldaten und Polizisten aneignen und wie er auch in bestimmtem Maße hier entsteht. Er ist ein Mittel zur Relativierung der eigenen Verantwortung, und vor diesem Hintergrund mag ich ihn nicht besonders.

Es ist einfacher, einen Patienten sterben zu lassen, von dem man glaubt, dass er seinen Tod mit verursacht hat. Einen, der sein Leben lang geraucht hat, einen, der seine Leber mit Alkohol zerstört hat, einen, der sich fünfzig Kilo Übergewicht angefressen hat. Er ist irgendwie auch selbst schuld. Ihm sehe ich leichter beim Sterben zu als einem, der einfach nur Pech hatte. Ich kann mich von einem solchen Menschen seelisch weiter entfernen, denn er ist mir selbst weniger ähnlich als einer, der Pech gehabt hat. Wenn er nur Pech gehabt hat, sitzen er und ich im selben Boot.

Es ist leichter, einen sterben zu lassen, der schläft oder in Narkose ist, als einen, der wach ist. Genauso wie meine Großmutter als Person im Schlaf nicht eigentlich wirklich da war, habe ich mehr psychischen Abstand zu einem, der die Augen geschlossen hat.

Je größer mein mentaler Abstand zum Patienten und je größer der tatsächliche räumliche Abstand, desto leichter ist es zu töten. Es ist leichter, die Rate eines bereits über einen Perfusor laufenden Medikaments zu erhöhen, als dasselbe Medikament in derselben Dosierung aufzuziehen, die Nadel durch die Haut in eine Vene zu stechen und es direkt zu spritzen.

All diese Dinge helfen dabei, den Widerstand, einen Menschen zu töten, zu überwinden.

Je höher der Widerstand ist, den man überwinden musste, desto schwerer ist es hinterher, seinen Frieden damit zu finden, wenn man nachts aufwacht. Zu töten oder den Tod zuzulassen, hat einen Preis. Es verändert einen. Man ändert sich nicht deshalb, weil man sich ändern möchte, das ist Unsinn. Man wird geändert, dadurch, dass man gezwungen wurde, etwas zu erleben, etwas zu tun oder etwas nicht zu tun. Dann findet man hinterher heraus, dass man sich verändert hat.

Dazu kommt, dass viele von den Ärzten und viele vom Pflegepersonal in einem Zustand lang andauernder und großer Ermüdung arbeiten. Wahrscheinlich gibt es kaum einen anderen psychischen Zustand als diese tiefe, lange anhaltende Müdigkeit, der einen Menschen für die Entstehung von mentalen Veränderungen anfälliger macht. Es gibt solche von uns, die Albträume haben, und solche, die abstumpfen, die sich sozial zurückziehen, die dem Leben und den Menschen nur noch mit Zynismus begegnen. Wir zahlen einen Preis. Einige wenige zahlen den höchsten Preis mit schweren Depressionen und Selbstmord. Und merkwürdigerweise bestätigt deren Tod bei manchen den Glauben daran, dass wir, wenn wir uns selbst überlasten, nobel handeln. Ihr Opfer bestärkt unseren Glauben, befähigt uns, diesen Unsinn nicht nur für richtig zu halten, sondern ihm zu huldigen.

Die Belastung, getötet zu haben, ist so groß, dass die meisten versuchen, nicht zuzugeben, dass sie es getan haben. Wir müssen die Handlung, jemanden sterben zu lassen oder zu töten, aktiv vor uns selbst tarnen. In unseren Krankenhäusern wird indirekte Sterbehilfe im Grunde längst und oft praktiziert. Wir nennen es die terminale Sedierung, also die abschließende Betäubung.

Wir überlassen es dem System der modernen Intensivmedizin zu töten, aber weil dieses System so gut darin geworden ist, Leben zu erhalten, ist es gleichzeitig beim Töten sehr grausam geworden. Wir geben die Verantwortung an das System ab. Weil uns das Töten so unendlich schwerfällt, ertragen wir lieber die Grausamkeit des Systems, weil es uns erlaubt, unsere Verantwortung beim Töten umzuverteilen. Weil wir diese Verantwortung nicht übernehmen, zwingen wir einige der Patienten in ein ausgedehntes Leiden.

Wenn wir diesen Beruf ausüben, haben wir die Verantwortung dafür, einem Menschen das Leben zu erhalten, aber ich glaube auch, dass wir die Verantwortung dafür übernehmen sollten, ihn sterben zu lassen und ihn vor dem System zu schützen, wenn wir ihm nicht mehr helfen können.

Meine pommersche Großmutter hat das gewusst.

Teil 2

Ethik und
innere Wahrheiten

Mein Großvater wurde im letzten Jahr des vorletzten Jahrhunderts geboren. Das machte ihn gerade alt genug, um rechtzeitig zum Sommer 1916 in die Schlacht an der Somme geschickt zu werden. Auf Fotos sieht man ihn mit der Neutralitätsbinde, der weißen Binde mit dem roten Genfer Kreuz am linken Oberarm, die die Krankenträger kennzeichnete, und einem ausdruckslosen Blick. In den folgenden zwei Jahren hat er vermutlich mehr Sterbende und Tote gesehen, als er später auf dem Markt in Ratzeburg den Rest seines Lebens über Äpfel verkaufte. Von den vier Kameraden, mit denen er auf einem französischen Hof in Kriegsgefangenschaft war, kehrte außer ihm nur einer lebend zurück. Seine Lunge wurde nationalitätsunabhängig von deutschem und von französischem Chlorgas verätzt. Im Zweiten Weltkrieg schaffte er nur einen Teil des Weges durch Polen, bevor seine Brust vom Rad eines eisenbeschlagenen Militärwagens, dessen Pferde durchgingen, überrollt wurde.

Seine in zwei Weltkriegen zerstörte Lunge reichte nicht mehr, um den Hof zu bewirtschaften, später reichte sie nicht mehr, um auch nur über den Hof zu gehen. Sie reichte nicht mehr, um die Treppe zum Schlafzimmer hinaufzugehen, aber sie reichte aus, um meinem aufwachsenden Vater eine tiefe Angst vor der Atemlosigkeit einzuimpfen. Es ist ganz gleich, wie ich sterbe, Hauptsache, ich ersticke nicht, sagte er, und dann erzählte er vom letzten halben Jahr meines Großvaters, von der Treppe, auf der er auf jeder Stufe stehen bleiben musste, von der Angst, die diesem sonst in allen Lebenslagen gelassenen Veteranen aus zwei Weltkriegen in den

Augen stand. Am Ende, sagte mein Vater, hat er es nicht mehr ausgehalten, er hat sich selbst umgebracht.

So wie mein Vater mit der Atemlosigkeit meines Großvaters aufwuchs, wuchs ich mit der Angst meines Vaters vor der Atemlosigkeit auf. Und mit dem Gedanken, dass es ganz natürlich sei, ein Leben nicht mehr zu wollen, wenn es nicht mehr auszuhalten ist.

Die Kinder meines Großvaters sahen sich nicht oft, es gab nur manchmal einen Anruf zum Geburtstag. Meldete sich sonst jemand aus der Familie, wusste man, dass es einen Toten gegeben hatte und man sich auf einer Beerdigung treffen würde.

Bei einer solchen Gelegenheit muss es gewesen sein, dass ich sagte, mein Großvater habe sich ja auch selbst umgebracht.

„Wer hat dir das gesagt?", begehrte meine Großmutter zu wissen, während mein Vater schwieg und auf seine Hände sah.

Ein verkrampftes Schweigen trat ein. Kühle Zurückweisung in den Gesichtern meiner Onkel, stillschweigende Missbilligung der Tanten. Ihr Verhalten gab zu verstehen, dass sie sich alle einig waren über etwas, worüber allerdings nicht gesprochen werden konnte. Die Angelegenheit schien eine Last zu sein, die die Familie zu tragen hatte, ein Kainsmal.

Ich war insgeheim zornig mit ihnen. Sie benahmen sich so, als ob der Charakter meines Großvaters einen Makel bekäme, wenn die Art seines Todes zuträfe. Ich hingegen dachte, dass die Art seines Todes eine Folge seines Charakters sei, an dem ich deswegen keinen Makel finden konnte.

Die Basis unseres Bezugssystems zur Welt wird von den fundamentalen Überzeugungen, die wir haben, geschaffen. Die meisten davon haben wir uns sehr früh in unserem Leben angeeignet. Diese Ansichten entsprechen den Erwartungen, die wir an unsere Umwelt haben. Sie sind nicht objektiv, sondern geben unsere rein persönliche Perspektive wieder, mit der wir die Welt betrachten und beurteilen. Weil diese Überzeugungen früh entwickelt werden, sind sie nur sehr schwer zu erschüttern. Man glaubt, dass die Erde eine Scheibe ist, oder nicht, man glaubt an Darwins Evolutionstheorie und an unsere Verwandtschaft mit den Tieren, oder man tut es nicht.

Diese Grundwahrheiten sind für sich isoliert betrachtet für die betreffende Person immer und absolut gültig. Allerdings kann es Situationen geben, in denen zwei solche Grundwahrheiten aufeinanderprallen. Wenn Sie an Gott glauben und daran, dass Gott einer Blutspende nicht zustimmt, Ihr Kind aber ohne eine Bluttransfusion sterben wird, wie handeln Sie? Einige unserer Überzeugungen werden wir situationsabhängig als wichtiger einschätzen als andere. Wir räumen ihnen einen Vorrang ein und etablieren damit eine Rangordnung unserer Werte. Diese Rangordnung ist kaum leichter veränderlich als unsere Annahmen über die Grundwahrheiten dieser Welt.

Moral ist eine Folgerung aus diesen Werten. Sie entspricht dem Bauchgefühl, das wir empfinden, wenn wir etwas als richtig oder falsch einschätzen. Es sind unsere nicht gedachten, sondern gefühlten Beurteilungen von Situationen, von denen wir einfach zu wissen glauben, das sie richtig oder falsch sind. Mit den Worten von Herodot: Moral ist nichts weiter als Gebräuche und Gefühle.

Ethik ist eine persönliche Zusammenstellung von allgemeinen Regeln, über die im Sinne eines logischen Vorgehens diskutiert werden kann. Erst die Ethik befasst sich mit der Moral hinsichtlich ihrer Begründbarkeit. Es ist die Ebene, auf der wir uns fragen können, warum man Menschen nicht töten darf, oder auf der man einen Beweis oder einen Gegenbeweis für die (Nicht-)Existenz Gottes zu führen versucht.

Bei Meinungsverschiedenheiten wird die Diskussion umso schwieriger, je weiter man sich von dieser verbal formulierbaren Ebene der Ethik entfernt und je tiefer man in die Ebene eindringt, auf der es um die fundamentalen Wahrheiten geht, die die Basis des Verständnisses von der Welt ausmachen. Auf der ethischen Ebene findet eine bewusste, oftmals durchaus freundliche Diskussion über verschiedene Ansichten statt. Diese Diskussion ist nicht oder zumindest kaum persönlich. Eine Ansichtsdifferenz auf der

Ebene der Dinge, an die wir glauben, ist hingegen niemals eine Diskussion, sondern ein Streit, sie entspricht einem Angriff auf die eigene Identität. Diskussionen über Religion, Fußball und Politik stimulieren die emotionalen Bereiche unseres Hirns, nicht die logischen, wie in Untersuchungen des Gehirns mittels moderner bildgebender Verfahren nachgewiesen wurde. Wenn ich an Darwins Evolutionstheorie glaube und daran, dass Menschen und Affen miteinander verwandt sind, dann halte ich einen fundamentalen Christen, der diese Dinge ablehnt und stattdessen an die Schöpfungsgeschichte glaubt, mindestens für mangelnd ausgebildet, schlimmstenfalls für einen Esel. Auf der Ebene der Dinge, die wir glauben, gibt es kaum graue Abstufungen, man glaubt oder man glaubt eben nicht.

Wenn zwei Menschen auf der Ebene ihrer fundamentalen Weltannahmen nicht übereinstimmen, ist es unmöglich, den anderen auf einer Ebene der Moral oder der Ethik von einem anderen Glauben zu überzeugen. Wenn beide ihre Ansicht über Moral aber von der Ebene der inneren Wahrheiten her begründen können, ist es sehr viel wahrscheinlicher, dass sie ihr Gegenüber von ihrer Meinung überzeugen können. Ein altes irisches Sprichwort fasst es gut zusammen: „Für die, die verstehen, ist eine Erklärung nicht notwendig; und für die, die nicht verstehen, ist eine Erklärung nicht möglich."

Das christliche fünfte Gebot „Du sollst nicht töten" entspricht einer ethischen Aussage. Sie basiert auf der gefühlten Moral, dass das Töten von Menschen falsch ist, leitete sich her aus der Wertung, dass das Leben wichtig ist, und gründet sich auf den Glauben, dass Leben und Tod existieren.

Auf der moralischen Ebene kann man das Töten in unterschiedlichen Situationen gewichten. Das Töten in der Situation einer Selbstverteidigung kann sich richtig anfühlen. Es wird also der allgemeine ethische Grundsatz im besonderen Fall angefochten. Auf der Ebene, auf der ein Mensch seine fundamentalen Wahrheiten gewichtet, lässt sich die Frage stellen, ob es nicht wichtigere Werte gibt als ein individuelles Leben. Würden Sie ein fremdes oder Ihr eigenes Leben hergeben, um Ihr Kind zu retten, Ihren Ehepartner, Ihren Bruder? Hätten Sie Ihr Leben eingesetzt, um Hitler, Napoleon oder Stalin zu töten?

Ein individuelles Wertesystem kann sich im Laufe eines Lebens, meist durch drastische äußere Einwirkung (eine Krebserkrankung, der Unfalltod eines Kindes etc.), ändern. In den meisten Fällen werden diese Ereignisse allerdings gar nicht dazu führen, dass man seine Werte ändert, sondern lediglich dazu, dass man sich seiner inneren Werte bewusst wird. Die Grundannahmen, der Glaube über die Welt sind kaum veränderlich. Naturwissenschaftler wie Newton, Galileo und Einstein sind nicht wegen ihrer genialen physikalisch-mathematischen Fähigkeiten berühmt geworden, sondern weil sie den fundamentalen Glauben vieler Menschen verändert haben. Seit Galileo glauben wir nicht mehr, dass sich die Sonne um die Erde dreht, sondern das Gegenteil. Da wir – aller Wahrscheinlichkeit nach jedenfalls – es selbst nicht nachrechnen können, glauben wir damit auch nur, was die Gesellschaft zu glauben sich angewöhnt hat. Im Mittelalter hätten wir geglaubt, was die Kirche zu diesem Thema zu sagen hat, heute glauben wir, was die Wissenschaft behauptet.

Fast alle von uns messen dem Leben einen hohen Wert bei, aber durch ein drastisches Ereignis kann diese Wertschätzung anders gewichtet werden. Wenn Sie aufgrund einer schweren Krebserkrankung nicht mehr in der Lage sind zu lachen, aus dem Haus zu gehen, sich mit Ihren Kindern zu treffen oder ein Buch zu lesen, werden Sie dem Leben vielleicht immer noch einen hohen Wert beimessen, aber einen körperlicher Zustand, in dem Sie schmerzfrei sind, werten Sie jetzt möglicherweise höher als die Art Leben, die Ihnen die Krankheit noch erlaubt. Der Kranke hat die Rangordnung seiner Werte geändert, nicht jedoch seinen Glauben daran, dass die Werte als solche weiterhin gelten. Die Angehörigen des Kranken haben jedoch weder ihre Werte noch die Rangordnung geändert. Und auf der Ebene von Glauben und von Werten fällt das Diskutieren schwer, weil es die eigene Identität bedroht.

Meine Tanten und Onkel glaubten, dass ihr Vater ein Mensch mit gutem Charakter gewesen war, und sie glaubten, dass Selbstmord schändlich sei. Sie waren mit sich selbst uneins. Das ist ein unangenehmer seelischer Zustand kognitiver Dissonanz, den abzuschaffen sich jeder üblicherweise viel Mühe gibt.

Daher korrigierten sie die Fakten so lange, bis sie in einem Zusammenhang standen, der ihnen erträglich war. Sie verwiesen auf die Todesbescheinigung des Arztes, der von einem fortgeschrittenen Emphysem sprach, nicht von einer Vergiftung. Sie nahmen an, dass der Inhalt des Papierpäckchens mit den drei Totenköpfen darauf, das sie in seinem Zimmer gefunden hatten, dazu benutzt worden war, die Mäuse, die immer mal wieder vom Heuboden hinüber in die Wohnung spazierten, zu bekämpfen. Sie änderten nicht ihren Glauben, sie passten ihre Umgebung und ihre Interpretation der Ereignisse ihrem Glauben an. Das ist vielleicht die menschlichste aller Handlungen. Beständig konstruiert unser autobiographisches Gedächtnis aus Erlebtem, Gelesenem, Berichtetem und reiner Phantasie das Leben neu, sodass es in der Rückschau erträglich ist und vereinbar mit dem, woran man glaubt.

Ich litt nicht unter derselben kognitiven Dissonanz. Ich hatte nie geglaubt, dass sich der gute Charakter meines Großvaters und die Tatsache, dass er sich umgebracht hatte, ausschließen könnten. Für mich war die Existenz des Papierpäckchens mit den Totenköpfen keine Bedrohung, sondern eine akzeptable Konsequenz einer Werteänderung, die mein Großvater in Anbetracht seiner Situation vornahm.

Ich hatte mit meiner Familie eine Meinungsverschiedenheit über Werte und Glauben. Sie ließ sich nicht wegdiskutieren, und weder sie noch ich konnten unseren Glauben unangetastet lassen, indem wir den jeweils anderen für dumm hielten, denn das taten wir unter allen anderen Umständen ja gerade nicht. Es gibt aus diesem Dilemma nur einen einzigen Ausweg: die Differenz des Glaubens zu akzeptieren; zu akzeptieren, dass der andere deinen Glauben für ebenso unmöglich hält wie du seinen, und ihn trotzdem zu mögen. Möglicherweise ist sein Glaube unter anderen Umständen tatsächlich sogar lebensnäher und erfolgreicher als der eigene. Im menschlichen Glauben und bei Wertungen gibt es wahrscheinlich nichts, das immer richtig oder immer falsch ist. Wenn der Versuch zu töten immer falsch ist, kann Graf von Stauffenberg als Hitler-Attentäter kein Held gewesen sein. Wenn assistierter Selbstmord oder aktive Sterbehilfe zu einem problemlosen, unreflektierten gesellschaftlichen Recht werden würden, gäbe es vermutlich Menschen, die sich dazu verpflichtet fühlen könnten.

Wir denken, dass wir glauben, was wir wissen, aber wir glauben tatsächlich nur das, was wir fühlen. Die Folge ist, dass ich Dinge tue, für die ich mich nie entschieden habe, und Dinge nicht tue, für die ich mich entschieden habe. Wir sind meist nicht in der Lage, etwas zu tun, von dem wir uns auf einer bewussten logischen Ebene überzeugt haben, dass es richtig ist, wenn wir es nicht gleichzeitig glauben. Nicht einmal dann, wenn es nur um uns selbst geht.

Wenn man Krebsschmerzen nicht gefühlt hat, dann weiß man nicht, wie diese Situation ist. Wenn man Hannas Argumentation (Seite 99 ff.) folgt, weiß man es möglicherweise noch nicht einmal, wenn man diese Schmerzen einmal gehabt hat, aber jetzt, in dem Moment, in dem man über sie urteilt, weiß man es nicht. Deshalb kann man nur auf bewusster Ebene denken, dass aktive Sterbehilfe eine gute Idee ist, solange man das gesunde Leben mit all seinen Möglichkeiten fühlt und somit auf dieser gefühlten Ebene trotzdem weiß, dass aktive Sterbehilfe schlecht ist. Denn fast immer überträgt man die Dinge, die man fühlt, unverändert auf sein Gegenüber in der Annahme, dass dieser ebenso fühlen muss. Ich kann das zugrundeliegende logische Gedankengebäude der Philosophie für aktive Sterbehilfe mit Ihnen diskutieren, und ich kann Sie eventuell auf der ethischen Ebene überzeugen, aber ich kann damit nicht gleichzeitig Ihren Glauben verändern. Diesen kann ich nur akzeptieren. Ich erwarte umgekehrt das Gleiche von Ihnen.

Aber wahrscheinlich glauben wir alle, Befürworter und Gegner der aktiven Sterbehilfe, den Satz: „Die Freiheit besteht darin, alles tun zu dürfen, was keinem anderen schadet." Er stammt aus der Deklaration der Menschenrechte von 1791. Es ist die Basis dieses gemeinsamen Glaubens, von der ich hoffe, dass sie die Unterschiede überbrücken kann.

Kleiner historischer Rückblick

Lenas Vater stellt im Buch die Frage: „Was wäre wenn?" Er benutzt sie, um aus den Denkstrukturen, in denen wir uns selbst oft gefangen halten, auszubrechen und ein Problem offen zu betrachten. Unser Denken ist bei den alltäglichsten Dingen des Lebens von Annahmen beeinflusst, die eventuell falsch sind oder manchmal auch nur mit der Zeit und sich verändernden Rahmenbedingungen falsch geworden sind. Selten stellen wir uns vertraute Annahmen infrage. Damit werden wir anfällig dafür, unflexibel zu denken, und verhindern, alternative Lösungs- und Umgangsformen in den Blick zu bekommen. Wir haben schon als Kinder die Urteile und Vorurteile unserer Eltern und unserer Kultur aufgenommen, haben später diese von uns geglaubte „wahre" Sicht der Welt um die Aussagen von Wissenschaft und/oder Religion erweitert, haben sie mit unseren eigenen Erfahrungen abgeschmeckt und mit unseren Wünschen und Erwartungen an das Leben vermischt. Die Schwierigkeiten beginnen in dem Moment, wo wir diese Mixtur von Ansichten für den gültigen gesunden Menschenverstand halten und glauben, der Rest der Welt sähe das genauso.

Mein eigener Vater hat im Grunde eine ähnliche Frage gestellt. Er hat dafür nicht den Konjunktiv benutzt, sondern die Vergangenheitsform. Mein Vater hat gefragt: „Wie war es früher?" Er war der Auffassung, dass es eine äußerst befreiende Angelegenheit sei, sich mit Geschichte zu befassen und damit, was andere Leute zu anderen Zeiten gedacht haben. Er saß am Frühstückstisch und las einen Zeitungsartikel vor, und nach einem kurzen Moment des Schweigens kommentierte er, Bismarck habe zum gleichen Thema dieses oder jenes gesagt oder Caesar habe in Gallien so oder so gehandelt.

Im Januar 2007 bekam er seine Lungenkrebsdiagnose gestellt. Ende desselben Monats schnitten die Thoraxchirurgen ihm den linken oberen Lungenlappen heraus. Am zweiten postoperativen Tag wurde er auf die chirurgische Normalstation verlegt. Er hatte zur Schmerztherapie eine thorakale PDA gelegt bekommen: einen kleinen Plastikschlauch, der im Fettgewebe, das das Rückenmark umgibt, mündet, und über den mit einem Perfusor kontinuierlich Schmerzmedikamente gespritzt werden. Diese betäuben die Nerven, die das Operationsgebiet versorgen.

Über Nacht rutschte der Schlauch raus, das Schmerzmittel kleckerte sein Nachthemd nass, statt seine Schmerzen zu lindern. Kurz zuvor waren zu Einsparzwecken die allgemeinchirurgische Station und die thoraxchirurgische Station zusammengelegt worden. Die Nachtschwester war mit dieser Form der postoperativen Schmerzbekämpfung nicht vertraut und erkannte die Bedrohlichkeit der Situation nicht, der Arzt hatte keine Zeit. Erst bekam mein Vater als Ersatz eine Tablette handelsüblichen Paracetamols, mit dem jeder eigenhändig kleinere Schmerzen oder Unwohlsein therapieren kann, dann bekam er Schmerzen. Die Schmerzen wurden so schlimm, dass er sich nicht zu husten traute, das Blut und Wundsekret sammelten sich in seinen Bronchien.

Morgens gegen fünf Uhr rief er mich an und sagte: „Bitte, Myriam, hilf mir, ich ersticke." Er sagte es nicht so, wie es hier steht, sondern jämmerlich keuchend mit Unterbrechung nach jedem Wort und so leise, dass ich es kaum hören konnte. Die akute Situation ließ sich mit ein paar Anrufen im Krankenhaus schnell bereinigen. Was sich nicht beheben ließ, waren die Auswirkungen auf seine Psyche.

Aus seiner Angst vor der Atemlosigkeit, die er bei seinem Vater beobachtet hatte, war nach dieser Erfahrung eine ausgewachsene Panik geworden. Er beschloss ein für alle Mal, so nicht sterben zu wollen, auch wenn er sich dafür – ebenso wie sein Vater – selbst töten müsste. Er hatte mir zwar durch seine Erzählungen die Überzeugung eingeimpft, dass ein Selbstmord unter Umständen eine vernünftige, akzeptable Lösung sei, er selbst war aber nicht mit diesem Gedanken aufgewachsen, sondern mit der christlichen Morallehre, die die Selbsttötung ablehnt. Also machte er sich auf die Suche nach Rechtfertigungen, die es ihm erlaubten, seinen Wunsch mit seinem anerzogenen Weltbild in Einklang zu bringen. Er stellte sich die Frage, wie war es früher, wie haben es andere Menschen gehalten.

In den ersten Monaten nach seiner Operation kam er regelmäßig darauf zu sprechen. Nachdem er mir Alltägliches erzählte, konnte er einwerfen: Wusstest du, dass es im alten Sparta ein Gesetz gab, das Eltern zwang, missgebildete Kinder zu töten? Wusstest du, dass sie in Athen kranke Kinder straflos töten konnten? Wusstest du, dass die christliche Kirche es für akzeptabel hielt, dass sich eine Frau, die vergewaltigt wurde, selbst tötete? Wusstest du, dass die frühen Christen töten durften, wenn sie glaubten, einen direkten Auftrag von Gott zu haben? Er las mir das Zitat von Epictetus vor: „Wenn ein Zimmer verraucht ist, werde ich bleiben, aber nur, wenn es nicht zu viel Rauch ist. Bei zu viel Rauch werde ich gehen. Erinnere dich daran: Die Tür ist immer offen." Epictetus' offene Tür hatte es ihm angetan. Er wollte seine eigene Notfalltür. Er wollte sie im Moment nicht benutzen, er wollte nur die Sicherheit haben, zu wissen, dass sie da sei.

An manchen Tagen haben wir am Wohnzimmertisch gesessen und diskutiert, beginnend im Altertum, über das Mittelalter bis hin zur Neuzeit. Dass die Tatsache, dass die Griechen der Kindestötung zustimmten, nicht damit gleichzusetzen war, dass die Gesellschaft als solche dem menschlichen Leben keinen Wert beigemessen habe. Dass Aristoteles, Plato und Pythagoras den Selbstmord nicht befürworteten, sondern ihn als den Weg eines Feiglings bezeichneten, der nicht bereit sei, sich den Pflichten und Härten des Lebens zu stellen. Dass aber alle drei Philosophen es für unsinnig erachteten, den Selbstmord in jeder Situation zu verbieten.

Dass es aber dennoch – obschon das Gedankengut dieser drei Philosophen vermutlich der damaligen alltäglichen Perspektive entsprach – Griechen wie Hippokrates gegeben habe, die sich für unsere derzeit gültigen Vorstellungen aussprachen; Hippokrates verlangte in seinem berühmten Eid, dass kein ausgebildeter Mediziner einem Menschen eine Droge mit der Absicht der Tötung geben solle. Wir stellten fest, dass die Griechen keine allgemeingültigen Regelungen bezüglich des Tötens hatten, sondern jede Form – Kindstötung, Selbstmord, Euthanasie – eigenständig behandelten. Dass der Selbstmord, der unter Griechen und Römern eine barmherzige Beendigung eines unerträglichen Zustands war, unter dem Einfluss der christlichen Lehre zu einer Todsünde wurde. Das Leben der Menschen gehörte jetzt ausschließlich Gott. Daher sei jede Art von Belastung zu ertragen, auch wenn Zweck und Absicht dem Menschen verborgen blieben. Mit den Worten von Thomas von Aquin war das Töten menschlichen Lebens eine Sünde gegen Gott in derselben Art und Weise, in der die Tötung eines Sklaven eine Sünde gegen den Besitzer des Sklaven war. Mein Vater fand, dass, obwohl wir diese alten theologischen Konzepte heute längst von uns weisen, ihre säkularen Äquivalente weiterhin unser Denken und Handeln so stark bestimmen, dass der Selbstmord meines Großvaters vertuscht werden musste. Er fand es merkwürdig, dass er sich selbst aus diesem Denken so schwer entlassen konnte, obwohl die christliche Kirche sehr früh ihren eigenen absoluten Anspruch des „Du sollst nicht töten" angesichts der politischen Gegebenheiten, mit denen sie konfrontiert war, relativiert hatte.

Ich las ihm die Einschätzung des Philosophen Edward Westermarck aus „Christianity and Morals" vor, und mein Vater hat herzlich gelacht:

„Ein göttliches Gesetz, das den Widerstand gegenüber Feinden verbietet, wäre sicher nicht vom Staat hingenommen worden, insbesondere zu einem Zeitpunkt, als das Reich ernsthaft von fremden Eindringlingen bedroht wurde. Christentum wäre daher niemals Staatsreligion geworden, es sei denn, es gäbe seine Einstellung zum Krieg auf. Also gab es sie auf."

Auch die Todesstrafe war zu diesen historischen Zeiten eine solche Selbstverständlichkeit, dass die Kirche sich mit einem Beharren auf ihrer Unrechtmäßigkeit politisch inakzeptabel gemacht hätte. Dabei ist aufgrund ihrer eigenen Historie, bei der sie eine Vielzahl ihrer Angehörigen – eingeschlossen Jesus selbst sowie Petrus – durch die Todesstrafe verlor, anzunehmen, dass sie diese tatsächlich aus tiefer eigener moralischer Überzeugung ablehnte. Dennoch beugte sie sich dem politischen Anspruch und veränderte ihre Überzeugung dahingehend, dass die Todesstrafe als solche akzeptabel sei, solange ihre Priester sie nicht selbst vollstreckten.

Diese politisch notwendigen Anpassungen des Prinzips „Du sollst nicht töten" führte die Kirche direkt in ein ethisches Dilemma. Wie konnte das übergeordnete Prinzip verändert werden, sodass das Töten in aller gewünschten Strenge weiterhin verboten, aber gleichzeitig das politisch opportune Töten legalisiert werden konnte?

Die Lösung des Problems bestand in der Einführung des Konzepts der „Unschuldigkeit". Die fundamentale mittelalterlich-christliche Moralvorstellung lässt sich in dem Satz zusammenfassen, dass die Tötung unschuldiger Menschen immer Sünde ist, während das Töten im Rahmen eines Krieges (fremde Soldaten sind somit niemals unschuldig) oder das Töten eines Verbrechers erlaubt ist. Aber nicht einmal in dieser Hinsicht schafft es die Kirche, konsistent zu sein. Augustinus zum Beispiel vertrat die Ansicht, dass das Töten fremder Soldaten im Krieg erlaubt, aber das Töten zum Zwecke der Selbstverteidigung dennoch verboten sei.

Eine Diskrepanz, die mir lange unverständlich vorkam. Nicht meinem geschichtlich gebildeten Vater, der genau diese Differenz als Beweis für die politische Natur des christlichen Kompromisses erkannte. Der Staat, legitimiert durch die christliche ethische Begründung, behielt sich das Recht vor zu entscheiden, wen er töten wollte. Erst Thomas von Aquin ging zu der konsistenten Sichtweise über, dass eine persönliche Selbstverteidigung nicht ungesetzlich sein könne, wenn sich der Staat gegen äußere Bedrohung mit Krieg verteidige.

Aus der ursprünglichen christlichen Moralposition, die andere Wange hinzuhalten, falls man auf die eine geschlagen worden sein sollte, wurde so die praktische alltägliche Moral, Gewalt mit Gewalt zu beantworten – eine Rückkehr zum Alten Testament. Mein Vater sammelte diese historischen erprobten Modifikationen eines grundsätzlichen ethischen Prinzips, die die Kirche vorgenommen hatte, um sich pragmatisch an äußere Gegebenheiten anzupassen, wie ein Eichhörnchen, das Nüsse sammelt, um sich auf den Winter vorzubereiten.

Ein weiterer Trick, den die mittelalterlichen Theoretiker benutzten, um die Kompromisse, die die Kirche an ihrem ursprünglichen Pazifismus eingegangen waren, zu rechtfertigen, bestand in der Erweiterung des Satzes „Du sollst keine Unschuldigen töten". Jetzt hieß es: „Du sollst Unschuldige nicht absichtlich töten". Es war also nicht mehr eine Eigenschaft der Handlung, ob sie sündhaft oder erlaubt war, sondern nur noch der Absicht, mit der diese Handlung durchgeführt wurde. Gewalt war demnach erlaubt, unter der Voraussetzung, dass sie mit der richtigen Absicht angewandt wurde. Diese grundlegende Idee wurde zuerst von den Theologen des sechzehnten Jahrhunderts in aller Präzision formuliert.

In ihrer heutigen Form wird sie nach Helga Kuhse und der New Catholic Encyclopedia als das Prinzip der Doppelwirkung folgendermaßen formuliert:

(1)   Die Handlung selbst muss gut oder zumindest moralisch neutral sein.

(2)   Der Handelnde darf die schlechte Wirkung nicht positiv wollen, darf sie aber zulassen. Wenn er die gute ohne die schlechte Wirkung erzielen kann, dann sollte er dies tun. Von der schlechten Wirkung sagt man manchmal, sie sei indirekt gewollt.

(3) Die gute Wirkung muss von der Handlung zumindest genauso unmittelbar ausgehen wie die schlechte (in der kausalen Abfolge, nicht notwendigerweise in zeitlicher Abfolge). Mit anderen Worten: Die gute Wirkung muss direkt von der Handlung verursacht sein, nicht von der schlechten Wirkung. Andernfalls würde der Handelnde ein schlechtes Mittel zu einem guten Zweck benutzen, was niemals erlaubt ist.

(4) Die gute Wirkung muss hinreichend wünschenswert sein, sodass sie das Zulassen der schlechten Wirkung aufwiegt. Bei dieser Entscheidung müssen viele Faktoren abgewogen und verglichen werden, und zwar mit einer Sorgfalt und Umsicht, die der Wichtigkeit des Falls angemessen ist.

Das Prinzip der doppelten Wirkung ist am Beispiel in dem Kapitel (S. 110 ff.) dargestellt, in dem der Oberarzt sagt, die Antwort auf die Frage, ob Maria getötet habe, hänge davon ab, was sie denke, und nicht davon, was sie tue.

Für meinen Vater war das Prinzip der Doppelwirkung eine ganz besondere Nuss. Die Nuss, die für ihn die Sterbehilfe, die er sich wünschte, in Übereinstimmung brachte mit den christlichen Vorschriften, die er zu ignorieren nicht in der Lage war, obwohl er sie rational nicht akzeptierte. So kamen sein Glaube, seine Wünsche und sein Verstand in Einklang.

Die in diesem Kapitel dargestellten historischen Betrachtungen entsprechen der uns vertrauten westlichen Denkweise.

Würde man nicht nur die Frage meines Vaters stellen: „Wie war es früher", sondern sie erweitern auf: „Wie war es anderswo", würde sich das Spektrum der Denkmöglichkeiten nochmals erheblich ausweiten.

Die Verrücktheiten der eigenen Kultur lassen sich vermutlich auch nur aus dem Blickwinkel einer ganz anderen Kultur erkennen.

Definitionen und aktuelles Recht

Die im Zusammenhang mit Sterbehilfe benutzten Begriffe werden weder in der Öffentlichkeit noch unter Ärzten konsequent in einer eindeutigen Weise gebraucht, obwohl die Differenzen von rechtlich entscheidender Bedeutung sein können. Daher wird hier auch die derzeitige rechtliche Situation dargestellt.

Suizidassistenz

Definition
Der Sterbewillige nimmt selbst die entscheidende, zum Tode führende Handlung vor. Die geleistete Hilfe beschränkt sich auf die Erleichterung, gegebenenfalls überhaupt erst die Ermöglichung dieser Handlung. Der Sterbende muss die Handlung bei vollem Bewusstsein und Einsichtsfähigkeit selbst durchführen.

Rechtliche Aspekte
Da der Patient die zum Tod führende Handlung selbst durchführen oder zumindest auslösen muss, ist die Missbrauchsgefahr in dieser Situation gering. Bisher enthält das deutsche Strafgesetzbuch keine ausdrückliche Regelung zur Suizidassistenz. Daher gilt, dass die Suizidassistenz nicht grundsätzlich verboten ist, da der Suizid selbst keine strafbare Handlung darstellt. Dennoch folgt daraus nicht die automatische, unbedingte Straffreiheit für Angehörige oder Ärzte, die einen Suizid assistieren oder auch nur beobachten, wie sich aus dem § 323 cStGB – unterlassene Hilfeleistung – ergibt, der die Pflicht zur sofortigen Hilfeleistung regelt:

„Wer bei Unglücksfällen oder gemeiner Gefahr oder Not nicht Hilfe leistet, obwohl dies erforderlich und ihm den Umständen nach zuzumuten, insbesondere ohne erhebliche eigene Gefahr und ohne Verletzung anderer wichtiger Pflichten möglich ist, wird mit Freiheitsstrafe bis zu einem Jahr oder mit Geldstrafe bestraft."

Weiterhin gilt, dass zwar die Beihilfe zum Suizid nicht direkt strafbar ist; so ist das Besorgen oder Bereitstellen tödlicher Medikamente keine strafbare Handlung im Zusammenhang mit dem Suizid. Andererseits kann es sich hierbei um eine Ordnungswidrigkeit handeln, da ein Verstoß gegen das Arzneimittelgesetz vorliegen kann.

Weitere institutionelle Regelungen umfassen zum Beispiel:
Musterberufsordnung für Ärzte in Deutschland:
§ 16 Beistand für Sterbende
[...] Sie [Ärzte] dürfen keine Hilfe zur Selbsttötung leisten.

Grundsätze der Bundesärztekammer zur ärztlichen Sterbebegleitung 21.1.2011

Die Mitwirkung des Arztes bei der Selbsttötung ist [...] keine ärztliche Aufgabe.

Der deutsche Ethikrat empfahl 2006, sowohl Angehörige als auch Ärzte nicht strafrechtlich zu verfolgen, wenn sie bei Selbsttötungsversuchen schwerkranker Menschen, die diesen Versuch „aufgrund eines ernsthaft bedachten Entschlusses" unternommen haben, eine mögliche Rettung unterlassen.

Hippokratischer Eid

„Auch werde ich niemandem ein tödliches Gift geben, auch nicht, wenn ich darum gebeten werde."

Der Tod durch Suizid ist in Deutschland häufig. Mehr als 10 000 Menschen töten sich jährlich in Deutschland selbst. Es wird davon ausgegangen, dass die Dunkelziffer deutlich höher liegt.

Aktive Sterbehilfe

Definition
Die aktive Sterbehilfe entspricht der Tötung auf Verlangen. Damit ist die Tötung aufgrund des Patientenwillens gemeint, ob selbst geäußert oder mutmaßlich. Sie ist in Deutschland nach § 216 StGB verboten.

Rechtliche Aspekte
Die Gefahr eines Missbrauchs ist gegeben, da sich der Wille des Patienten nicht immer zweifelsfrei feststellen lässt.

§ 216 StGB Tötung auf Verlangen
(1) Ist jemand durch das ausdrückliche und ernstliche Verlangen des Getöteten zur Tötung bestimmt worden, so ist auf Freiheitsstrafe von sechs Monaten bis zu fünf Jahren zu erkennen.
(2) Der Versuch ist strafbar.

Auch die Berufsordnung der deutschen Ärzte verbietet aktive Sterbehilfe eindeutig.

Musterberufsordnung für Ärzte in Deutschland:

§ 16 Beistand für Sterbende
Ärztinnen und Ärzte haben Sterbenden unter Wahrung ihrer Würde und unter Achtung ihres Willens beizustehen. Es ist ihnen verboten, Patientinnen und Patienten auf deren Verlangen zu töten.

Der Bundesärztekammerpräsident Frank Ulrich Montgomery bekräftigte am 13.5.2014 seine strikt ablehnende Haltung gegenüber der aktiven Sterbehilfe: „Für uns Ärzte gilt die Maxime: Der Patient hat das Recht auf einen würdigen Tod, aber er hat keinen Anspruch darauf, getötet zu werden."

In den Niederlanden ist die aktive Sterbehilfe seit 2002 erlaubt. In Belgien gilt eine vergleichbare Regelung seit 2002. Eine aktive Sterbehilfe für unter 18-Jährige wurde im Februar 2014 zugelassen. Erwartet werden jährlich ein dutzend Fälle.

Passive Sterbehilfe

Definition

Bei der passiven (indirekten) Sterbehilfe wird das Leiden des Schwerkranken unter Inkaufnahme der Lebensverkürzung gelindert. Der Unterschied zur aktiven Sterbehilfe kann dabei allein in der subjektiven Einstellung des Handelnden liegen. Das Unterlassen medizinischer Eingriffe aufgrund einer vom Betroffenen verfassten Patientenverfügung (oder auch einer sonstigen beachtenswerten Willensäußerung (§ 1901 aAbs.2 BGB)) entspricht nach allgemeiner juristischer Auffassung nicht der aktiven, sondern der passiven Sterbehilfe.

Der beschleunigte Todeseintritt als Nebenwirkung wird z. B. zugunsten einer effektiveren Schmerzbekämpfung in Kauf genommen. Dieses Vorgehen wird vor allem in Krankenhäusern und Hospizen oft z. B. bei der Schmerzlinderung mit Morphin praktiziert.

Rechtliche Aspekte

Passive Sterbehilfe ist in der Strafrechtswissenschaft in Deutschland breit diskutiert worden. Im Ergebnis besteht Einigkeit, dass der Arzt hier straffrei bleiben muss. Die juristische Rechtfertigung des Arztes besteht in einer Mischung aus Notstand und Pflichtenkollision. Dadurch soll verhindert werden, dass der Arzt sich außerhalb der notwendigen Sorgfalt und des erlaubten Risikos bewegt. Es soll vermieden werden, dass die Nutzung dieser Rechtfertigung zur Straffreiheit exzessiv angewendet wird.

Allerdings bewegt sich der Arzt auch dann nicht im rechtsfreien Raum, wenn er umgekehrt mit der Begründung, einen vorzeitigen Tod vermeiden zu wollen, ganz auf Schmerztherapie verzichtet. Das höchste deutsche Strafgericht vertritt die Auffassung, dass die Nichtverabreichung notwendiger Schmerzmittel mit dieser Begründung als Körperverletzung (§ 223 bis § 233 StGB) oder als unterlassene Hilfeleistung (§ 323c StGB) verfolgt werden kann.

In einem Grundsatzurteil vom 25.6.2010 (AZ. 2 Str 454/09) hat der Bundesgerichtshof das Selbstbestimmungsrecht des Patienten deutlich gestärkt, indem er entschied, dass (im strafrechtlichen Sinne) eine entsprechende Einwilligung des Patienten sowohl das Unterlassen weiterer lebenserhaltender Maßnahmen rechtfertige, als auch die aktive Beendigung oder Verhinderung einer von dem Patienten nicht oder nicht mehr gewollten Behandlung. Die für die Straffreiheit notwendige Einwilligung kann bei einem nicht einwilligungsfähigen Patienten auch zuvor in einer Patientenverfügung oder sogar in einer mündlichen Äußerung gegeben worden sein. Solche Äußerungen des Patienten sind für rechtliche Betreuer verbindlich (§ 1901a BGB). Sie binden seit dem 26.2.2013 auch unmittelbar den Arzt (§ 630d BGB). Die Einwilligung des Patienten ist damit nicht nur notwendig, sondern auch hinreichend: Der Arzt muss sich an den geäußerten Willen des Patienten halten.

Hingegen erfüllt eine Behandlung gegen den Willen des Patienten, also das Missachten einer Patientenverfügung, den Straftatbestand der Körperverletzung. Das Sterbenlassen eines Patienten durch Unterlassen medizinischer Hilfeleistung entgegen den Therapiewünschen des Betroffenen entspricht dem Straftatbestand der Tötung oder unterlassenen Hilfeleistung (BVerfG 2 BvR 1451/01). Es handelt sich hierbei nicht um passive Sterbehilfe.

Terminale Sedierung

Definition
Die terminale Sedierung ist ein rein medizinischer Begriff, der strafrechtlich nicht bekannt ist. Darüber hinaus ist er noch uneinheitlich definiert und wird kontrovers diskutiert. In der „Leitlinie für den Einsatz sedierender Maßnahmen in der Palliativversorgung, European Association for Palliative Care EAPC, Recommended Framework" wird die terminale Sedierung folgendermaßen charakterisiert:

„Die therapeutische (oder palliative) Sedierung wird [...] verstanden als der überwachte Einsatz von Medikamenten mit dem Ziel einer verminderten oder aufgehobenen Bewusstseinslage (Bewusstlosigkeit), um die Symptomlast in anderweitig einer Therapie nicht mehr zugänglichen Situationen in einer für Patienten, Angehörige und Mitarbeiter ethisch akzeptablen Weise zu reduzieren."

Symptomkontrolle ist nach dieser Definition das einzige Ziel der terminalen Sedierung. Man kann sie als eine Form der indirekten Sterbehilfe verstehen. Ein Missbrauch palliativer Sedierung liegt vor, wenn Ärzte Patienten in Todesnähe mit dem Primärziel sedieren, den Tod zu beschleunigen. Dieses Vorgehen wird als „slow euthanasia", als langsame aktive Sterbehilfe bezeichnet. In der klinischen Praxis verabreichen manche Ärzte Medikation in sehr hohen Dosierungen mit einer impliziten Absicht der Lebenszeitverkürzung. Dies gilt auch für Situationen, in denen die Sedierung von den Angehörigen statt vom Patienten eingefordert wird.

Allerdings argumentieren Palliativmediziner, dass korrekt eingesetzte Opiate (z.B. Morphin) oder Benzodiazepine das Sterben entgegen früheren Ansichten in der Regel nicht nur nicht verkürzen, sondern sogar leicht verlängern. So verweist der Anästhesist und Palliativmediziner Hans Christoph Müller-Busch[1] auf Studien, nach denen Patienten unter terminaler Sedierung nicht schneller versterben als Patienten, die diese beruhigenden und schmerzlindernden Medikamente nicht erhalten. Die Grenze zwischen terminaler Sedierung und Sterbehilfe sowohl in ihrer aktiven als auch passiven Form ist unscharf, abhängig von der Intention des Arztes und entzieht sich objektivierbaren Kriterien.

In der Palliativmedizin wird terminale Sedierung als selbstverständlicher Bestandteil der Symptomkontrolle gesehen, der bei Beachtung heutiger palliativmedizinischer Standards nicht zur Lebensverkürzung führt und insofern zu Unrecht in die Nachbarschaft von illegalen Patiententötungen gestellt wird.

---

[1]   Zeitschrift für Palliativmedizin 2004; 5(4): S. 102–106, Stuttgart, Euthanasie und ärztlich unterstützter Suizid: eine Stellungnahme der Ethics Task Force der European Association for Palliative Care (EAPC)

Immer wieder gibt es kritische Stellungnahmen. Heike Faller[2]: „Diese terminale Sedierung ist umstritten, sie kann das Leben verkürzen oder die letzten bewussten Momente rauben. Ohne begleitende Schmerztherapie könnte es sein, dass ein Kranker nur ruhiggestellt wird, aber dennoch Schmerzen hat. Ein Arzt, der selbst solche Beruhigungsmittel bekam, berichtete von entsetzlichen Albträumen und schwor, sie niemals mehr einem Patienten zu verabreichen."

In einer 2004 veröffentlichten Umfrage[3] zeigt sich, dass hinter jeder sechsten terminalen Sedierung die Absicht steht, den Tod des Patienten zu beschleunigen. In 47 Prozent der Fälle war dies Teil der Begründung, in 17 Prozent der Fälle die ausdrückliche Absicht der Ärzte. Diese Umfrage entstand vor dem Hintergrund der erlaubten aktiven Sterbehilfe in den Niederlanden.

Eine jüngere Untersuchung[4] zeigt, dass zwischen 2001 und 2005 in den Niederlanden die Zahl der im Rahmen einer terminalen Sedierung Verstorbenen zu- und die an aktiver Sterbehilfe Verstorbenen abnahm. Dies legt nahe, dass die terminale Sedierung zunehmend als Alternative zur Sterbehilfe angesehen wird. Tatsächlich sei den Untersuchern zufolge bei jedem zehnten terminal sedierten Patienten vorher der Wunsch auf eine aktive oder passive Sterbehilfe abgelehnt worden.

Ärzte im Spannungsfeld verschiedener Ansprüche

Ärzte, die sterbende Menschen behandeln, sind damit einer Vielzahl teilweise widersprüchlicher Forderungen ausgesetzt. Ihr Handeln unterliegt verschiedenen Gerichtsbarkeiten, die unterschiedliche Auffassungen vertreten. Wenn sie bei einem Suizid

[2] Heike Faller, Wie man in Deutschland stirbt, Die Zeit, Nr. 16/2004, Seite 62
[3] Annals of Internal Medicine, 2004; 141(3), S. 178–185
[4] Murray, S.A., Boyd, K. & Byock, I.: Continuous deep sedation in patients nearing death. British Medical Journal 2008

assistieren, können sie zwar nicht strafrechtlich, sehr wohl aber berufsrechtlich belangt werden. Die Frage der Strafverfolgung hängt nicht allein von nachweisbaren Fakten ab, sondern von schwer objektivierbaren Absichten. Sie wird davon bestimmt, welche Intention dem einzelnen Arzt unterstellt wird.

Die zum Tode führende Schmerzmedikation kann strafbar sein, gleichzeitig ist aber die Unterlassung der Schmerzmedikation ebenso strafbar. Was in der Mehrzahl der Fälle unproblematisch ist, kann im Einzelfall bei schlecht auszubalancierender Pharmakologie bei alten schwerstkranken Menschen zum Problem werden.

Der Übergang zwischen passiver zu aktiver Sterbehilfe beziehungsweise zu terminaler Sedierung ist ungenau. Was für den einen Kollegen selbstverständliche passive Sterbehilfe ist, wird von dem anderen bereits als aktiv empfunden und verurteilt.

Palliative Therapie

Definition
Eine Therapie wird dann als palliativ bezeichnet, wenn die Behandlung des Patienten nicht mehr die Heilung der bestehenden Grunderkrankung zum Ziel hat. Solange ein Heilungsanspruch besteht, spricht man von kurativer Therapie.

Philosophische Begründungen

Die Frage

Lange bevor mein Vater mir seine ihm wichtigste Frage stellte, wusste ich, dass ich ihr nicht würde aus dem Weg gehen können. In Deutschland müssen sich Menschen, die sich gegen das Leben entschieden haben, alleine, heimlich und mit dem nicht unerheblichen Risiko eines Misslingens umbringen. Mein Vater hatte eine Tochter, die gelernt hatte, wie man Menschen am Leben hält, und die deshalb auch wusste, wie man das Gegenteil erreicht. Ich war daher nicht nur die offensichtliche Ansprechpartnerin für ihn, in Deutschland mit seiner beschränkenden Gesetzgebung war ich die einzig mögliche.

Während der Krebs ihm die Luft nahm, hatten wir über die Kulturen der Vergangenheit gesprochen, und ich hatte die zunehmende Dringlichkeit seiner Argumentation gespürt. Mir war klar, dass ich diese Frage nicht mit einem unbestimmten „ja, aber" oder einem „nein, möglicherweise" beantworten durfte. Das wäre dem Ernst dieser Frage nicht angemessen gewesen. Ich wusste, dass es auf diese Frage nur ein uneingeschränktes Ja oder ein uneingeschränktes Nein geben konnte. Mein Vater würde nicht nur nach einer theoretischen Antwort fragen, sondern ob ich auch nach ihr handeln würde. Von der Antwort, die ich ihm gäbe, könnte ich mich später nicht mehr zurückziehen.

Eine Zeit lang war ich insgeheim zornig auf ihn. Zornig, weil er überhaupt erwog, mir die Last der Frage aufzubürden. Aber andererseits hatte ihm das Leben die gleiche Frage gestellt, und aus welchem Grund sollte ich von meinem Vater erwarten, dass er seine erwachsene Tochter vor dem Leben beschützen sollte? Das würde nur bedeuten, dass er mich nicht für ausreichend selbstständig und verantwortungsbewusst hielte, diese Frage zu durchdenken und zu einer gültigen Folgerung zu gelangen. Er würde also Vertrauen und Respekt in mich und meine Entscheidung setzen, wenn er sich bereit fände, mir diese Frage zu stellen. Ich musste so gut und gründlich darüber nachdenken, wie es mir nur eben möglich war.

Obwohl ich immer geglaubt habe, dass Hilfe zum Selbstmord eine Gnade sein könnte, musste ich mich auch davon überzeugen, dass sich dieser Glaube auf eine stimmige logische Basis gründete. Ich musste mir sicher sein, dass ich, sollte ich meinem Vater beim Selbstmord behilflich sein, damit hinterher würde leben können. Wenn diese Überzeugung nicht gegeben wäre, würde mein Vater es merken, und er würde sich gegebenenfalls nicht trauen, mich zu fragen. Nur wenn das Fühlen und das Denken dabei in Übereinstimmung sein konnten, wäre das möglich.

Ich begann damit, herauszufinden, wie die Philosophen der vergangenen Jahrhunderte argumentiert hatten. Diese fragen zuerst danach, was eigentlich ein Mensch ist, bevor sie über das Töten von Menschen urteilen.

Menschen und Personen (Definition)

Die Leute sagen sehr oft, dass das Leben heilig ist. Allerdings meinen sie es fast nie so, wie sie es sagen. Sie sprechen fast ausschließlich über das Töten menschlichen Lebens, wenn sie das Töten verurteilen. Und selbst das meinen sie nur in einem sehr eingeschränkten Sinne, sonst gäbe es heftigere Reaktionen auf das Töten, das in weit entfernten Ländern und Kulturen alltäglich stattfindet. Was die Leute meinen, wenn sie von der Heiligkeit des Lebens sprechen, ist nur die Art von Leben, die vergleichbar mit ihrem eigenen ist. Aber warum eigentlich sollte menschliches

Leben einen besonderen Wert haben? Natürlich fühle ich, dass es so sein sollte, schließlich bin ich ein Mensch, auf den diese Regel der Besonderheit menschlichen Lebens und dessen Privilegierung Anwendung findet, und ich möchte sie somit auf keinen Fall geändert wissen. Aber ich interessiere mich jetzt nicht für das Gefühl, sondern für eine logische Begründung.

Ein Grund ist sicher, dass dieses Gefühl biologisch fest in uns verankert ist. Vermutlich kann keine Gesellschaft aus sozialen Raubtieren (Wölfe, Menschen, Löwen etc.) überleben, wenn sie zulässt, dass ihre Mitglieder sich ohne Beschränkung gegenseitig töten. Das ist aber nur eine biologisch notwendige Grundlage, sie beinhaltet keine ethische Regel, nach der im Einzelfall gehandelt werden kann. Denn für die Biologie ist es weitestgehend unerheblich, welches gesunde Individuum überlebt, solange es nur genug davon gibt.

In jeder kleinen geschlossenen Gesellschaft war es ein ernsthaftes Vergehen, ein Mitglied zu töten, während das Töten von Mitgliedern fremder Stämme erlaubt war oder sogar gutgeheißen wurde. In weiterentwickelten, größeren Gesellschaften wurde diese Regel auf alle Menschen erweitert, die innerhalb eines festgelegten räumlichen Territoriums lebten (Nationen, Staaten). Wobei es selbstverständlich ökonomisch-politische Ausnahmen wie Sklaven haltende Staaten gab, wie mein Vater mich sicher sofort korrigiert hätte.

Heutzutage besteht der gesellschaftliche Grundkonsens darin, dass das Töten von Menschen unabhängig von ihrer Rasse, ihrer gesellschaftlichen Stellung, ihres Geschlechts, ihrer Religion oder Nationalität verboten ist. Die moralische Unzulänglichkeit einer enger gezogenen Grenzlinie wird nicht mehr hinterfragt. Eher fragen wir danach, ob die Ausschlusskriterien für die Schutzwürdigkeit von Leben moralisch vertretbar sind. Wie steht es mit dem Leben von Affen, Delfinen etc.?

Die gängige Art, Menschsein zu verstehen, besteht darin, ihn als Angehörigen der Art Homo sapiens zu sehen. Damit wäre ein

Embryo ein Mensch (diese Definition hat weitreichende Konsequenzen bei der Debatte um Abtreibungen) und ein hirntoter Erwachsener ebenso, ein Affe aber nicht. Diese Definition erlaubt eine bequeme Unterscheidung in Menschen und Nichtmenschen. Mit einer solchen Klassifikation von Leben nach DNA, also entsprechend den Genen, den Anspruch auf besondere Rechte zu verknüpfen, erscheint aber vielen als ähnlich unangemessen wie Rassismus.

Die heute gängigste Art, dieses Problem zu lösen, besteht darin, nicht von Menschen im biologischen Sinne zu sprechen, sondern von Personen, und dabei den Begriff der Person philosophisch zu charakterisieren. Die Definition einer solchen Person gründet sich auf die Darstellung des englischen Philosophen und Vordenkers der Aufklärung John Locke: ein denkendes, intelligentes Wesen, das über Vernunft und Reflexionsvermögen verfügt, das sich selbst als eigenständig wahrnehmen kann. Er selektiert zwei entscheidende Charakteristika als den Kern des Definitionsmodells: Rationalität und Selbstbewusstsein. Entsprechend seiner Definition sind, wie die Verhaltensbiologie bewiesen hat, Affen und Raben Personen, während es Mitglieder der menschlichen Rasse gibt (Embryos, hirntote Erwachsene), die nicht über den Status einer Person verfügen.

Rationalität und Selbstbewusstsein

Wenn wir demütig genug sind, der Definition von John Locke zu folgen, die uns zumindest mit einigen Arten der Tierwelt zusammenfasst, müssen wir immer noch fragen, welchen besonderen Wert das Leben dieses rationalen, selbstbewussten Wesens hat, das von nun an als Person bezeichnet wird. Und welche Rechte aus diesem besonderen Wert folgen sollten. Die typische philosophische Antwort darauf besteht darin, dass das Töten einer Person bedeutet, dass wir seine Wünsche an die Zukunft vereiteln. Als selbstbewusstes (sich seiner selbst bewusst seiendes) Wesen, weiß eine Person, dass sie eine Zukunft und Wünsche an diese Zukunft hat. Wie sich aus diesen Wünschen Rechte ergeben, begründet der amerikanische Philosoph Michael Tooley:

„Die grundlegende Intuition ist, dass ein Recht etwas ist, das verletzt werden kann, und dass, im Allgemeinen, das Recht eines Individuums auf etwas mit einem dazugehörigen Wunsch einhergeht. Nehmen Sie zum Beispiel an, dass sie ein Auto besitzen. Dann habe ich die Verpflichtung Ihnen das Auto nicht wegzunehmen. Aber diese Verpflichtung ist nicht bedingungslos: Sie ist teilweise abhängig von Ihrem Besitzwunsch. Wenn es Ihnen egal ist, ob ich das Auto nehme, dann verletze ich im Allgemeinen nicht Ihre Rechte, wenn ich es tue."

Es besteht eine grundlegende Schwierigkeit darin, den Zusammenhang zwischen Rechten und Wünschen genau zu fassen. Nach diesem Verständnis zum Beispiel hätten Schlafende oder Bewusstlose keine Rechte, da sie momentan auch keine Wünsche haben. Aber es ist leicht, das Konzept in dieser Hinsicht zu erweitern: Wenn man ein Recht auf Leben hat, muss man mindestens ein Mal eine Vorstellung eines fortdauernden Lebens und den Wunsch danach gehabt haben und es vernünftigerweise irgendwann wieder haben können.

Es gibt viele Lebewesen, denen wir die Fähigkeit zur Rationalität und zum Selbstbewusstsein, also die kennzeichnenden Charaktermerkmale der Definition einer Person, absprechen, die aber dennoch fähig sind zu fühlen und die Vergnügen oder Schmerzen empfinden können. Viele von ihnen töten wir ohne Bedenken (Schweine, Rinder, Hühner...), weil sie nicht zu unserer Spezies gehören. Andere solche Nicht-Personen zu töten, fällt uns dagegen sehr schwer (Embryos, hirntote Menschen). Dieser Behandlungsunterschied begründet sich in einer einfachen DNA-basierten Unterscheidung, der ich mich beständig schuldig mache.

Aber möglicherweise hat Tooley zwar damit recht, dass Lebewesen, denen die Eigenschaften einer Person fehlen, das „volle" Recht auf einen Schutz des Lebens nicht zusteht, weil sie nicht den

„vollen" zukunftsgerichteten Wunsch haben, es zu behalten. Es gibt aber dennoch andere Gründe, warum es falsch wäre, sie zu töten.

Der offensichtliche Grund, ein solches Leben wertzuschätzen, ist das Vergnügen, das es verspüren kann. Da auch Lebewesen, die keine Personen sind, in der Zukunft Vergnügen empfinden könnten, wäre es verkehrt, sie heute zu töten. Eine Sichtweise, der sich wahrscheinlich jedes Schwein in Deutschland anschließen könnte. Allerdings würde sich damit der gleiche Gedankengang auch als ein Argument für das Töten verwenden lassen: Wenn dieses Lebewesen in Zukunft statt Vergnügen (unerträglichen) Schmerz erleiden wird.

Über Sterbehilfe bei Menschen, die keine Personen im Sinne der Definition sind

Die Schilderung von Lenas Vater, der zeitunglesend am Tisch sitzt und äußert: „Das ist doch keine Art zu sterben", entspringt einem eigenen Erlebnis. Mein Vater las einen Artikel, in dem es um das Leben eines verunfallten, hirntoten jungen Mannes ging. Er hat darauf mit genau diesem Satz reagiert und mir fast empört die Frage in etwas abstrakterer Form gestellt: Was würde ich vorziehen – den sofortigen Tod oder das sofortige Koma mit einem Tod zu einem (beliebigen) späteren Zeitpunkt? Ich, genauso wie er und wie alle Menschen, die ich gefragt habe, beantwortete die Frage sofort, ohne Zweifel, mit der ersten Wahlmöglichkeit. Wir haben, wie Peter Singer es prägnant ausdrückt, keinen Wunsch nach einem biologischen Leben, sondern nach einem biographischen. Tatsächlich würde diese Entscheidung auch nicht auf philosophischen Widerspruch stoßen, wenn man die Definition einer Person zugrunde legt. Hirntote sind weder rational, noch sind sie autonom oder haben ein Bewusstsein ihrer selbst. Keine der Erwägungen, die das Recht auf Leben stützen sollten, treffen auf sie zu.

Wenn der Lungenkrebs meines Vaters Tochtertumore in seinem Hirn abgesiedelt hätte, wie es für diese Krankheit keine Seltenheit ist, hätte die Gefahr bestanden, dass diese Metastasen ein großes

Blutgefäß zerstört hätten, sodass sein Selbstbewusstsein, seine Rationalität als Person durch die entstehende Blutung zusammen mit großen Teilen seines Hirns zerstört worden wären. Er hätte sich dann in genau dieser Situation befunden. Die Antwort des Individuums auf diese Frage endet also mit einer Bejahung des Todes.

Gibt es ein Recht auf Sterbehilfe?

Ein Selbstmord meines Vaters beträfe nicht nur ihn allein, sondern auch andere Mitglieder der Gesellschaft. Gäbe es gesellschaftliche Gründe, den Wunsch des Einzelnen nach dem Tod, der aus Sicht dieses Individuums berechtigt erscheint, dennoch abzulehnen?

Wenn Sterbehilfe für ehedem rationale und selbstbewusste Personen geleistet wird, könnte ihre Tötung, selbst in einem Zustand, in dem sie die Charaktereigenschaften einer Person nicht mehr besitzen, bei denen, die noch über diese Fähigkeiten der Reflexion verfügen, zu Verunsicherung und Angst führen. Diese Furcht mag irrational sein, aber es könnte dennoch unmöglich sein, diese Personen hiervon zu überzeugen. Damit könnte die potentielle Angst der anderen ein Argument gegen das Töten von Personen im irreversiblen Koma sein.

Diese Fragestellung hat auch Auswirkungen auf meine Arbeit als Ärztin: Wo ich als Privatperson dazu neige, den Wünschen des Individuums nachzukommen, habe ich in meiner beruflichen Funktion die Ansprüche der Gesellschaft zu berücksichtigen. Als Arzt habe ich in Übereinstimmung nicht nur mit geltendem Recht, sondern auch in Übereinstimmung mit den Erwartungen, die die Gesellschaft üblicherweise an mich haben kann, zu handeln. Dies gilt selbst dann noch, wenn ich anderer Auffassung als diese Gesellschaft sein sollte. Ich habe für jeden Patienten, den ich betreue, berechenbar zu sein. Er muss eine vernünftige und zuverlässige Annahme darüber haben können, wie ich mich als Arzt ihm gegenüber verhalten werde. Und er muss sich jederzeit darauf verlassen können, dass ich mich an die durch ihn (zum Beispiel im

Rahmen einer Patientenverfügung) definierten Vorgaben zu seiner Behandlung halte. Denn nur mit dieser Annahme begibt er sich ja in meine Betreuung. Meine Rolle als Arzt ist also durch die Gesellschaft geregelt und limitiert. Etwas, das ich als Tochter tue und verantworten kann, dürfte ich als Ärztin dennoch nicht tun.

Darüber hinaus lässt sich die Frage stellen, ob einzelne Menschen berechtigte Ansprüche auf ein Weiterleben des Kranken geltend machen könnten. Man denkt sofort an von diesem in physischer, psychischer oder finanzieller Form abhängige Verwandte oder Freunde. Allerdings verhält es sich dabei mit Menschen, deren Erkrankung so weit fortgeschritten ist, dass sie in kurzer Zeit sterben werden, wie mit den Gläubigern eines insolventen Unternehmens – es kann nichts ausgezahlt werden, was ohnehin nicht mehr vorhanden ist. Bei allen anderen Kranken gilt es, die Ansprüche der Einzelnen und das Leiden des Kranken gegeneinander abzuwägen. Sollte man den Kranken aus einer Verpflichtung den Lebenden gegenüber den Entscheidungsspielraum eingrenzen, dann müsste man das mit gleicher Begründung bei vielen Dingen des täglichen Lebens tun, z. B. im Rahmen einer Scheidung. Auch hier gilt die Grundannahme, dass man möglichst niemanden unglücklich machen sollte. Allerdings ist dies oft nicht mit unserer Auffassung von individueller Freiheit zu vereinbaren.

Sterbehilfe bei Personen

Es besteht ein Unterschied zwischen der Sterbehilfe, die einem Menschen gewährt wird, der keine Person mehr ist, und einem Menschen bei vollem Bewusstsein. Selbst wenn Ersteres unter bestimmten Begleitumständen erlaubt sein sollte, wäre das Zweite eine deutlich ernstere Angelegenheit. Eine Unterscheidung, die sehr leicht zu fühlen ist, wenn man sich vor Augen führt, dass man in der einen Situation einen Bewusstlosen vor sich hat, während man im anderen Fall in die Augen dessen schaut, den man töten soll. Aber ist sie auch logisch?

Wenn wir den Wunsch zu leben als ausreichenden Grund ansehen, das Recht auf Leben zu haben, dann müssten wir auch den Wunsch zu sterben als ausreichenden Grund betrachten, ein Recht auf den Tod zu haben. Ich habe in unserer Gesellschaft ein Recht auf den Schutz meiner Privatsphäre, aber wenn ich dieses Recht nicht in Anspruch nehme und Bilder von mir unter der Dusche ins Netz stelle, dann verletzen diejenigen, die sich diese Bilder ansehen, nicht meine Rechte – sie haben nicht die Pflicht, auf Rechte zu achten, auf die ich selbst verzichtet habe.

Auch wenn das Töten einer Person möglicherweise verwerflicher ist als das Töten eines nicht selbstbewussten Lebewesens, dann sprechen gerade die Argumente, die diese Differenz begründen, im Fall der eigenständig gewünschten Sterbehilfe gerade nicht gegen, sondern für sie.

So überraschend dieses Ergebnis im ersten Moment ist, zeigt es tatsächlich nichts anderes auf als das, was Personen, also Lebewesen mit Selbstbewusstsein, ja gerade auszeichnet: dass sie wissen, dass sie über eine längere Zeit existieren. Normalerweise ist diese fortdauernde Existenz dringend erwünscht, aber wenn das voraussehbar andauernde Leben gefürchtet wird, dann kann der Wunsch zu sterben Vorrang bekommen vor dem Wunsch weiterzuleben.

Weitere Argumente

Es gibt einige weitere Einwände, die sich nicht in das bisher diskutierte philosophische Konstrukt einpassen lassen.

Gegner der aktiven Sterbehilfe auf Verlangen mögen allen bisherigen Argumenten zustimmen, die Legalisierung aber dennoch ablehnen, weil sie nicht in jedem Fall sicher sein könnten, dass der Wunsch zu sterben eine freie, rationale Entscheidung darstellt und nicht von anderen beeinflusst wurde (von möglichen Erben, pflegenden Angehörigen etc.). Hierbei handelt es sich allerdings eher um technische Fragestellungen, nicht um den Gedankenkern. Sie sind ganz bestimmt von großer Bedeutung, widersprechen aber den bisherigen Gedanken als solchen nicht.

Gegner der aktiven Sterbehilfe auf Verlangen geben auch oft zu bedenken (so wie es der Argumentation des Oberarztes in der Geschichte entspricht), dass die Person, die sich für die Sterbehilfe entscheidet, dies nur auf der Basis von statistischen Erfahrungen tut, dass sie also eine Restwahrscheinlichkeit für ein Überleben aufgibt, um einem hochwahrscheinlichen Leiden aus dem Weg zu gehen. Aber hierbei handelt es sich um eine perfekt rationale Entscheidung, wie sie von Personen (rationalen und selbstbewussten Lebewesen) auf dieser Erde ständig erwartet wird. Wahrscheinlichkeiten sind die Richtschnur unserer Entscheidungen im Leben, warum sollten sie es nicht auch in Bezug auf den Tod sein?

Manche sagen, dass die verbesserte palliative Versorgung der sterbenskranken Patienten die Schmerzen so gut behandle, dass eine aktive Sterbehilfe auf Verlangen unnötig geworden sei. Aber die Probleme meines Vaters waren nicht die Schmerzen. Mit den Schmerzen konnte er umgehen, womit er nicht zurechtkam, war die Angst vor der zunehmenden Atemnot. Für einen anderen Patienten mag es die Furcht vor dem Kontrollverlust sein, eine ständige Übelkeit oder ein nicht zu stillender Schwindel. Vielleicht wird die palliative Medizin eines Tages tatsächlich so effektiv, dass sie auf all diese Probleme eine sichere Antwort hat, aber derzeit ist das ein medizinisch utopisches Ideal und kein Grund, Sterbehilfe zu verweigern. Derzeit besteht die einzig sichere Symptomkontrolle bei allen Patienten, zu jeder Zeit, unabhängig von der Art des Symptoms, in einem Äquivalent der terminalen Sedierung (siehe Kapitel über Definitionen und aktuelles Recht), also einem medikamentös induzierten Koma. Das führt mich dann jedoch zurück auf den Fall des hypothetischen hirntoten jungen Unfallopfers, der sich zwischen einem sofortigen Tod und dem Tod nach einer unbekannten Zeit im Koma entscheiden sollte.

Außerdem wirkt es auf mich so, als würde die Gesellschaft ihre Verantwortung, sich bezüglich der Sterbehilfe eine Meinung zu bilden, auf die Forscher und Ärzte abwälzen, indem sie von diesen verlangt, mehr und bessere Therapie zu leisten, als sie derzeit imstande sind.

Letztlich fühlt es sich hochgradig bevormundend an, einem Patienten Sterbehilfe mit der Begründung zu verweigern, es gehe ihm so gut, dass er diese gar nicht nötig habe. Es klingt in meinen Ohren genauso arrogant wie ein Arzt, der seinem Patienten sagt, dass er keine Schmerzen mehr haben könne, weil er vor fünf Minuten erst ein Schmerzmittel bekommen hätte.

Schließlich könnte man meinen, dass diese Argumente für die aktive Sterbehilfe auf Verlangen der Freiheit und der Autonomie der einzelnen Person zu viel Gewicht einräumen. Immerhin limitiert die Gesellschaft auch in anderen Bereichen des Lebens die Entscheidungsmöglichkeiten des Einzelnen (Drogenkonsum sei ein Beispiel). Selbstverständlich kann es richtig sein, Menschen vor dem Fällen von Entscheidungen zu bewahren, bei denen anzunehmen ist, dass sie sie später bereuen werden (obwohl der Staat hier nicht sehr konsistent agiert, wenn er Heroin verbietet, jedoch Nikotin erlaubt). Aber die Stärke der Motivation für Sterbehilfe liegt eben nicht nur in der Autonomie des Entscheidenden, sondern auch in der deutlichen rationalen Basis, in der die Entscheidung wurzelt.

Der Unterschied zwischen aktiver und passiver Sterbehilfe

Es gibt zwei verschiedene Arten der Sterbehilfe, die üblicherweise als passive und als aktive Sterbehilfe angesprochen werden (siehe S. 148 ff.). Diese Differenzierung macht noch einige weitere Überlegungen notwendig. Derzeit wird in der Gesetzgebung und auch in dem Verständnis der meisten Ärzte so geurteilt und gehandelt, als entspräche diese Unterscheidung einer wichtigen moralischen Abgrenzung zwischen dem Handeln (z. B. der Verabreichung einer tödlichen Injektion) mit bestimmten Konsequenzen (dem Tod des Patienten) und der Unterlassung einer Handlung, die dieselbe

Konsequenzen zur Folge hat. Wenn man sich einer solchen Ansicht anschließt, impliziert man damit, dass wir – solange wir eine moralische Regel nicht aktiv verletzen – bereits alles tun, um moralisch akzeptabel zu handeln.

Dieses Verständnis entspricht der Art und Weise, in der wir üblicherweise die zehn Gebote verstehen. Diese Regeln („Du sollst nicht töten ... stehlen ... ehebrechen ...") sind negativ formuliert, sodass man zu ihrer Erfüllung nichts weiter zu tun hat, als von der genannten Handlung abzusehen. Mein Vater hätte darin den säkularen Rest unseres religiösen Verständnisses erkannt. Moralisch zu handeln wird auf diese Weise sehr einfach und kann von jedem Mitglied der Gesellschaft verlangt werden – nur sehr wenige von uns werden zu Mördern und nur wenige zu Dieben.

Moralisch erheblich anspruchsvoller ist die Interpretation der Regel, die verlangt, dass man Menschen am Leben erhalten sollte. Wenn wir nicht mit allen uns zu Gebote stehenden Möglichkeiten helfen, lassen wir das Sterben zu. Wird die Regel des „Du sollst nicht töten" so interpretiert, sind wir umgehend alle in ernsten Schwierigkeiten – oder aber Heilige. Eine Ethik, die rein nach den Konsequenzen einer Handlung urteilt, wäre wünschenswerter als jene, die wir praktizieren, aber sie würde von jedem Einzelnen ungeheure Anstrengungen einfordern. Eine Ethik, an die wir uns halten können, ist also vom Ergebnis her schlechter, aber so viel handhabbarer, dass wir bereit sind, mangelnde Qualität zu akzeptieren. Und so haben wir uns mit dem Verbot von Handlungen auf das Einfache beschränkt – wir suchen uns für unser Gewissen den leichten Weg, wenn wir die passive Sterbehilfe praktizieren, aber die aktive ablehnen.

Am Beispiel meines Vaters festgemacht: Ich könnte darauf hoffen, dass der wachsende Krebs einen Bronchus der Lunge verschließt, sodass sich in dem abgeschlossenen Raum dahinter eine tödliche Lungenentzündung entwickeln könnte, die ihn schnell und erträglich zu Tode bringt. Die Lungenentzündung wäre dann das, was Ärzte manchmal den Freund des alten Menschen nennen. Der behandelnde Arzt könnte die lebensrettende Antibiotikatherapie unterlassen, und mein Vater stürbe ohne aktive Einwirkung. Das Sterben wäre zugelassen worden, obwohl es zu diesem Zeitpunkt zu verhindern gewesen wäre. Es wurde jedoch nicht aktiv herbeigeführt.

Genauso könnten Sie, wenn Sie der gesetzliche Betreuer Ihres Angehörigen sind, eine Medikamentengabe in einer vergleichbaren Situation verweigern. Selbst dann, wenn der behandelnde Arzt sie befürwortet. Sie geben als der Betreuer Ihres Angehörigen ersatzweise vor, was der mutmaßliche Wille des Patienten ist. Sie nehmen sein Selbstbestimmungsrecht wahr. Es handelt sich um die in Deutschland legale Form der passiven Sterbehilfe.

Würde Ihrem Angehörigen zum gleichen Zeitpunkt seiner Erkrankung eine tödliche Spritze gegeben, hätten sich allerdings dieselben Konsequenzen eingestellt. In beiden Situationen wüssten Sie, dass das Ergebnis der (als Betreuer von Ihnen veranlassten) ärztlichen Handlung oder Nichthandlung der Tod wäre. In beiden Fällen müssen Sie Verantwortung für Ihre Entscheidung übernehmen. Es ist ebenso eine aktive Entscheidung, ein Medikament nicht zu geben, wie es zu geben, und jede der beiden Handlungen kann zum Tode führen. Allerdings ist diese Art der aktiven Sterbehilfe zurzeit sowohl für Sie als auch für den Arzt in Deutschland verboten.

Manchmal wird versucht, die moralische Verwerflichkeit der aktiven Sterbehilfe im Vergleich zur passiven nicht am Unterschied zwischen Handlung oder Unterlassung von Handlung festzumachen, sondern an der Absicht, mit der gehandelt oder unterlassen wird. Wer sich dieser Argumentation bedient, beruft sich auf das Prinzip der Doppelwirkung, das ich im Kapitel über die Historie erläutert habe, und das meinem Vater so gut gefiel. Aber ich glaube nicht, dass es möglich ist, Verantwortung allein dadurch zu vermeiden, dass der Handelnde vorgibt, seine Absicht auf den einen (positiven) Effekt statt auf den anderen (negativen) Effekt derselben Handlung zu konzentrieren. Hinter der Verwendung des

Prinzips der Doppelwirkung versteckt sich in diesem Fall dasselbe Urteil über die Prognose des Patienten, wie es auch derjenige gefällt hat, der sich offen nach Konsequenzen der Handlung und nicht nach ihren Absichten ausrichtet.

Normalerweise ist das Erhalten eines Lebens wichtiger zu bewerten als die Erleichterung von Schmerz. So bin ich unter Umständen sehr wohl bereit, einem Patienten, den ich nach einem Unfall retten will, an der Einsatzstelle sehr viele Schmerzen aushalten zu lassen, wenn ich damit die Wahrscheinlichkeit erhöhe, dass er im Endeffekt überlebt. Ich könnte mich zum Beispiel trotz mehrerer großer gebrochener Knochen dazu entscheiden, statt erst die Schmerzen zu lindern, die Bergung (mit absehbar noch viel stärkeren Schmerzen) sofort einzuleiten, wenn zum Beispiel das Auto, in dem der Patient sitzt, brennt. Wenn ich die Entscheidung bei einem bestimmten Patienten anders treffe, tue ich das nur deswegen, weil ich die Prognose des Patienten auf ein zukünftiges Leben als so gering einschätze, dass die Schmerztherapie Vorrang hat. Ich basiere meine Entscheidung also gerade nicht auf der Unantastbarkeit menschlichen Lebens, sondern auf einer versteckten Beurteilung über die Prognose dieses Lebens.

Ungefähr zu dieser Zeit bin ich über das Zitat von Milan Kundera gestolpert, das ich dem alten Mann im ersten Teil dieses Buches in den Mund gelegt habe:

„Im Vergleich zu den Menschen haben Hunde nicht viele Vorteile, aber einer von ihnen ist äußerst wichtig: Euthanasie ist in ihrem Fall nicht vom Gesetz verboten. Tiere haben das Recht auf einen gnädigen Tod."

Es ist spannend, in diesem Kontext an die einleitenden Argumente, die sich mit der Definition der Zugehörigkeit zur Spezies des Homo sapiens beschäftigt haben, zurückzudenken. Es hieß, dass man einem, der dieser Spezies zugehörig ist, nicht nur seiner Spezienzugehörigkeit wegen ein Recht auf eine bessere Behandlung einräumen darf. Ebenso hätte man an dieser Stelle hinzufügen können, dass er aus demselben Grund nicht schlechter behandelt werden darf. Diese scheinbare Selbstverständlichkeit scheint im Rahmen der Diskussion um Sterbehilfe alles andere als offenbar zu sein.

Passive Sterbehilfe führt im Ergebnis zu einem verzögerten Tod, der im Grunde irrelevanten Einflussfaktoren die Entscheidung darüber aufbürdet, wer wann stirbt. Wir bevorzugen sie deshalb, weil wir uns mit ihr von einem Teil unserer Verantwortung frei machen wollen, statt unser Ziel eines schnellen und qualfreien Todes ehrlich zu formulieren.

Die Antwort

Als mein Vater also seine Frage stellte, nicht nur Gedankenspiele diskutierte und Möglichkeiten erkundete, fand ich es ganz einfach, sie zu bejahen. Und er hat es einfach gefunden, meiner Antwort und meinem Versprechen Vertrauen zu schenken, weil ich seine Frage, als sie gestellt wurde, ohne Wenn und Aber beantworten konnte. Weil ich nicht nur einfach sagte, was ich sagte, sondern glaubte, was ich sagte, abgesichert durch meine eigene rationale Überprüfung dieses Glaubens.

Von da an gab es Zeiten, nach einer schlechten Nacht, nach der Atemlosigkeit eines Hustenanfalls, von denen ich glaube, dass er den Mut, es weiter zu ertragen, auch deswegen aufbrachte, weil er die Sicherheit hatte, es nicht tun zu müssen. Oft hat er mich lange schweigend angesehen, und ich habe erwartet, dass ich mein Versprechen würde einlösen müssen, aber ich habe es nie angeboten. Ich hatte ihm mein Versprechen gegeben, aber solange er bei Bewusstsein war, blieb es seine Aufgabe, mich darum zu bitten.

Als ich ihm mein Versprechen gegeben hatte, hat er mich lange angesehen und dann gelächelt: „Gut", hat er gesagt, „das ist gut zu wissen."

Kommunikation
mit dem Sterbenden

Sterbende Menschen sind, als wären sie schon durch ein Milchglas von uns getrennt. Sie erfahren fundamentale Veränderungen, die wir nicht teilen können, bei denen wir nur Zuschauer sind. Sie sind noch unter uns, aber nicht mehr ganz bei uns. Manchmal fällt es durch diese Trennung und die damit einhergehende Sprachlosigkeit schwer, gemeinsamen Boden für ein Gespräch zu finden.

Über die akute Gegenwart gibt es nicht viel zu sagen. Indem man mit dem Kranken immer wieder über Angst, Schmerzen, Luftnot, Lähmungen und Übelkeit spricht, räumt man diesen Dingen nur mehr Platz ein, als sie ohnehin schon einnehmen.

Wie sehr unsere alltäglichen Gedanken für gewöhnlich in die Zukunft gerichtet sind, erkennen wir erst, wenn wir mit jemandem sprechen, dessen unmittelbare Zukunft sehr beschränkt ist. Viele Themen sind plötzlich nicht mehr von Bedeutung, weil der Sterbende nicht erleben wird, wie es ausgeht. Eine Geschichte, deren Ende man nicht erleben wird, kann das Interesse nur schwer fangen. Über den Gewinner der Fußballweltmeisterschaft zu spekulieren, wenn man das Finale nicht erleben wird, ist sinnlos und eher dazu geeignet, Traurigkeit hervorzurufen. Soll das Wohnzimmer neu tapeziert werden? Pflanzen wir einen neuen Apfelbaum? Fragen, die sich nicht mehr ergeben. Gespräche über die Zukunft beinhalten automatisch das Gefühl der bevorstehenden Trauer. Für den, der stirbt, weil er den anderen zurücklassen muss, für den Zurückbleibenden, weil er allein sein wird.

Bleibt die Vergangenheit. Erinnerungen an gemeinsame Erlebnisse, die aus der trostlosen Gegenwart entführen und die ängstlichen Gedanken an die Zukunft vertreiben. Aber nicht immer ist die Vergangenheit gefahrlos. Wenn die Zeit dem Ende entgegengeht, gibt es nicht viel, das nochmals getan, das in Ordnung gebracht werden kann. Solange man auf eine unbestimmt verbleibende Lebenszeit vertraut, hat man die Beruhigung, immer noch die Gelegenheit zu haben, Dinge wieder zu richten. Die Vergangenheit hat noch nicht die Endgültigkeit, die sie mit dem Sterben bekommt.

Die Wahlmöglichkeiten des Gesprächsstoffs sind manchmal sehr beschränkt. Aber auch einfach nur nebeneinander zu sitzen, ist eine Art der Kommunikation. Einfach nur da sein. Wenn es nichts in Worten zu sagen gibt, kann man auf Berührungen ausweichen oder auf einen Blick mit einem Lächeln. Ein Lächeln und eine Berührung sind viel Kommunikation. Sie sagen, du bist nicht allein. Sie können sagen, ich liebe dich. Sie können sagen, danke für die gemeinsame Zeit.

Als mein Vater und ich sprachlos wurden, weil das Reden unmöglich geworden zu sein schien, habe ich begonnen, ihm vorzulesen. So konnte er meine Stimme hören, ohne der Anstrengung ausgesetzt zu sein, etwas zu einem Gespräch beitragen oder ein unklares Schweigen ertragen zu müssen. Ganz so wie er mir vorgelesen hat, als ich mich als kleines Kind von einer fast tödlichen Lungenentzündung erholt habe. Ich habe ihm klassische Geschichten vorgelesen. Geschichten, die das Fundament der menschlichen Kultur sind. Geschichten, die in geringfügigen Abänderungen in jeder Kultur und jeder Religion erzählt werden. Geschichten, wie sie in der Bibel stehen oder in den Sagen und Märchen vergangener Welten. Ich las aus der „Ilias" und der „Odyssee" von Homer. Ich las aus den Märchen von Hans Christian Andersen. Ich las deutsche Volksmärchen.

Der geänderte Mensch

„Ich bin gar nicht mehr ich. Ich weiß gar nicht mehr, wer ich bin."
Das war ein häufig wiederholter Satz meines Vater, den zu begreifen ich mich sehr schwergetan habe. Natürlich war er er, wer sollte
er denn sonst auch sein? Er war zwar schwer krank, aber immer
noch er, mein Vater.

Die westliche Kultur versteht den Geist meist als etwas vom
Körper Getrenntes, irgendeine höhere Kontrollinstanz von unwirk-
licher Kraft und Einflussmöglichkeit. Aber Körper und Geist sind
so eng miteinander verbunden, dass es wenig Sinn macht, über
das eine zu sprechen, ohne das andere auch zu meinen. Sensible
Nerven und Bewegungsnervenfasern durchziehen jeden Teil des
Körpers. Das Herzkreislaufsystem schwemmt Hormone, Enzyme
und andere Neurotransmitter mit dem Blut in jeden Winkel des
Körpers und des Hirns. Weder der Körper noch das Gehirn tun
irgendetwas allein. Das Gehirn ist nicht eine fantastische Entwicklung fortgeschrittenster evolutionärer Modernität, das durch einen
primitiven schwerfälligen Körper an die Erde gefesselt wird. Das
Gehirn ist Teil des Körpers. Der Körper steuert auch das Verhalten
des Gehirns. Ändert sich dieser Körper, dann folgen daraus auch
Veränderungen des Gehirns. Jede schwere Krankheit und ihre Therapie haben massive Auswirkungen auf den Körper und damit
ebenso auf das Gehirn. Einer Veränderung im Körper folgt eine Veränderung des Geistes nach. Ein Mensch mit einer tödlichen Krankheit ist nicht mehr der Mensch, den seine Angehörigen kannten.
Er ist unter Umständen jemand, den man ganz neu kennenlernen
muss.

Die Veränderungen im Gehirn sind nicht von unfassbarer spiritueller Art. Es sind handfeste, nachweisbare, materielle Umwand-
lungen. Gruppen von Hirnzellen kommunizieren über elektrische
und chemische Signale heftig miteinander, knüpfen Kontakte, kap-
pen Kontakte, strukturieren sich um. Der französische Neurologe
Paul Broca hat den Geist als einen Ausdruck der physikalischen

Prozesse des Gehirns verstanden. Allerdings kann sich das Gehirn nicht selbst empfinden. Es ist nur der Ort, an dem die Sinneseindrücke des Körpers verarbeitet werden. Das Gehirn verfügt über keine Nervenzellen, die ihm den Zustand des eigenen Selbst vermitteln. Nicht einmal Schmerzen kann es empfinden. Die Verstopfung einer Arterie, die am Herzen die gefürchteten schweren Vernichtungsschmerzen des Herzinfarkts auslöst, verursacht, wenn sie im Gehirn stattfindet, nicht die geringsten Schmerzen. Den Schlaganfall erkennt der Patient durch die entstehenden Lähmungen oder Sprachunfähigkeiten als Ausdruck seines Körpers, nicht durch einen Schmerz.

Die Umstrukturierungen, die das Gehirn unter dem Eindruck einer fortschreitenden schweren Erkrankung zu leisten hat, und die daraus entstehenden Imbalancen bedeuten eine große Anstrengung. Der Zustand des angestrengten Gehirns findet seinen Ausdruck in dem mit ihm so eng verbundenen Körper. Ein rasendes Herz, Druck im Kopf, Schwindel, Schweißausbrüche, die Unfähigkeit zu schlafen, trockener Mund, Tränen, Sodbrennen, Hyperventilation. Der Körper schlägt sich nicht nur mit der Krankheit herum, er ist auch die Bühne, auf der das Gehirn das Schauspiel seines eigenen überanstrengten Zustands aufführt.

Mein Vater hatte eine laute und klare Stimme, und er mochte es, sie zu benutzen. Er schränkte seine Stimme nie ein, indem er sie zwang zu flüstern. Er verunstaltete die Worte nicht, indem er sie ungenau aussprach. Seine Vokale klangen tief und sauber. Ein Wort, das nicht laut und deutlich gesagt worden war, war ein konsequenzloses Wort. Er benutzte seine Stimme als Waffe, wenn er lauter brüllte als andere, und als Distanzhalter zu seinem Gegenüber, wenn er mit ihr hart und deutlich Abstand verlangte.

Nach seiner ersten Operation, als ihm der linke obere Lungenlappen entfernt worden war, schwoll das umgebende Gewebe an und lähmte seinen linken Stimmnerv. Seine Stimme wurde schwach und heiser. Als mein Vater seine Stimme verlor, wurde er ein anderer Mensch. Obwohl er physikalisch noch in der Lage war, sich auszudrücken, war seine Stimme so verändert, dass das Erlebnis, dieses nicht zu ihm gehörige Krächzen zu hören, ihn sprachlos machte. Mit seiner Stimme verlor mein Vater einen Teil seiner Identität, und er verlor seinen Mut. Das Werkzeug, mit dem er der Welt gegenübergetreten war, hatte ihn im Stich gelassen. Nachdem er aus dem Krankenhaus kam, lag er im Wohnzimmer auf der Couch, zur Wand gedreht, und sagte in dieser heiseren stolpernden Stimme, die nicht seine war: „Die haben mich kaputt operiert." Es war auch die Zeit, in der er diesen Satz zu sagen begann: „Ich bin gar nicht mehr ich. Ich weiß gar nicht mehr, wer ich bin." Empört, verständnislos, verängstigt.

Der Chirurg, der ihm die Lunge herausgeschnitten hatte, war Russe. Er sagte: „Besser nichts Krebs und nichts Stimme, als Krebs und Stimme, ja?"

Mein Vater war nicht seiner Meinung. Er übte mit der Logopädin, die im Haus neben ihm wohnte. Er übte, wie er lebte. An manchen Tagen mit Besessenheit – verunstaltete As und Us, Tonreihen und Sprüche klangen schnarrend und endlos aus dem Wohnzimmer. An anderen Tagen verweigerte er das Üben ganz. Wenn mein Vater nicht in der Lage war, mit einer Gewaltanstrengung eine ihn störende Beschränkung zu durchbrechen, konnte er sich zurückziehen und schmollend aufgeben.

Es vergingen die Monate, so viele, dass ich befürchtete, er habe recht. Statt ihn zu ermutigen, hörte ich mich sagen, was er schon von seinem russischen Chirurgen nicht hatte hören wollen – dass das Leben wichtiger sei als die Stimme. Er wurde zornig, wollte laut protestieren, seine Stimme quälte sich schnarrend und schwankend durch die Worte und verhunzte dabei die Vokale. Dann kippte sie und machte ein einziges lautes, klares A. Ein A, ein richtiges, klingendes A. Wir sahen uns verdutzt an. Und dann übte er und übte und übte. Zu den As kamen mit den Tagen die Es und die Is, und dann sein Lachen und sein schelmischer Blick zu ihm zurück. Er warf die Tonreihen und die Sprüche in den Mülleimer und übte, indem er wieder Bücher vorlas. Erst nur ein paar Absätze, dann einige Seiten und schließlich ganze Kapitel. Mein Vater war wieder zurück.

Die Vorstellung, dass eine kleine körperliche Einschränkung nicht weiter wichtig ist, wenn es ein Einsatz bei der Lotterie ums Leben ist, wird den tiefen seelischen Veränderungen nicht gerecht, die sich in der Folge einer körperlichen Krankheit ergeben können. Solche Veränderungen sind nicht zwangsläufig. Veränderungen, die nicht identitätsbildend für den Menschen waren, führen möglicherweise kaum zu ernsten Anpassungsstörungen, selbst wenn sie von außen betrachtet einschneidend sind. Umgekehrt können Änderungen, die von den Betrachtern als unbedeutend eingestuft werden, für den Patienten eine zerstörerische Wucht entfalten. Die Wertung steht allein dem Patienten zu, nicht uns. Kleinreden hilft nicht, es macht den Kranken nur glauben, dass seine Beschwerden und Ängste nicht ernst genommen werden. Wenn die Beschränkung nicht reversibel ist, dann braucht es viel Zeit, bis sich das Gehirn an den neuen, veränderten Körper gewöhnt hat, bis eine andere Balance entstanden ist. Die Hauptarbeit muss der Patient leisten, aber seine Umgebung kann behilflich sein, indem sie den neuen, veränderten Menschen offen kennenlernt und ihm immer (und immer und immer) wieder sagt, dass auch dieser Mensch gemocht wird.

„Ein Mann mit Zahnschmerzen kann sich nicht verlieben" ist ein Zitat, das deutlich macht, worum es geht. John Steinbeck hat es benutzt, ebenso wie Freud, zurückgeführt wird es bis auf Shakespeare. Ein Mensch, der sich mit einer lebensbedrohlichen Krankheit auseinandersetzen muss, ist nicht mehr er selbst. Viel seiner Kraft ist nach innen gerichtet, und es bleibt kein Platz für den Umgang mit anderen. Die umstehenden Menschen können das als Zurückweisung, als Ausschluss empfinden, und es kann zu tatsächlichen Grobheiten kommen. Im Allgemeinen sind diese Dinge aber nie persönlicher Natur, auch wenn sie sich so anfühlen.

Ich erinnere mich an einen Patienten, dem ich als Notarzt nach einem Unfall helfen sollte. Sein Auto hatte sich überschlagen, die

Fenster waren gebrochen, umherfliegende Mineralwasserflaschen zersplittert. Der Fahrer hing mit dem Kopf nach unten in seinen Anschnallgurten in einem Trümmerhaufen. Wir befreiten ihn und stellten fest, dass er außer verschiedenen tiefen Schnittwunden und zwei gebrochenen Fingern keinen größeren körperlichen Schaden davongetragen hatte. Er saß vollkommen gelassen auf der Krankentrage, war nicht blass, war nicht nervös, war nicht fahrig, zitterte nicht. Sein Gesicht war so entspannt, dass mein Hirn aus der Krankentrage eine Sonnenliege werden ließ und ich versucht war, in seiner Hand einen Becher Tee zu sehen. Ich fragte ihn, ob er gar nicht erschrocken sei. Er antwortete: „Früher, in meinem normalen Leben, hätte ich wohl Angst gehabt. Seit mein neues Leben mit dem Krebs begonnen hat, scheinen solche zusätzlichen Gefahren bedeutungslos geworden zu sein."

Im Grunde sagte er mir, dass er gar nicht mehr er sei.

Die Veränderungen können als Auswirkung der einen Diagnose in Gang gesetzt werden. Oder die Veränderung des Menschen entwickelt sich mit jeder neuen enttäuschten Hoffnung, mit jeder Hiobsbotschaft im Verlauf der Krankheit weiter. Ich habe meinen Vater, den, der mir jahrelang Bücher vorgelesen hat, den, der mir Fahrradfahren beigebracht hat und mir gesagt hat: „Kein Sorge, das schaffst du schon", nicht an dem Tag verloren, an dem er gestorben ist. Ich habe ihn Stück für Stück an eine Krankheit abgeben müssen, die zuerst seinen Charakter erstickt hat, bevor sie ihn selbst erstickte. Ein Mensch, der Angst hat, ist jemand, der nicht mehr er selbst sein kann. Seine Atemnot machte ihn hilflos, und seine Hilflosigkeit machte ihn zornig. Als Außenstehender damit umzugehen, ist sehr anstrengend. Man selbst hat sich nicht verändert. Plötzlich treten in einer altvertrauten Beziehung Zorn und Aggression auf, und es gibt denkbar wenig, was das zu ändern hilft. Das Wichtigste für mich war, zu verstehen und mir immer wieder zu vergegenwärtigen, dass sein Zorn nicht mir galt, sondern der Situation.

Die Wahrheit sagen

Fast alle glauben wir von uns, dass wir mehr oder weniger Menschen sind, die nicht oder zumindest kaum lügen. Wahrscheinlich ist dieser Glaube tatsächlich ziemlich weit von der Wahrheit entfernt. Die Wenigsten lügen, indem sie etwas behaupten, was nicht der Wahrheit entspricht. Aber dennoch lügen wir ständig: indem wir Dinge weglassen und damit Inhalte verzerren, indem wir Hoffnungen ausdrücken, an die wir selbst nicht glauben, indem wir uns in Inhalt und Tonfall an diejenigen anpassen, mit denen wir sprechen, indem wir unzulässig betonen oder herunterspielen, indem wir direkten Fragen ausweichen, den anderen von dem Ziel seiner Frage abbringen, abschweifen und ihr die Wichtigkeit nehmen. Am häufigsten belügen wir uns wahrscheinlich selbst, wenn wir versuchen, uns als denjenigen zu sehen, der wir gern wären, statt als den, der wir sind.

Ein Sterbender hat keine Zeit für solche Lügen.

Im Laufe der Krankheit meines Vaters habe ich geglaubt, dass ich ihm die Wahrheit schulde. Ich habe Krebs Krebs genannt, eine Metastase eine Metastase und habe von sterben gesprochen, nicht von einschlafen oder davongehen. Manchmal habe ich mich gefragt, ob das außer wahr zu sein auch grausam ist. Die Wahrheit lässt bei Lungenkrebs wenig Platz für Hoffnung. Ich dachte, dass ich ihm die Wahrheit schulde, und deshalb hat mein Vater sie von mir bekommen. Aber manchmal hat er sie zur Seite geschoben. Er sagte: „Kannst du mir nicht manchmal auch ein wenig Hoffnung lassen?" Also habe ich wider besseres Wissen von Wundern gesprochen und davon, dass alles denkbar sei auf dieser Welt. Er sah mich an und fragte, ob das stimme. Er wollte die Hoffnung, und er wollte, dass sie wahr sein sollte, er wollte ihre Wahrheit von mir bestätigt haben, und ich konnte ihm nicht beides geben, Wahrheit und Hoffnung. Ich habe mich für die Wahrheit entschieden. Es hat manchmal wehgetan. Ihm und mir. Aber es erschien mir wichtiger, dass er auf die Aussagen zumindest eines Menschen immer vertrauen konnte.

Das Bewusstsein für eine ferne Zukunft hat uns zu planenden Tieren gemacht, mit einem ungeheuren Einfluss auf unsere Umwelt. Das Bewusstsein für die Zukunft erlaubt uns aber auch, Angst vor dem Tod zu haben. Vielleicht ist die menschliche Fähigkeit zur Hoffnung gleichzeitig mit dem Bewusstsein für die Zukunft und den Tod entwickelt worden, weil das eine ohne das andere nicht erträglich wäre. Wir hoffen unser ganzes Leben auf irgendetwas. Wir hoffen, dass wir nicht krank werden. Wenn wir krank sind, hoffen wir, dass es heilbar ist. Wenn wir operiert werden, hoffen wir, dass die Operation ohne Komplikationen verläuft. Wenn sich Komplikationen ergeben, hoffen wir, dass sie überwindbar sind. Hoffnung trägt uns über Hindernisse hinweg, an denen wir sonst scheitern würden.

Als mein Vater alle Hoffnung aufgegeben hatte, weil jede Hoffnung eine Lüge gewesen wäre, brauchte er etwas, an dem er sich anstelle der Hoffnung festhalten konnte. Das wurde mein Versprechen, dass er es nicht bis zum Ende aushalten müsse, wenn er entschied, das nicht zu können. Weil ich ihm immer die Wahrheit gegeben habe, musste er an diesem Versprechen nicht zweifeln.

Als er die letzte Woche seines Lebens im Hospiz verbrachte, bekam er schon so viel Schmerz- und Sedierungsmittel, dass er zunehmend durcheinander und nicht immer sicher war, was er auf die Fragen der Schwestern antworten sollte. Er merkte selbst, dass er verwirrt war, und es machte ihn fahrig und nervös. Dann sah er mich in der Ecke sitzen, sein Gesicht entspannte sich. Er blickte zur Schwester und sagte: „Ich weiß es nicht, aber fragen Sie meine Tochter. Man kann sich darauf verlassen, was sie sagt." Dann setzte er sich hin in einer Haltung, die zu verstehen gab, dass damit alles gesagt wäre, was zu diesem Thema wichtig sei.

Ich war mir oft unsicher, wie schonungslos und offen Wahrheit sein darf. Aber es waren solche Situationen, die mich dankbar machten, mich immer für sie entschieden zu haben.

Ich glaube, man sollte die Wahrheiten nicht aufdrängen, wenn der Patient sie nicht wissen will, aber man sollte nicht lügen, wenn er nach ihnen fragt. Der Sterbende kann mit seinen Fragen selbst steuern, wie viel Wahrheit für ihn genug ist.

Ich glaube, man sollte sich selbst beobachten, ob man von Hoffnung und Möglichkeiten redet, die es realistisch nicht gibt. Es könnte sein, dass man von dieser Hoffnung nicht des Sterbenden wegen spricht, sondern im Grunde zu sich selbst, weil man den drohenden Verlust nicht akzeptieren will und ihn mit Hoffnung bemäntelt. Dabei besteht die Gefahr, dass man das Vertrauen des Sterbenden verliert, der es besser weiß. Ist es das wert?

Erzählen lassen und zuhören

Die Krankenkassen bezahlen den Aufenthalt von Patienten im Endstadium einer tödlichen Krankheit auf der Palliativstation für höchstens vierzehn Tage. Danach müssen die Patienten nach Hause zurückgehen oder sie werden in ein Hospiz verlegt.

Als mein Vater vor dem Bett seines Zimmers auf der Palliativstation stand, zwei Schritte zwischen Bett und der Krankentrage, auf der er ins Hospiz gefahren werden sollte, sagte die Schwester Brigitte: „Oh, wo Sie gerade stehen, kann ich das ja endlich mal machen", und sie umarmte ihn ganz fest. Mein Vater sah mich mit gerunzelter Stirn über diesen Kopf hinweg an, der sich an seine Schulter drückte, und flüsterte mir zu: „Ich glaube, sie hat den Verstand verloren." Er ließ sich verblüfft drücken. Danach umarmte ihn Schwester Kirsten. Er schüttelte den Kopf und wurde ein bisschen rot auf den Wangen. Als die Rettungsassistenten ihn auf seiner Trage durch den Flur fuhren, stellte die Putzfrau ihren Eimer zur Seite und hielt die Trage an. Sie beugte sich über ihn und umarmte ihn auch. „Vielleicht", sagte mein Vater und blinzelte mir zu, „war ich ja doch ein ganz netter Kerl."

Möglicherweise beginnen wir, uns deswegen an die Ereignisse unserer Kindheit zu erinnern, weil die Zukunft das Gehirn nicht mehr beansprucht, wenn wir alt sind und dem Tod nahe. Aus diesen vermehrten Erinnerungen an die Vergangenheit entwickelt fast jeder Mensch das Bedürfnis, das eigene Leben rückblickend als sinnvolle, abgeschlossene Erzählung zu begreifen und eine Bedeutung des eigenen Lebens zu finden. In all den Jahren, in denen Menschen ihr Leben selbst gestalten, werden durch die eigene Aktivität die schwer erträglichen Erinnerungen unterdrückt. Wenn man krank ist, ist das kaum mehr möglich. Man ist seinen Erinnerungen ausgeliefert. Man kann dem Spiegel, in dem man sich und sein Leben betrachtet, nicht mehr ausweichen. Die meisten Menschen neigen dazu, die früheren Erlebnisse und den eigenen Anteil daran in einem freundlicheren Licht darzustellen, wenn sie sie einem Zuhörer schildern, als wenn sie sich nur vor sich selbst Rechenschaft darüber ablegen. Für einen Zuhörer Rechenschaft ablegen zu können, ist einfacher, als vor sich selbst bestehen zu müssen. Meist sind die anderen in ihrer Beurteilung gutmütiger als man selbst.

Manchmal ist alles, was es braucht, um einem Leben eine Bedeutung zu geben, jemand, dem man davon erzählen kann. Der, der zuhört, verschenkt Aufmerksamkeit. Er gibt dem Gegenüber das Gefühl, dass er einen erreicht. Jemanden mit der eigenen Erzählung berühren zu können, liegt außerhalb des eigenen Einflussvermögens. Der Erzählende möchte etwas von sich selbst weitergeben.

Je länger ich zuhörte, desto mehr brachte meinem Vater die Zeit, die wir miteinander verbrachten, Freude. Nach einer Weile fing er an, von anderem zu erzählen als davon, wie schlecht seine Gesundheit sei und wie furchtbar seine Tage. Und ich erfuhr Dinge, von denen ich noch nie zuvor gehört hatte. Aus einer Zeit, bevor ich Tochter wurde und er Vater. Aus einer Zeit und von Ereignissen, die den Menschen, den ich kennengelernt hatte, erst zu dem gemacht hatten, der er jetzt war. Von einer Kindheit im Krieg, von einem schwer verletzten Vater, von einem älteren Bruder, der jahrelang in Sibirien in Gefangenschaft war, von einem kleinen Bauernhof, der drei Flüchtlingsfamilien miternähren sollte, und einem kleinen Jungen, für den es Ende November immer noch keine

Schuhe gab. Ich hatte vorher wenig aus der Kindheit meines Vaters gehört. Er hatte nie viel davon erzählt, und das Wenige, das er erzählt hatte, löste bei mir das traurige Gefühl aus, dass sie nicht sehr glücklich gewesen war. Aber jetzt, im Angesicht des Todes, erzählte er Anekdoten über das Fußballspielen auf dem Dorfanger, darüber, wie er mit seinem Vater die Dreschmaschine auseinander- und zusammengebaut hatte, bis er verstand, wie sie funktionierte, und darüber, wie er die Pferde nach dem Pflügen hinunter zum See geritten hatte und mit ihnen schwimmen gegangen war.

Für mich war es gut zu wissen, dass es Dinge in seiner Kindheit und Jugend gab, an die er sich gern erinnerte. Nach seinem Tod holte ich diese Erzählungen manchmal hervor und freute mich über sie, freute mich, dass mein Vater Freude erlebt hatte. Ich hatte durch das Zuhören ein Geschenk gemacht und durch das Gehörte eins bekommen. Das Mindeste, das sich aus dem Erzählen, dem Fragen und dem Zuhören ergibt, ist, dass der Sterbende sich eine Zeit lang mit einer guten Vergangenheit beschäftigt, statt sich mit der schweren Gegenwart zu quälen.

Ich fand heraus, dass gutes Zuhören harte Arbeit ist. Man kann nicht etwas anderes nebenbei erledigen. Nicht Staub wischen, auf das Smartphone eintippen oder an morgen denken. Meist erinnerte mich irgendetwas, das er sagte, an eine eigene Geschichte, und ich konnte kaum erwarten, selbst zu erzählen. Ich probte gleichsam schon im Kopf, wie ich sie erzählen würde, sobald er zu Ende gekommen sei. Aber mein Vater merkte, wenn mein Interesse nachließ, wenn die Aufmerksamkeit ins Wanken geriet. Er wollte, dass ich ihm beim Erzählen ansah, nicht auf die Uhr oder zum Fenster sah. Er wollte spüren, dass ich seine Geschichte hören wollte, dass er meine ungeteilte Aufmerksamkeit hatte, dass ich über seine Geschichte nachdachte, nicht über meine. Er lachte mich an, wenn ich eine Frage stellte, die ihn ermunterte, weiter auszuholen. Er forderte das Zuhören ein.

Lachen

Auch noch als mein Vater schon Patient auf der Palliativstation war und den Großteil seines Tages unter dem Einfluss von Medikamenten schlafend verbrachte, haben wir in den wenigen verbleibenden klaren Stunden ein paar verrückte Sachen gemacht. Ich habe uns einen Rollstuhl geliehen und mir eine tragbare Sauerstoffflasche besorgt, habe ihn von seinem Perfusor abgekoppelt, ihm eine seiner Wollmützen auf den Kopf gezogen und ihn in eine warme Decke gestopft. Dann sind wir aus dem Krankenhaus raus und zum Fluss gefahren.

Eine Schwester, die uns oben auf der Palliativstation auf den Fahrstuhl warten sah, fragte besorgt: „Was ist denn, wenn etwas passiert?"

Mein Vater sah mich mit diesem alten schelmischen Lachen von unten aus seinem Rollstuhl an und sagte: „Wer sagt es ihr? Du oder ich?"

Wir lachten beide und sagten gemeinsam: „Dann sterbe ich."

„Dann stirbt er."

Vom Ausgang der Notaufnahme führte eine kleine Rampe hinunter, und ich habe ihn in seinem Rollstuhl hinunterkullern lassen, so wie man es mit einer Kinderkarre macht, bin hinterhergesprintet und habe ihn unten wieder aufgefangen. Wir haben uns unten im Matsch am Flussufer festgefahren, und er hat mich angefeuert: „Los, streng dich an. Wenn du mich hier nicht rausbugsiert bekommst, musst du mich halt gleich hier begraben." Er konnte einen flachen Stein immer noch häufiger auf dem Wasser aufditschen lassen als ich.

Ich hörte auf, mir Sorgen zu machen. Es konnte nicht mehr schlimmer kommen. Mein Vater starb. Es gab nichts mehr zu tun, als die Zeit zu genießen, die ich noch mit ihm bis zu seinem Tod verbringen konnte. Angst hatte zu diesem Zeitpunkt längst ausgedient. Sie warnte uns vor nichts mehr, das wir nicht schon wussten. Sie spornte nicht mehr zu Fähigkeiten und Leistungen an, die uns eventuell bei der Bewältigung der Krankheit hätten helfen können. Die Zeit, in der Angst ein nutzbringendes Gefühl gewesen ist, war längst vorbei. Es ging nur noch darum zu vermeiden, dass sie uns die wenige Zeit, die noch blieb, zerstörte. Die offensichtliche, vollkommene Nutzlosigkeit der Angst befreite mich von ihr.

Dinge bleiben lassen

Einige Tage vor seinem Tod hatte mein Vater keine Lust mehr, sich zu waschen. Das Waschen bedeutete Anstrengung, und Anstrengung bedeutete Atemnot. Also wollte er damit nichts mehr zu tun haben.

Morgens kam die Schwester herein und fragte, ob sie ihn waschen solle.

„Nein", bestimmte mein Vater, „es ist Sonntag, da braucht man sich nicht zu waschen. Waschen ist sonntags zu anstrengend."

„Herr Witt", sagte die Schwester, „heute ist aber Montag."

Er dachte einen Moment nach.

„Das ist gut, montags muss man sich noch weniger waschen als sonntags."

Die Schwester ergab sich lachend in diese Logik. „Ich komme dann einfach später noch einmal wieder und frage, wie das mit dem Waschen ist."

„Ja, das ist gut. Dann kann ich es noch einmal ablehnen."

Ich war nicht einverstanden. Sich morgens zu waschen, war eins der wenigen Überbleibsel einer Normalität, die es nicht mehr gab. Er wusch sich morgens, er aß zwei Brötchen und er las die Zeitung.

„Du musst dich doch waschen."

„Ich muss überhaupt nichts mehr, außer sterben." Er war ungehalten. „Du willst nur deshalb, dass ich mich wasche, weil du dich dann besser fühlst. Nicht weil ich das Waschen brauche. Sterben geht auch ungewaschen."

Ich hatte mich in eines dieser Mantras verlaufen, mit denen man versucht, das Leben der eigenen Kontrolle zu unterwerfen.

Wenn ich den Kuckuck noch dreimal rufen höre, dann lebte mein Vater mindestens noch drei Monate. Wenn ich niemals auf die zweitunterste Stufe der Treppe trete, dann wird er keine Metastasen bekommen. Wenn mein Vater gewaschen war und zwei Brötchen gegessen hatte, wäre es ein normaler Tag, nicht der Tag, an dem er sterben würde.

Ich hörte auf, ihn zu zwingen, Dinge zu tun, die er nicht mehr tun wollte. Wenn es für ihn keinen Sinn mehr machte, dann war es auch nicht sinnvoll, es meinetwegen zu tun. Ich lernte, Dinge bleiben zu lassen und mich nicht jedes Mal damit zu quälen, dass wir irgendetwas ein letztes Mal taten. Ein letztes Mal ein Eis in der Krankenhauscafeteria essen, ein letztes Mal zusammen Mensch-ärgere-dich-nicht spielen, ein letztes Mal zusammen „Tagesschau" gucken.

Kommunikation im Krankenhaus

Menschen sind dazu geschaffen, in kleinen überschaubaren Gruppen zu leben. Gruppen, in denen jeder den anderen zumindest so gut kennt, dass er eine ungefähre Vorstellung von dessen normalem Verhalten und üblichen Ansichten hat. Für eine solche Umgebung ist unser Kommunikationssystem, sowohl die sprachliche Ausdrucksform als auch die nichtverbale Körpersprache, entwickelt worden. Hier funktioniert sie gut. Sie ist auch funktionsfähig in großen Gruppen, wo die einzelnen Individuen einander nicht kennen, keine wechselseitigen Abhängigkeiten, Bindungen und Verpflichtungen bestehen, aber dort stößt sie schnell an Grenzen, die sich aus der mangelnden Kenntnis voneinander ergeben. So kommt es zwangsläufig und andauernd zu Missverständnissen. Im Krankenhaus wird dieses Grundproblem durch einen bunten Strauß weiterer Schwierigkeiten verschärft, die Kommunikationsprobleme hervorrufen wie warmes feuchtes Wetter oder Gewitter.

Missverständnisse

Zwei Menschen können dasselbe sagen und vollständig verschiedene Dinge damit ausdrücken wollen. Ein Arzt, der Ihnen sagt, dass Ihr Angehöriger ein kleines Wunder braucht, um noch überleben zu können, will damit möglicherweise ausdrücken, dass Ihr Angehöriger stirbt, weil es seine Ansicht ist, dass es Wunder auf dieser Welt nicht gibt. Aber er kennt Sie nicht, er ist unsicher, wie deutlich er es formulieren muss, damit Sie es einerseits verstehen, es andererseits nicht überfallartig hart und direkt daherkommt. Er wählt eine vorsichtige, indirekte Form der Darstellung. Sie verstehen, dass Ihr Angehöriger nur noch ein wenig Glück braucht, damit er nach Hause kommt, denn kleine Wunder passieren schließlich jeden Tag.

Große Stationen, besonders Intensivstationen, haben viel Personal. Es kann sein, dass Sie im Laufe mehrerer Tage mit immer verschiedenen Ärzten sprechen. Gestern hat Ihnen der eine gesagt, dass die Situation lebensgefährlich ist, und Sie haben verstanden, dass Ihr Angehöriger sterben könnte. Heute sagt Ihnen ein anderer Arzt, dass noch viel zu tun bleibt, und Sie verstehen, dass der Kranke leben wird. Tatsächlich haben beide Ärzte formuliert, dass der Kranke schwer in der Klemme steckt, aber ihre Grundeinstellung ist verschieden. Der eine sieht Lebensgefahr, der andere Arbeit. Große Gruppen mit immer wechselnden Protagonisten machen Missverständnisse leicht.

Sie wollen verstehen, warum der Arzt die Infektion Ihres Angehörigen heute als schwerwiegender beurteilt als gestern, obwohl die Situation des Kranken sich in Ihren Augen nicht verschlechtert hat. Der Arzt sagt Ihnen, der Laborwert, der ein Hinweis auf das Ausmaß der Entzündlichkeit ist, das CRP (c-reaktives Protein) habe sich auf 300 erhöht. Sie merken sich die Zahl, Sie merken sich das Protein und fragen am nächsten Tag nicht, wie es dem Patienten geht, sondern wie hoch das CRP ist. Es ist jetzt bei 285. Sie glauben, das sei ein gutes Zeichen. Aber der Arzt, der heute Dienst hat, sagt Ihnen, der Wert habe gar nicht so viel zu sagen, Ihrem Angehörigen gehe es viel schlechter als gestern. Er weiß das, weil der Unterschied von 285 zu 300 nicht relevant ist und er gleichzeitig weiß, dass die Temperatur gestiegen ist, das PCT einen Sprung nach oben gemacht hat und die Leukozyten sich auf 30 000 verdoppelt haben. Aber das sagt er Ihnen nicht, denn er kann nicht von Ihnen erwarten, dass Sie wissen, was PCT und Leukozyten bedeuten und wie sie sich verhalten sollten. Er sagt, Ihrem Angehörigen geht es viel schlechter als gestern. Sie werden anfangen zu glauben, dass Ihnen jeder etwas anderes erzählt und dass hier keiner weiß, was er tut.

Jeder hoch spezialisierte Beruf entwickelt eine eigene Sprache, die sich an den Bedürfnissen und Eigenschaften der Arbeit orientiert, für die sie benutzt wird. Medizinische Sprache ist nicht einfach nur eine Mischung aus Latein und Griechisch. Wenn jedes Wort ins Deutsche übersetzt werden würde, jede Abkürzung ausformuliert, könnte man sie dennoch nicht verstehen. Mit jedem dieser Fremdworte und Abkürzung gehen Bilder einher, Krankheitsverläufe, Erfahrungen über Therapieerfolge, eine Einschätzung für die Prognose des Patienten. Es ist eine Sprache mit einem Rhythmus wie jede andere. Wenn der Rhythmus gebrochen wird, wenn Worte in einem Zusammenhang auftreten, in dem sie es üblicherweise nicht tun, wird man aufmerksam. Man versteht etwas über den reinen Inhalt der Worte hinaus. Aber dafür muss man mit dem Rhythmus vertraut sein. Ich habe die Sprache der Medizin im Studium gelernt, aber verstanden habe ich sie erst Jahre später, als ich die Worte nicht nur mit gelernten Fakten verbunden habe, sondern mit einem Gefühl für Entwicklungen von Krankheiten.

In Gesprächen mit Angehörigen ist es meine Aufgabe, eine Krankheit und ihre Prognose verständlich darzustellen. Ich sollte nicht von Sepsis reden, sondern von Blutvergiftung, nicht von Pneumonie, sondern von Lungenentzündung. Trotzdem passiert es mir immer wieder, dass ich die fachspezifischen Vokabeln verwende. Das mag arrogant wirken, und oft wird unterstellt, dass der Arzt sich absichtlich der Fremdwörter bedient, um Dinge zu verheimlichen oder zu umgehen oder um sich schlicht als Experte darzustellen. Nach meiner Erfahrung ist das fast nie der Fall. Ich falle in das medizinische „Fachchinesisch" zurück wie ein Engländer, der in einer deutschen Unterhaltung eine passende Vokabel nicht findet und unbemerkt die englische benutzt. Weil die Begriffe, mit denen ich gewohnt bin, mich über die Krankheiten und Situationen der Patienten zu unterhalten, die Worte, mit denen ich über diese Krankheiten nachdenke, so viel präziser beschreiben, was ich eigentlich sagen will, als die deutschen Worte, mit denen ich Ihnen den Sachverhalt erklären soll.

Die medizinische Sprache hat sich entwickelt, um möglichst viel genaue Information in möglichst kurzer Zeit weitergeben zu können. Ein einziges Wort in einem bestimmten Kontext bedeutet zumeist mehr als seine konkrete deutsche Übersetzung. So wie manche englischen Wörter kein Pendant im Deutschen haben, so gibt die bloße Übersetzung einer Fachvokabel, die den Zustand Ihres Angehörigen beschreibt, nicht die ganze Bedeutung dieses Wortes wieder. Deshalb gilt: Nehmen Sie es nicht persönlich, wenn es einem Arzt passiert – fragen Sie nach, so lange, bis Sie verstanden haben, was der Arzt sagt.

Der Arzt als Gesprächspartner

Glauben Sie nicht, dass die Ärzte, die Ihnen gegenüberstehen, die genauen Unterschiede zwischen passiver und aktiver Sterbehilfe kennen. Viele tun es nicht. Es gibt interessante Umfragen, bei denen nahezu die Hälfte aller befragten Ärzte diese Begriffe nicht eindeutig, situationsgerecht unterscheiden können. Ich konnte es auch nicht.

Ich habe mit einem Kopf voller theoretischer Fakten über Krankheiten zu arbeiten angefangen, nur um herauszufinden, dass ich nichts über das wusste, was zu tun von mir erwartet wurde. Ich konnte Venen nur mäßig gut punktieren und Arterien fand ich gar nicht. Ich wusste nicht, wo die Notfallmedikamente stehen und kannte nur ihre generischen Namen, nicht die häufig wechselnden Markennamen, mit denen sie auf der Station bezeichnet wurden. Ich wusste nicht genau, was passieren würde, wenn ich sie spritzte. Ich wusste nicht, wie man einen Defibrillator benutzt, ich wusste nicht, wie man einen Alarm aus- oder einen Perfusor einschaltet. Ich wusste nicht, wie man mit den Schwestern und Pflegern spricht, die mehr oder weniger all das wussten, was ich nicht wusste. Ich wusste nicht, wie man mit einem Patienten über den Tod spricht, ich wusste nicht, wie man mit Angehörigen des Patienten über den Tod spricht, ich wusste nicht einmal, wie der

Tod aussieht, wenn er denn wirklich kommt. Ich hatte im Studium insgesamt nur zwei tote Menschen gesehen, einen im Anatomie-praktikum und einen bei den Rechtsmedizinern. Ich hatte nicht gesehen, wie sie in den Zustand des Totseins gelangt waren.

Zuerst habe ich also all meine Zeit und Aufmerksamkeit damit verbracht zu lernen, wie ich meinen Job zu erledigen habe. Von den Dingen, um die es in diesem Buch geht, habe ich nur hier und da ein paar Kleinigkeiten mitbekommen. Ich habe aufgeschnappt, was meine erfahrenen Kollegen in der einen oder anderen Situation gesagt haben und es bei passender oder unpassender Gelegenheit wie ein Papagei nachgeplappert. Ich war damit beschäftigt, fachlich selbst zu überleben und dabei möglichst niemanden umzubringen. Mit Ethik habe ich mich erst Jahre später begonnen zu beschäftigen, erst als mein Vater starb. Sie wären in meinen ersten Jahren entsetzt gewesen, hätten Sie gewusst, wie wenig ich gewusst habe, ich, die Ärztin, der Sie das Leben Ihres Angehörigen anvertrauen mussten.

Aber die Dinge, die man wissen muss, kann man nur lernen, wenn man die Arbeit auch tut, für die man ausgebildet werden soll. Man lernt sie nicht aus Büchern, sondern nur dadurch, dass man sich diesen Dingen täglich immer wieder aussetzt, dass man zunehmend mehr Verantwortung übertragen bekommt. Man kann es in dieser Zeit kaum vermeiden, Fehler zu begehen, und der einzige Schutz des Patienten und auch des Lernenden selbst vor solchen Fehlern besteht in den erfahrenen Kollegen, die auf die Anfänger achten. Es ist ein erprobtes, gut funktionierendes System, das erstaunlich wenig schwerwiegende Fehler produziert. Allerdings wird es derzeit durch die ständige personelle Unterbesetzung bis an seine tragbaren Grenzen belastet.

Über das Sterben als solches habe ich an der Universität nichts gelernt. Es wurde nicht gelehrt. Sterben war das bedauerliche Ergebnis einer nicht erfolgreichen Therapie, über das offensichtlich nicht weiter gesprochen werden musste. In den letzten Jahren hat sich die Palliativmedizin so weit professionalisiert, dass sie zunehmend Eingang in das Curriculum des Medizinstudiums erhält. Dennoch ist der Tod im Studium meist auf die Rolle eines betrüblichen Zwischenfalls beschränkt. Aber selbst wenn er einen weitaus prominenteren Platz in der Ausbildung bekäme, ist das Lernen fast immer theoretischer Natur. Erst wenn man selbst den Emotionen ausgesetzt gewesen ist, wenn die Angst die eigenen Knie zum Zittern gebracht hat, wenn das Hemd vor Anspannung schweißnass geworden ist, wenn der Patient nicht irgendein Patient ist, sondern der Vater, kann man beim Gespräch mit den Angehörigen eines Sterbenden verstehen, was in ihnen vorgeht. Gelernte, nachempfundene Gefühle lassen keine Knie zittern.

Als ich die Angehörigen zu verstehen begann, wurde es aus einem anderen Grund schwer. Die Angst auf ihren Gesichtern, wenn ich mit ihnen sprach, ließ meine eigene Angst wieder aufkommen. Gefühle sind ansteckend. Das ist nicht sehr angenehm, insbesondere nicht, wenn es täglich Teil der Arbeit ist. Also schützt sich das Hirn vor diesen bekannten negativen Empfindungen und blockiert sie. Ich denke nicht unbedingt „die Armen", nur weil ich die Angehörigen jetzt verstehen kann. Ich denke vielleicht sogar „Gott sei Dank bin ich diesmal nicht betroffen". Genauso wie Sie es möglicherweise denken, wenn Sie auf der Straße einen Unfall mit Schwerverletzten passieren.

Nicht jeder von uns ist in allen Aspekten seiner Arbeit gleich gut. Einer ist ein guter Diagnostiker, der einen Riecher dafür hat, was dem Patienten fehlt, einer ist ein guter Handwerker, der komplikationsfreie, hygienisch einwandfreie Handarbeit am Patienten leistet, einer ist ein stressresistenter Pragmatiker, der mit akuten Krisensituationen gut zurechtkommt, einer ist gut im Gespräch mit den Angehörigen. Aber das Einzige, was Sie als Angehörige beurteilen können, sind unsere Fähigkeiten in der Kommunikation, weil es der Moment ist, bei dem sie den Arzt selbst sehen und beurteilen können. Einer, der schlecht mit den Angehörigen kommuniziert, ist nicht notwendigerweise ein schlechter Arzt, er ist nur ein lausiger Gesprächspartner.

Sie möchten, dass Ihr Angehöriger gesund wird, aber ich will darüber hinaus auch Karriere machen. Und befördert wird man in einem Krankenhaus nicht, weil man korrekte Medizin macht; das wird als Grundvoraussetzung erwartet. Karriere macht man, wenn man viel Arbeit in wenig Zeit erledigt und dabei wenige Beschwerden auslöst. Wenn man auch in seiner Mittagspause klaglos arbeitet und nicht auf die Uhr schaut, wenn Feierabend ist, und wenn man sich in seiner Privatzeit für klinische Studien aller Art engagiert. Ihr Anspruch ist, dass Ihr Angehöriger die bestmögliche Betreuung bekommt. Der Anspruch meines Arbeitgebers ist, dass an möglichst vielen Patienten mit möglichst wenig zu bezahlender Arbeitskraft möglichst viele abrechenbare Leistungen produziert werden, ohne Versicherungsschäden oder negative Presse.

Möglicherweise bin ich auch todmüde. Ärzte arbeiten immer noch an manchen Tage 24 Stunden am Stück. Physiologisch wird dieser Zustand des fortgesetzten Schlafentzugs gern mit einem Menschen verglichen, der unter der Einwirkung von 1 Promille Alkohol arbeitet. Niemand ist in Höchstform, wenn er müde ist. Man funktioniert noch in vielerlei Hinsicht, aber komplexe Dinge zu leisten wird schwer. Kommunikation mit fremden Menschen, die sich in einer emotionalen Ausnahmesituation befinden, ist eine äußerst anspruchsvolle Aufgabe. Inhaltlich korrektes Wissen in einer dafür nicht gemachten Sprache an Menschen zu vermitteln, die durch ihre eigene verständliche Angst und Anspannung nicht sehr aufnahmebereit sind, bedarf unter den besten aller Umstände viel Aufmerksamkeit und Einfühlungsvermögen. Es setzt voraus, dass man sich in das Gegenüber hineinversetzt. Diese Fähigkeit ist eine der ersten, die mir abhanden kommt, wenn ich übermüdet bin.

Dies ist nicht als Entschuldigung für unfreundliche Ärzte gedacht. Es gibt Ärzte, die auch gut ausgebildet und wach sind, aber furchtbar unfreundlich sein können. Dabei ist es ihre professionelle Pflicht zu versuchen, trotz widriger Umstände den verständlichen Ansprüchen des Patienten und seiner Angehörigen in einer Krisensituation bestmöglich gerecht zu werden. Der Hinweis ist nur dazu gedacht, verständlich zu machen, mit wem Sie eigentlich sprechen:

Sie sprechen nicht immer mit einem fertig ausgebildeten Experten.

Sie sprechen nicht immer mit einem, der bereit ist, sich nicht nur inhaltlich, sondern auch emotional auf Sie einzulassen.

Sie sprechen noch nicht mal immer mit einem Menschen, der ausgeschlafen genug ist, vernünftigerweise all diesen Ansprüchen gerecht werden zu können.

Sie sprechen oft genug mit ständig wechselnden Ärzten und Pflegekräften.

Sie sprechen in einem Kauderwelsch aus Deutsch und einer Fachsprache, das für Missverständnisse wie gemacht ist. Bei zunehmendem Ärztemangel sprechen Sie möglicherweise sogar mit jemandem, dessen Muttersprache nicht einmal Deutsch ist.

Sie sprechen vielleicht mit jemand, der aus einer anderen Kultur kommt als Sie.

Sie sprechen nicht immer mit einem, der vom Sprechen als solchem etwas versteht.

Und Sie selbst sind wahrscheinlich auch nicht in einer psychischen Situation, in der Sie entspannt und gut aufnahmefähig sind.

Die Chancen, sich nicht zu verstehen, sind selbst unter den besten Bedingungen groß.

Es macht solche Gespräche leichter, wenn man davon ausgeht, dass Missverständnisse vorkommen werden und diese nicht notwendigerweise Folge bösen Willens oder persönlicher Fehler sind. Das gilt für uns beide.

Es macht es leichter, wenn Sie Ihre Fragen so lange freundlich, aber hartnäckig wiederholen, bis Sie die Antwort wirklich verstanden haben. Nur wenn wir heute so miteinander reden, dass ein belastbares Verständnis entsteht, werden Sie morgen darauf vertrauen, was der Arzt sagt. Es macht es leichter und sicherer, wenn ich verstehe, dass ich dieselbe Antwort mehrfach und in unterschiedlicher Darstellung geben sollte. Und wenn Sie sich nicht für dumm verkauft vorkommen, weil manche Dinge wiederholt werden.

Es macht es leichter, wenn es möglich ist, für solche Gespräche einen Raum und eine Zeit zu finden, die verhindern, dass wir ständig durch andere Anforderungen an mich unterbrochen werden. Fragen Sie mich einfach, ob wir nicht besser statt auf dem Flur, zwischen Tür und Angel oder neben dem Patientenbett im Stehen, in einem abgeschiedenen Raum im Sitzen miteinander reden können. Ich vergesse in der Hektik des Stationsalltags oft genug, so etwas anzubieten. Aber auf den meisten Stationen gibt es Rückzugsorte für eben solche Gespräche.

Es macht es leichter, wenn ein möglichst kleiner Kreis von Menschen miteinander spricht. Wenn viele Angehörige Informationen zu einem Patienten haben möchten, dann wird jeder ein bisschen etwas anderes verstehen. Es ist hilfreich, wenn es höchstens einen oder zwei Ansprechpartner gibt, die auf der Seite der Familie die Gesprächsführung in der Hand halten und die Informationen an die Familie weitergeben. Menschen stellen sich aufeinander ein. Menschen, die schon einmal miteinander gesprochen haben, verstehen sich beim zweiten Mal meist leichter.

Angehörige und Ärzte

Ich bin ein Mensch, ich funktioniere wie ein Mensch, ich bin beeinflussbar wie ein Mensch. Machen Sie es sich zunutze.

Ich verstehe, wenn sich alles in diesem Unterkapitel wie eine Zumutung anfühlt. Sie sind im Krankenhaus, weil Ihr Angehöriger in einer verzweifelten Situation ist. Sie sind abhängig und auf Hilfe angewiesen. Da sollten Sie sich nicht noch damit auseinandersetzen müssen, wie Sie und Ihr Verhalten auf andere wirken. Sie sollten das Recht auf ein gewisses Maß an Narrenfreiheit haben. Medizin sollte ohne das Ansehen der Person für alle gleich sein. In einer idealen Welt wäre das so. Aber wir sind nicht in einer idealen Welt.

Sie sind in einer Welt voller Menschen, die wie Menschen fühlen, wie Menschen reagieren. Sie sind auf diese Menschen leider angewiesen. In einer solchen Welt setze ich mich mehr für Sie ein, wenn Sie mir sympathisch sind. In den meisten Situationen wird es weder für Sie noch für Ihren Angehörigen einen Unterschied machen, ob ich Sie gern zum Bekannten hätte oder Sie klammheimlich nicht leiden kann. Ich tue alles, was ich von Berufs wegen zu tun habe. Aber wenn Sie mir sympathisch sind, tue ich möglicherweise etwas darüber hinaus.

Menschen achten mehr auf solche Menschen, zu denen sie eine Beziehung haben. Sie sind aufmerksamer. Der menschliche Verstand versucht ständig, Informationen zu einem Gesamtbild zusammenzufügen. Wenn ich ein paar persönliche Kleinigkeiten von einem Menschen weiß, dann sorgt meine Neugier dafür, dass ich unbewusst auf der Suche nach mehr bin. Er ist für mich interessanter geworden als einer, von dem ich auf der menschlichen Ebene gar nichts weiß. Sorgen Sie dafür, dass ich eine Beziehung zu Ihrem Angehörigen bekomme, selbst wenn er nach einer Reanimation im Koma liegt. Sagen Sie mir, dass Ihr Vater ein begeisterter Lehrer war, ein guter Ehemann, sagen Sie mir, dass er gern mit seiner Enkelin Dame gespielt hat, und in meinem Kopf werde ich ein Bild herumtragen von einem netten älteren Herrn, der mit einem kleinen Mädchen an einem Tisch sitzt und spielt. Er ist der Achtzigjährige, der Erdbeereis über alles liebt, und nicht der Kerl mit den ungepflegten Füßen. Er wird mir sympathisch werden, ohne dass ich ihn überhaupt kennenlernen konnte. Ich werde ganz ungewollt aufmerksamer sein. Zeigen Sie mir, dass Ihr Angehöriger geliebt wird, dass Sie sich um ihn sorgen. Gefühle sind ansteckend.

Menschen sind soziale Herdentiere. Der Kitt, der die Herde zusammenhält, ist Kommunikation. Wir reden miteinander, wir reden übereinander, wir reden darüber, mit wem wir worüber geredet haben. Wir reden, jeder über jeden anderen. Am liebsten reden wir mit denen, die wir ohnehin schon kennen. Und am leichtesten redet es sich über die, die wir am wenigsten kennen. Wir – das sind alle die, mit denen wir seit Jahren zusammen arbeiten, Ärzte, Pflegekräfte, Laborassistenten, Physiotherapeuten, und „die" – das sind Sie, die sporadischen Besucher unserer Welt.

Stellen Sie sich jedes Mal vor, wenn Sie am Bett Ihres Angehörigen jemandem begegnen, den Sie noch nicht kennen. Es fühlt sich für Sie vielleicht unbeholfen und unangenehm an. Viele, die ihren eigenen Namen laut sagen müssen, fühlen sich unbehaglich, als seien sie im Nachteil, weil sie etwas preisgeben müssen. Aber jemand, der sich von sich aus vorstellt, hat einen kleinen automatischen Vertrauensvorschuss bei mir. Er ist mir offen entgegengekommen, hat mir seine Beziehung zu dem Patienten erklärt, für den ich derzeit die Verantwortung trage. Wir haben uns gegenseitig den Platz genannt, an dem wir im Bezug zu dem Kranken stehen, und damit haben wir ein Grundverständnis dafür, was wir von dem anderen erwarten dürfen.

Der Umgang mit Angehörigen ist nicht selten eine große Herausforderung. Angehörige sind sehr unterschiedlich. Sie können skeptisch sein, misstrauisch, unsicher, lässig, zuversichtlich, unbekümmert, bekümmert, besorgt, verzweifelt, verblüfft, unzufrieden, erschrocken, betrübt, verängstigt, wütend, zornig, unwissend, halbwissend, wissbegierig, besserwisserisch, allwissend. Es ist schwer, sich an alle anzupassen. Außerdem sind es viele. Es gibt Mütter, Ehefrauen, Ehemänner, Väter, Stiefväter, Ex-Frauen, Geliebte, Schwestern, Brüder, Töchter, Söhne, Tanten, Onkel, Schwager. Alles zu einem einzigen Patienten. Selbst wenn wir schon einmal miteinander gesprochen haben, nehmen Sie mir es nicht übel, wenn ich wieder vergessen habe, wer Sie sind. Sagen Sie es mir einfach noch einmal. Wenn eine Dreißigjährige die Hand eines Fünfzigjährigen hält, dann könnte es seine Tochter aus erster, seine Ehefrau aus zweiter Ehe sein oder seine Geliebte neben der Ehe. Wenn ich fragen muss (wie ich es rechtlich tatsächlich muss), wer Sie denn sind, dann habe ich das Gespräch schon in einer unangenehmen Stimmungslage angefangen. Denn die Frage kann als eine Frage mit einem feindlichen Unterton verstanden werden.

Aber wenn ich nicht nachfrage, dann habe ich vielleicht die Geliebte am ersten Tag für die Ehefrau gehalten und sage der Ehefrau am zweiten Tag, entschuldigen Sie bitte, aber ich habe die ganze Geschichte schon gestern mit der Ehefrau besprochen. Und dann beginnen ganz neue Probleme.

Ich möchte gern, dass man mir vertraut. Wenn ein Mensch einem anderen Vertrauen entgegenbringt, ist das eines der höchstmöglichen Komplimente, die man in einer Beziehung bekommen kann. Wenn Sie mir sagen, dass Sie sich sicher sind, dass ich mein Bestes tun werde – dann werde ich mir wahrscheinlich beide Beine ausreißen, um genau das zu tun. Ich möchte mir Ihr Vertrauen sozusagen im Nachhinein verdienen. Das klingt einfach, und es klingt auch ein wenig manipulativ. Es ist beides. Aber es funktioniert. Ich bin ein Mensch, ich funktioniere wie ein Mensch. Ich reagiere selbst dann noch darauf, wenn ich weiß, warum ich so reagiere.

Wenn Sie mir unaufgefordert sagen, dass Sie (oder der Bruder, Schwager oder Nachbar) Anwalt sind, wirkt das auf mich wie eine kaum versteckte Drohung. Sie macht mich nicht zu einem besseren Arzt für Ihren Angehörigen, sie macht mich nur zu einem Arzt, der vermeintlich böse ist. Ich werde vorsichtig. Ich werde alles, was ich tue, bestimmt erstklassig dokumentieren, aber besser arbeiten werde ich deswegen wahrscheinlich nicht. Warum sollte ich mich für jemanden, der mir droht, besonders ins Zeug legen? Wenn Sie also Anwalt sind, dann sagen Sie es mir nicht. Und sollte ich Sie zufällig danach fragen, sagen Sie vielleicht etwas in der Richtung: „Nun, ich bin Anwalt, aber das ist wahrscheinlich etwas, das Sie nicht so gern hören …" Ich werde lachen, statt mich bedroht zu fühlen, und wahrscheinlich sind Sie mir ein wenig sympathischer als vorher.

Fragen Sie mich um Hilfe. Jemand, der um Hilfe bittet, kann fast unmöglich gleichzeitig unsympathisch oder arrogant wirken. Eine der leichtesten Arten, Aufmerksamkeit und Hilfe zu bekommen, ist es, verloren zu wirken. Denken Sie daran, wie gern Ihnen jemand minutenlang den Weg beschreibt, wenn Sie sich in einer fremden Stadt verlaufen haben. Natürlich ist klar, warum das so funktioniert: Wir alle fühlen uns gut, wenn wir etwas besser wissen als jemand anderes. Die einfachste Art, dieses Hochgefühl zu genießen, ist es, einem anderen Ratschläge zu geben. Nutzen Sie es aus. Fragen sie mich um Rat.

Fragen Sie nach etwas, das Sie für den Patienten tun können. Sie bekommen vielleicht etwas Sinnvolles und Konkretes gesagt, womit Sie sich beschäftigen können, statt grübelnd, besorgt und hilflos neben seinem Bett zu sitzen. Um Rat fragen zeigt mir, dass Sie Ihren Angehörigen mögen. Es macht Sie mir sympathisch, es macht mir den Patienten sympathisch. Vielleicht hilft es sogar dem Patienten.

Ich werde gern gelobt. Ein Lob zu erhalten, gerade für etwas, das man noch nicht geleistet hat, wird irgendwie zu einer Sache der Ehre, die es noch zu erfüllen gilt.

Ich höre nicht gern, wie Sie Schlechtes über meine Kollegen erzählen. Wenn Sie sich bei mir über die Unfreundlichkeit oder Unfähigkeit meines Kollegen aus der Spätschicht von gestern beklagen, frage ich mich, was Sie ihm morgen über mich sagen werden. Außerdem: Wir reden miteinander. Wir werden Sie in gemeinsamem Einverständnis unsympathisch finden. Und mit anderen Kollegen reden wir früher oder später auch noch ...

Das ist keine Ausprägung des Sprichworts „Eine Krähe hackt der anderen kein Auge aus". Wenn sich ein Krankenhausangestellter unangemessen benimmt, und natürlich werden Sie früher oder später einem solchen begegnen, ganz egal, ob es eine Pflegekraft, ein Arzt, ein Oberarzt oder der Chefarzt ist, empfehle ich Ihnen hier nicht, dass Sie sich nicht wehren sollen. Aber tun Sie es so, dass niemand – auch nicht Sie selbst – unnötig zu Schaden kommt. Stellen Sie den Verantwortlichen sofort und direkt zur Rede. Formulieren Sie es nicht als persönliche Attacke, sondern eher in der Form: „Ich habe das Gefühl, dass Sie sehr unfreundlich sind. Womit habe ich Sie verärgert?" Wahrscheinlich reicht das schon, um das Gegenüber auf sein fragwürdiges Verhalten aufmerksam zu machen und die Wogen zu glätten. Ist der andere uneinsichtig, und Sie sind der festen Überzeugung, falsch behandelt zu werden, wenden Sie sich an mindestens den Nächsthöheren in der Hierarchie und schildern Ihre Probleme möglichst emotionslos.

Sie bewegen sich in einer fremden, geschlossenen Welt, deren Regeln und Verhaltensmuster Sie nicht kennen. Sie werden Fehler machen: sich die Hände nicht desinfizieren, vergessen einen Kittel anzuziehen, auf ein fremdes Röntgenbild sehen, nicht von selbst außer Hörweite gehen, wenn über einen anderen Patienten als Ihren Angehörigen gesprochen wird, Ihrem Angehörigen etwas zu trinken reichen, ohne die Schwester zu fragen und obwohl er Trinkverbot hat. Sie sind unter enormem emotionalem Stress, der Sie Dinge tun lässt, die Sie unter normalen Bedingungen niemals tun würden. Vielleicht schreien Sie in Ihrer Verzweiflung eine Schwester an, vielleicht nennen Sie mich einen Quacksalber. Das ist nicht schlimm. Aber sorgen Sie dafür, dass es nicht als negative Erinnerung bestehen bleibt.

Es ist nicht schlimm, etwas falsch zu machen, wenn man sich nicht auskennt. Aber es nicht gut, so zu tun, als sei nichts passiert. Entschuldigen Sie sich. Sie werden vielleicht sagen wollen: „Ich habe es nicht gewusst, ich konnte es gar nicht wissen." Wahrscheinlich haben Sie recht. In einer idealen Welt sollte das ausreichen. Aber Sie befinden sich unter Menschen. Tilgen Sie die schlechte Erinnerung an sich und sagen Sie „Entschuldigung, ich mache es nicht wieder", nicht „Entschuldigung, ich konnte es nicht wissen". Manchmal ist es besser, etwas falsch zu machen und sich zu entschuldigen, als nie etwas falsch gemacht zu haben, denn es schafft Verständnis und Sympathien.

Sehen Sie mich auch als Menschen, nicht nur als Arzt, so wie Sie wollen, dass ich Sie als Menschen und nicht nur als Angehörigen sehe. Sagen Sie: „Das habe ich nicht verstanden. Ich kann sehen, dass Sie sehr müde sind (keine Zeit haben, etwas anderes tun müssen ...), aber ich bin sehr besorgt um meinen Vater. Bitte nehmen Sie sich die Zeit und erklären Sie es noch einmal." Sie

haben sich die Mühe gemacht zu bemerken, dass ich müde (ge-
stresst, genervt ...) bin, ich werde mich als Mensch beachtet fühlen.
Es ist sehr wahrscheinlich, dass ich aus meiner Müdigkeit heraus-
springe und Sie als Individuum behandele, nicht als jemanden,
dessen ich mich noch entledigen muss, bevor ich weiterarbeiten
kann oder Feierabend habe.

Ich bin ein Mensch, ich funktioniere wie ein Mensch. Nutzen
Sie es.

Hilfreiche Fragen

Einzelne Laborwerte oder Leistungskennzeichen einzelner Organe,
zumindest wenn sie nicht extrem außerhalb der Norm liegen, sind
meist für den Gesamtkrankheitsverlauf unerheblich. Viel interessanter sind die Kombinationen von Untersuchungsergebnissen
und der zeitliche Verlauf. Wenn Sie selbst keine medizinische
Erfahrung haben, werden Sie nicht in der Lage sein, das Gesamtbild zu beurteilen.

Ich bin Intensivärztin, ich hatte keine klinischen Erfahrungen in
der Onkologie oder in der Chirurgie. Ich war nicht in der Lage, die
Situation meines Vaters zu jeder Zeit adäquat einzuschätzen. Sie
können ein Auto auch nicht bereits dadurch geschmeidig fahren,
dass man Ihnen gesagt hat, dass Sie bei Umdrehungszahlen über
3000 in den nächsthöheren Gang schalten sollten. Sie können ein
Auto deswegen fahren, weil Sie es durch Erfahrung gelernt haben.

Ich habe Ärzte meines Vaters nicht nach Tumormarkern gefragt
oder danach, wie genau der Chemotherapieplan zustandekommt.
Ich hätte es ohnehin nicht verstanden, weil mir die Erfahrung fehlt,
derer es bedarf, um die Antworten beurteilen zu können. Ich habe
sie gefragt, wie sie die Situation beurteilen, ob es etwas gibt, das
ihnen besondere Sorgen macht, ich habe gefragt, wie sie ihren
eigenen Vater behandeln würden, wenn er in derselben Situation
wäre, ich habe sie nach ihren Erfahrungen mit Alternativtherapien
gefragt, ich habe sie gefragt, ob ihnen seine Entwicklung gefällt.

Ich habe meine Ängste deutlich geäußert und gesagt: „Er sieht so zerbrechlich aus, sind Sie überzeugt, dass er die Belastung einer Operation überstehen kann?"

Medizin ist keine präzise Wissenschaft. Die wichtigsten Fähigkeiten eines Arztes sind seine Erfahrung, seine Aufmerksamkeit für Details, sein über Jahre erworbenes unbewusstes Wissen: sein Bauchgefühl. Fragen Sie nicht nach einzelnen Details, fragen Sie nach der Einschätzung der Ärzte, fragen Sie nach dem Bauchgefühl. Fragen Sie Ärzte mit viel Erfahrung, und fragen Sie mehrere Ärzte.

Fragen Sie vor allem auch die Schwestern und Pfleger. Diese sind es, die Ihren Angehörigen den ganzen Tag über beobachten, die den meisten Kontakt haben. Sie wissen vielleicht nicht, welches Antibiotikum bei welchem Bakterium das richtige ist, aber viele der erfahrenen Pfleger sind sehr sicher in ihrer Gesamtbeurteilung eines Patienten. Die Anzahl der Patienten, die sie betreuen, ist viel niedriger als die Anzahl der Patienten, um die sich ein Arzt kümmert. Sie bauen einen viel engeren Kontakt auf. Sie merken manchmal Veränderungen eines Menschen, lange bevor ein Arzt darüber stolpert. Wenig erzeugt bei mir schneller Sorgenfalten als eine erfahrene Pflegekraft, die mir sagt, dass sie an einem Patienten etwas merkwürdig findet, dass sie ein ungutes Gefühl hat.

Als mein Vater auf die Palliativstation eingewiesen wurde, habe ich die Schwester, die ihn zu Hause gepflegt hat, gefragt: „Was denken Sie – wird er noch einmal nach Hause kommen?" Sie hat nicht sofort geantwortet. Ich sagte: „Ich will keine Antwort, die sicher richtig ist, ich will auch gar keine Begründung, ich will nur Ihr Gefühl für die Situation. Glauben Sie, dass er noch einmal zurückkommt?" Sie hörte auf, darüber nachzudenken, was und wie sie antworten sollte, und sagte sehr überzeugt: „Nein, er kommt nicht zurück." Es ist unerheblich, ob diese Antwort sich später als richtig erweist oder ob der Patient doch noch einmal für ein paar Tage nach Hause kommt. Wichtig ist das Bauchgefühl, das sagt, in welche Richtung der Patient unterwegs ist.

Die wichtigen Gespräche

Wenn Ihr Angehöriger für längere Zeit auf der Intensivstation liegt, werden Sie wahrscheinlich mehrfach mit einem Arzt sprechen. Die Gespräche, die Sie führen, unterscheiden sich dabei erheblich voneinander. Die wichtigen Gespräche, die, bei denen Entscheidungen fallen, sind meist die, bei denen der Arzt Sie von sich aus anspricht, nicht die, bei denen Sie selbst um eine Unterredung bitten. Das hat Gründe.

Was ich Ihnen am Krankenbett in ein oder zwei Minuten sage – seine Farbe ist ein wenig besser heute, der Kaliumwert ist ein wenig schlechter, das Röntgenbild ist immer noch nicht wirklich schön –, das sind nur kleine Wasserstandsmeldungen, die sich von Tag zu Tag ändern, ohne dass sich dabei etwas Wesentliches ergibt. Im Grunde sind es unwichtige, nichtssagende Gespräche. Wichtig sind die Gespräche, bei denen sich der Arzt, eventuell der Oberarzt mit Ihnen irgendwo ungestört hinsetzt. Das sind die Gespräche, bei denen Entscheidungen gefällt, Behandlungsrichtungen festgelegt werden. Hier wird die Grundlage für eine Änderung des Behandlungsanspruchs von kurativ auf palliativ gelegt. Vielleicht fragt Sie der Arzt: „Wie hätte Ihr Ehemann es haben wollen? Wie hat Ihre Frau zum Leben gestanden?"

Es ist wichtig zu merken, wenn über Fundamentales gesprochen werden soll. Der Arzt möchte (wenn es keine eindeutige Patientenverfügung oder einen Betreuer mit klaren Ansichten gibt) herausfinden, was der mutmaßliche Wille Ihres Angehörigen ist. Er ist gesetzlich verpflichtet, diesen mutmaßlichen Willen zu ermitteln und ihn dann bei der Behandlung zu beachten. Wenn Sie sich der Richtung des Gesprächs unklar sind, fragen Sie nach. Manchmal macht man im Gespräch kleine Andeutungen, öffnet dem Angehörigen sozusagen einen Spalt weit die Tür und sieht erst einmal, wie er darauf reagiert. Man versucht daran abzuschätzen, wie deutlich man werden kann oder sollte. Ob die Angehörigen mit den Geschehnissen oder den Entscheidungen, die sie zu fällen haben werden, überfordert sind. Hier tastet man sich langsam vor, die Weichen in der Therapie umzustellen. Es geht nicht mehr um Heilung. Jetzt geht es möglicherweise schon darum, wie das Sterben gestaltet werden sollte.

Wenn Sie konkret nachfragen, wenn Sie Worte wie „tot" oder „sterben" selbst benutzen, ist das ein Signal, dass Sie genau informiert werden wollen, dann werden Sie wahrscheinlich ehrliche, präzise Antworten bekommen und genaue Verabredungen treffen können.

Wenn Sie ausweichend reagieren, wird der Arzt wahrscheinlich selbst ebenfalls zurückhaltend formulieren. Die Wahrscheinlichkeit für ein Missverständnis wird sehr hoch. Ihre Einflussmöglichkeiten auf das Geschehen werden geringer.

Wenn Sie der Ansicht dieses einen Arztes, der das Gespräch mit Ihnen führt, nicht trauen, fragen Sie einen anderen, wenn Sie mit einem Anästhesisten gesprochen haben, fragen Sie auch den zuständigen Chirurgen, fragen Sie einen Oberarzt, aber fragen Sie auch die Schwestern und Pfleger. Die großen Richtungsentscheidungen innerhalb der Therapie werden im Allgemeinen nicht von einem einzelnen Arzt getroffen, sie entwickeln sich aus dem Gefühl der ganzen Gruppe, die Ihren Angehörigen betreut.

Als ich als Notärztin im Schlafzimmer eines sechzigjährigen Mannes mit fortgeschrittenem Leberkrebs stand, zeigte mir seine Frau einen Chemotherapieplan, mit dem er vor einem Tag nach Hause entlassen worden war und demzufolge er sich in einer Woche ambulant wieder auf der Krebsstation vorstellen sollte. Ihrem Mann gehe es sehr schlecht, sie wisse gar nicht, was sie tun solle. Ich ging mit ihr ins Wohnzimmer, und wir setzten uns hin. „Ich kenne Ihren Mann nicht", sagte ich, „ich kenne seine ganze Krankengeschichte nicht, aber ich würde Ihnen gern sagen, was ich im Schlafzimmer gesehen habe." Sie sah mich einen Moment schweigend an und fragte dann leise: „Was haben Sie gesehen?" „Ich habe einen Menschen gesehen, der stirbt", antwortete ich ihr. „Aber die aus dem Krankenhaus haben uns doch einen Termin für in einer Woche mitgegeben." „Die aus dem Krankenhaus" hatten den beiden in einem Gespräch erklärt, was man alles nicht mehr für ihren Mann tun konnte: keine Operation, keine Chemoembolisation, keine Bestrahlung. Die Ehefrau hatte gefragt: „Aber wie kann man ihm denn noch helfen? Es geht ihm so schlecht – man muss doch etwas tun!" „Die aus dem Krankenhaus" hatten das als Therapieaufforderung verstanden und angeboten, eine weitere Chemotherapie zu probieren. Es war zu keinem Zeitpunkt offen über die Gesamtrichtung der Behandlung gesprochen worden.

Die Ärzte hatten Andeutungen gemacht, die die Ehefrau nicht verstanden hatte, und sie hatte mit Nachfragen reagiert, die auf der Gegenseite falsch ausgelegt wurden. Aus dem Versuch, sie zu schonen, war ein Missverständnis geworden, das das Gegenteil zur Folge hatte. Sie hatte jetzt einen sterbenden Ehemann zu Hause, dem sie nicht zu helfen in der Lage war und von dem ihr nicht klar war, wie fortgeschritten sein Zustand war. Ich erklärte ihr den Unterschied zwischen kurativer und palliativer Therapie, und sie war nicht schockiert, sie hatte es ohnehin gefühlt, wenn auch nicht bewusst verstanden. Jetzt wusste sie endlich die Antwort auf die Frage: „Wie kann man ihm denn noch helfen?" Ihr Mann ging noch am selben Nachmittag auf die Palliativstation des städtischen Krankenhauses. Er starb dort 36 Stunden nach seiner Aufnahme.

Unterschiedliche Einschätzungen

Ich war die Ärztin des Großvaters mit der Mensch-ärgere-dich-nicht spielenden Enkelin. Er war vor fünf Wochen mit einem Herzinfarkt bewusstlos geworden. Die Wiederbelebung war zunächst erfolgreich. Aber jetzt lag er seit fast vierzig Tagen auf der Intensivstation. Sein Gehirn war zerstört, seine Nieren ausgefallen, er musste weiterhin beatmet werden. Es gab keine Patientenverfügung, nur eine Betreuungsverfügung, die seine drei Kinder zu Betreuern bestimmte. Jetzt bekam er zusätzlich eine schwere Lungenentzündung.

Ich setzte mich mit der Tochter zusammen, um herauszufinden, was der mutmaßliche Wille des alten Herrn in einer solchen Situation gewesen wäre. Sie sagte: „Er war sehr lebensbejahend, er wollte für alle da sein, er wollte noch mein Kind sehen." Sie war offensichtlich hoch schwanger. Ich sagte ihr, dass selbst wenn er die Lungenentzündung überstehen sollte, die Hirnschädigung weiter bestehen bliebe. „Aber Sie können nicht sicher ausschließen, dass er nicht doch in der Lage sein wird, sein Enkelkind wahrzunehmen?" „Nein, ganz sicher kann ich nicht sein. Es ist extrem unwahrscheinlich, aber absolut auszuschließen ist es nicht." Wir beschlossen, die Antibiotikatherapie gegen die Lungenentzündung anzusetzen.

Zwei Tage später war der ältere der beiden Söhne zu Besuch, und auch ihn fragte ich nach dem mutmaßlichen Willen des alten Herrn. „Er wollte immer nützlich sein, er hätte es gehasst, uns zur Last zu fallen. Er hat immer gesagt, wenn ich nicht mehr für euch da sein kann, sterbe ich hoffentlich schnell." Eine Fortführung der Antibiotikatherapie lehnte er ab.

Daraufhin bat ich auch den jüngeren Sohn zum Gespräch. „Meine Schwester war das Nesthäkchen. Es ist ihr sehr wichtig, dass mein Vater ihr Kind noch sieht. Sie hat lange nicht Fuß gefasst im Leben, keine Arbeit, kein Partner. Jetzt ist sie verheiratet und erwartet ein Kind. Sie will ihm zeigen, dass sie es geschafft hat." Über seinen Bruder sagte er: „Mein Bruder erbt den Hof, dafür muss er allein für die Pflege unserer Eltern aufkommen. Durch eine langfristig hohe finanzielle Belastung würde er möglicherweise den Hof verlieren." Ich frage ihn, was er denn glaube, was der Vater gewollt hätte. Er sagte: „Ich weiß es nicht. Er hat nicht darüber gesprochen."

Gesetzlich bin ich dazu angehalten, mich nach dem mutmaßlichen Willen des Patienten zu richten. Wenn ich den nicht eindeutig ermitteln kann, dann muss ich mich im Zweifel dafür entscheiden, das Sterben längstmöglich hinauszuzögern.

Wenn das nicht Ihr Ziel sein sollte, dann müssen Sie sich einig sein. Alle Betreuer, besser noch alle Angehörigen, sollten gegenüber den Ärzten und den Pflegekräften zu allen Zeiten dieselbe Meinung konsequent vertreten.

Zwei der drei Kinder des alten Herrn haben die Frage nach seinem mutmaßlichen Willen vermutlich damit beantwortet, was sie sich selbst wünschen würden. Das ist nicht sehr ungewöhnlich. Selbst wenn keine wie auch immer gearteten Eigeninteressen mit im Spiel sind und die Meinungsbildung verzerren, ist es zutiefst menschlich zu glauben, dass das, was man selbst für richtig und gut hält, auch für den anderen als richtig und gut anzunehmen ist. Möglicherweise ist es sogar richtig. Aber das muss es nicht sein.

Wenn Sie der Betreuer für einen anderen Menschen sind, ist es Ihr Auftrag, in seinem Sinne zu handeln, nicht in Ihrem. Das ist manchmal schwer voneinander zu trennen. Wenn Sie eine solche Betreuung übernehmen, sollten Sie davon ausgehen, solche Fragen irgendwann beantworten zu müssen. Klären Sie, welches die Antworten sein sollen, auch wenn es schwer ist, über den Tod zu reden, solange alle bei bester Gesundheit sind und sich gegenseitig nichts anderes wünschen, als dass es noch möglichst lange so bleiben soll. Unterscheiden Sie zwischen dem, was Ihre Ansicht ist, und dem, was der Betreute wirklich möchte. Und wenn sich Ihre Ansichten stark unterscheiden, überlegen Sie sich, ob Sie die Betreuung eventuell lieber ablehnen sollten, auch wenn es Ihr Vater ist oder Ihre Mutter oder Ihr Bruder. Sie müssen eventuell etwas tun, das Ihnen zutiefst widerstrebt, mit der Endgültigkeit des Todes im Nacken. Wenn sich Ihr Vater für passive Sterbehilfe ausspricht und Sie nicht in der Lage sind, diese im Krankenhaus in der entsprechenden Situation einzufordern, weil Sie sie nicht für gut halten, werden Sie den Rest Ihres Lebens mit dem Wissen verbringen, nicht getan zu haben, was er sich wünschte. Wenn Sie passive Sterbehilfe für den richtigen Weg halten, Ihre Mutter sie aber ablehnt, müssen Sie in der Lage sein, alle die daraus vielleicht entstehenden zusätzlichen Tage zusammen mit all dem Leiden, das sie beinhalten werden, auszuhalten.

Wenn Sie jemandem die Betreuungsvollmacht über sich selbst geben wollen, der Ihre Ansichten nicht teilt, wird er im Zweifelsfall vielleicht die Dinge nicht tun oder mit zu wenig Nachdruck einfordern, die Sie entschieden haben. Oder Sie bürden ihm die Last auf, in ständigem innerlichem Widerspruch über Leben und Tod entscheiden zu müssen. Mit jemandem nah verwandt zu sein, ist ein mögliches von vielen Kriterien, um ihn zum Betreuer zu ernennen – der Hintergrund ist der unausgesprochen vorausgesetzte Anspruch, dass ein Verwandter nur Gutes für Sie tun wird. Wenn dieser Verwandte aber anderer Auffassung ist als Sie, worin dieses Gute besteht, werden Sie nicht das bekommen, was Sie möchten.

Patientenverfügung

Meine erste eigene Patientenverfügung habe ich ein halbes Jahr, nachdem ich angefangen hatte, auf der Intensivstation zu arbeiten, geschrieben. Ihr vorausgegangen war eine ganze Reihe von medizinischen Eingriffen und Situationen, die ich gesehen hatte, und von denen ich überzeugt war, dass ich sie auf gar keinen Fall erleben wollte. Es war gleichzeitig auch eine Auseinandersetzung mit Dingen, die an anderen zu tun mir widerstrebte.

Diese erste Patientenverfügung war sehr explizit, sie untersagte genau spezifizierte medizinische Eingriffe. Nach heutigem Recht wäre sie durch diese Explizitheit bindend. Sie wäre gleichwohl unsinnig, da sie Aussagen traf, die keine Rücksicht auf mögliche zukünftige Situationen nahmen. Sie deckte nicht alle Situationen ab, für die man sie sich auch wünschen würde, und war andererseits so spezifisch, dass sie ärztliches Handeln auch dort vorgab, wo es der Situation nicht angemessen wäre.

Der menschliche Geist hat einen Hang dazu, die Dinge in Paaren wahrzunehmen – wir sagen entweder oder, etwas ist richtig oder falsch, schwarz oder weiß, gut oder schlecht, du oder ich. Je weniger Ahnung wir von einem Thema haben, desto leichter lassen wir uns von solchem Schwarz-weiß-Denken verführen. Es suggeriert eine Ordnung, die es im Grunde nicht gibt, ohne die uns das Leben und das Treffen von Entscheidungen aber schwerfällt. Ich hatte wenig Wissen, aber viele heftige, unsortierte Gefühle und nicht überprüfte Ansichten.

Wie die meisten anderen Menschen auch, ahnte ich mit der Zeit und der zunehmenden Erfahrung, das nur eins wirklich immer falsch ist: zu glauben, dass man selbst immer recht hat. Ich erlebte Patientengeschichten, bei denen ich jede einzelne meiner so festen Überzeugungen zurücknehmen musste. Ich versuchte, meine Verfügung neu zu schreiben. Jeder Satz enthielt jetzt ein „falls". Falls dieses oder jenes eintritt, möchte ich dieses oder jenes nicht mehr. Ich versuchte, sie mit derselben Eindeutigkeit und Explizitheit zu schreiben, wie ich es im ersten Versuch getan hatte. Es war unmöglich. Es gab tausend Wenns und Abers. Es gab Einschränkungen: falls, vorausgesetzt, angenommen, gegebenenfalls, insofern als, im Falle dass. Es gab einen langen Text, den niemand, ganz sicher aber kein Arzt, die Zeit hätte zu lesen. Ich selbst hätte ihn als Arzt nicht gelesen. Es war der Versuch einer Versicherung gegen alle Eventualitäten. Es war eine ähnliche Unsinnigkeit wie der erste Versuch.

Schließlich schrieb ich eine einfache Standardpatientenverfügung. Eine, wie sie als Vorschlag zu Dutzenden im Internet zu finden sind, und dann vergaß ich die Angelegenheit.

Zum Beispiel Irma

Irma wurde 1920 in Elbingen in Ostpreußen geboren. Sie verlor ihren Mann und ihren Bruder im Krieg, ihre Mutter auf einem Flüchtlingstreck. Anfang Oktober 1945 gehörte sie zu den ersten, die im neu eingerichteten Grenzdurchgangslanger Friedland Aufnahme fand. Von dort aus ging sie nach Bonn, machte eine Ausbildung zur Sekretärin und arbeitete seit 1950 in den deutschen Botschaften in Teheran, Peking und London. Sie sprach fließend Persisch, Kantonesisch, Englisch und Russisch. Sie hat sich noch mehrfach in ihrem Leben verliebt, aber nie wieder geheiratet. Als Folge einer Infektion mit einer Geschlechtskrankheit nach einer Vergewaltigung auf der Flucht konnte sie keine Kinder bekommen. Sie hatte keine weiteren Angehörigen. Nach ihrer Pensionierung arbeitete sie viele Jahre ehrenamtlich für verschiedene Hilfsorganisationen.

Sie wurde für eine kurze Zeit am Ende ihres Lebens meine Nachbarin, weil es einer der letzten Wünsche ihres Lebens war, nach einem halben Jahrhundert, das sie in den größten Städten dieser Erde verbracht hatte, aus dem Haus treten zu können, ohne Motorenlärm zu hören. Sie wollte auf dem Land leben. Sie pflanzte einen großen Bauerngarten an und sprach mit allen Leuten, die sich die Mühe machten, sie zu fragen, über die Dinge, die sie in ihrem Leben erfahren hatte. Als sie im Juli 2011 in einem Bus einen Herzkreislaufstillstand erlitt, wurde sie wiederbelebt und auf die Intensivstation meines Krankenhauses eingeliefert. In ihrer Handtasche waren ein Personalausweis, ihre Krankenversicherungskarte, eine Liste der wenigen Medikamente, die sie einnahm, und ihre Patientenverfügung.

„Hiermit versichere ich", stand dort, „dass ich im Falle eines unheilbaren Leidens nicht über einen langen Zeitraum mit intensivmedizinischen Maßnahmen behandelt werden will. Ich möchte nicht von der heutigen Apparatemedizin in einem unwürdigen Zustand des Dahinvegetierens am Leben erhalten werden. Diese Verfügung soll befolgt werden, wenn ich an einer körperlichen oder geistigen Krankheit oder Schädigung leide, von der angenommen werden muss, dass sie mir schwere Leiden verursacht und mir ein Leben bei Bewusstsein unmöglich machen wird. In diesem Fall fordere ich, dass man mich sterben lässt."

Im Bett lag eine alte Frau, die niemand kannte, die niemand besuchen kam und über die niemand mehr zu sagen wusste, als dass sie einen Herzstillstand erlitten hatte und in den darauffolgenden drei Wochen nicht aus dem Koma erwacht war. Der Neurologe wollte nicht mit letzter Sicherheit ausschließen, dass sie sich so weit erholen könnte, um noch eine Zeit mit der vollen Unterstützung eines stationären Pflegeheims leben zu können.

Ich fand Irma nach meinem Urlaub in einem abgelegenen Einzelzimmer der Station. Ihre Patientenverfügung steckte in einer Klarsichthülle in ihrer Patientenakte. Meine Kollegen hatten sie gelesen und darüber gesprochen. Sie hatten Irmas Formulierung in

der Patientenverfügung über „unheilbares Leiden" als eine Krankheit verstanden, die weiter fortschreiten und in absehbarer Zeit zu
ihrem Tod führen würde, wie z.B. eine Krebserkrankung. Irmas
Krankheit – ihr Herzinfarkt – war im Gegensatz dazu heilbar gewesen. Ihre verstopfte Herzkranzarterie war im Katheterlabor aufge-
dehnt und erfolgreich gestentet worden. Im Sinne dieser Krankheit
war sie zumindest vorübergehend geheilt. Ihr Herz schlug ohne
weitere Unterstützung. Irmas Körper brauchte auch sonst wenig
Hilfe: Ihre Nieren brauchten keine Dialyse, ihre Lunge brauchte
keine Beatmung.

Also keine Rede von moderner Apparatemedizin. Über einen
Schlauch in ihrer Bauchdecke bekam sie flüssige Nahrung direkt
in den Magen gegossen. Die Pflegekräfte ließen ihr viel Aufmerksamkeit zukommen. Sie betteten sie beständig um, damit sie sich
nicht wund liegen konnte, die Physiotherapeuten kneteten ihre
Muskeln durch, die Logopäden versuchten, ihren Schluckreflex zu
stimulieren – niemand hätte es als unwürdiges Dahinvegetieren
beschrieben. Irma litt nicht unter Atemnot, und sie hatte vermutlich keine Schmerzen. Weder in den Computertomographiebildern
von Irmas Hirn noch in den Laborwerten, die sich aus ihrem Blut
ergaben, ließen sich größere Schäden erkennen. Ein zukünftiges,
zumindest teilweises Bewusstsein war nicht ausgeschlossen.

Ich erzählte den Kollegen aus Irmas Leben, von dieser eigenständigen Frau, die den größten Teil ihres Lebens in den verschiedensten Ländern unter zum Teil schwierigsten Bedingungen
verbracht hatte. Die im Alter von 85 Jahren ein Haus gekauft und
einen Garten gepflanzt hatte.

Im Verlauf der Woche bekam Irma einen zweiten Herzinfarkt.
Niemand hat sie wiederbelebt.

Es ist einfach, eine rechtsgültige Patientenverfügung zu schreiben. Es ist schwer, eine Patientenverfügung so zu schreiben, dass
der Arzt sie unter allen Umständen so interpretiert, wie Sie sie gelesen haben wollen.

Erst seit 2009 ist überhaupt gesetzlich geregelt, wie mit Patientenverfügungen umzugehen ist. Seitdem können volljährige, einwilli-
gungsfähige Bürger im Vorgriff für den Fall einer künftigen
Einwilligungsunfähigkeit rechtsverbindlich in medizinische Be-
handlungen einwilligen oder diese verweigern. Fast jeder dritte
Deutsche nutzt dieses Instrument der eigenen Vorsorge – die überwiegende Mehrheit in therapiebegrenzender Absicht.

Bindend ist eine Patientenverfügung nur, wenn die Maßnahmen
und Situationen, in denen sie Anwendung finden soll, klar definiert
sind. Da man aber im Voraus die Situation, die es zu regeln gilt,
nicht kennt, wird sie notwendigerweise in allgemeiner Form charakterisiert und bedarf dann im konkreten Fall der Interpretation.

Das Recht auf Selbstbestimmung und seine Umsetzung in der Patientenverfügung

Das Recht zur Selbstbestimmung über den eigenen Körper ist einer
der Kernbereiche der verfassungsrechtlichen Garantie der Men-
schenwürde. Sie setzt die Fähigkeit zur eigenen Willensbildung
voraus.

Wenn die einzelne Person das Recht der Selbstbestimmung
ausübt, übernimmt sie damit auch die Last der Entscheidung. Das
Recht auf Selbstbestimmung im Laufe einer medizinischen Behandlung bezieht sich nicht nur auf die Einleitung, sondern ebenso
auf deren Weiterführung; diese bedarf also ebenfalls der legitimie-
renden Einwilligung des Patienten. Jede gegen den Willen des
Patienten durchgeführte oder weitergeführte Maßnahme ist nach
geltendem Recht einer Körperverletzung gleichzusetzen.

Die Einwilligung und auch die Behandlungsablehnung bedürfen
keiner Form. Auch eine schriftliche Erklärung kann durch eine
mündliche Form jederzeit widerrufen werden.

Im Verhältnis des Patienten mit dem Arzt kann die Selbstbestimmung des Patienten in Widerspruch zur Fürsorgepflicht des
Arztes stehen, wenn der Patient eine lebensnotwendige Behand-

lung ablehnt. Das Selbstbestimmungsrecht des Menschen über seinen Körper, das diesem erlaubt, die Therapie einer Krankheit, auch einer Krankheit mit Todesfolge, zurückzuweisen, wird höher bewertet als die Schutzpflicht des Arztes.

Dieses Selbstbestimmungsrecht ist als ein Abwehrrecht gegen Eingriffe in die körperliche Integrität zu verstehen, nicht als ein Anspruch auf aktive Handlungen. Der Arzt ist berechtigt, medizinisch nicht indizierte Maßnahmen zu verweigern. Niemand kann sich auf das Selbstbestimmungsrecht berufen, um einen Anspruch auf Unterstützung zur Selbsttötung einzufordern.

Die Selbstbestimmung kann sich auf eine Zeit beziehen, in der der Patient nicht mehr in der Lage ist, eigene Entscheidungen selbst zu finden oder auszudrücken. Das Selbstbestimmungsrecht kann durch einen Bevollmächtigten ausgeübt werden, der mittels einer Vorsorgevollmacht eingesetzt wird. Es kann auch durch eine schriftliche inhaltliche Festlegung in der Form einer Patientenverfügung wahrgenommen werden.

Die Gültigkeit einer Patientenverfügung ist weder von vorgegebenen Fristen noch von wiederholter Bestätigung abhängig. Eine vorangegangene fachkundige Beratung wird empfohlen, ist jedoch nicht Pflicht.

Das Vorliegen oder auch das Nichtvorliegen einer Patientenverfügung darf nicht zur Voraussetzung für den Zugang zu medizinischen oder pflegerischen Versorgungseinrichtungen gemacht werden. Der Anspruch auf Selbstbestimmung des Patienten darf nicht zur Schwächung der gesellschaftlichen Solidarität mit dem Patienten missbraucht werden – die Erstellung einer Patientenverfügung oder das Aussprechen einer Bevollmächtigung bleibt freiwillig.

Mit der Aufwertung der Patientenverfügung hat der Gesetzgeber das Selbstbestimmungsrecht stärken wollen. Es gibt jedoch verschiedene Gründe, aus denen Patientenverfügungen in der Praxis keine Wirkung entfalten. Die häufigsten Ursachen in diesen Zusammenhang sind einerseits die Nichtauffindbarkeit des Dokuments, andererseits mangelnde Aussagekraft. Neben diesen eher praktisch gelagerten Gründen, aus denen eine Patientenverfügung nicht zur Wirkung kommen kann, gibt es allerdings auch weiterhin grundsätzliche Bedenken hinsichtlich der Bindungskraft einer Patientenverfügung.

Fraglich dabei ist, ob und unter welchen Bedingungen eine getroffene rechtsgültige Willensäußerung von einem nicht mehr entscheidungsfähigen Patienten außer Kraft gesetzt werden kann. Hat ein Patient in einer vorverfassten Patientenverfügung eine Behandlung tödlicher Erkrankungen (z.B. Lungenentzündung oder akutes Nierenversagen) abgelehnt, zeigt dann aber im Spätstadium einer fortgeschrittenen Demenz ein Verhalten, das einen Lebenswillen zum Ausdruck bringt und der Intention der Patientenverfügung widerspricht, ist ungeklärt, wie zu verfahren ist. Die Vor- oder Nachrangigkeit einer Patientenverfügung bei gegenläufigem „natürlichem Willen" ist bisher nicht geregelt.

Zum Beispiel Olga

Olga war 1993 aus einem kleinen Dorf am Fluss Amur nach Deutschland gezogen. Sie hatte nicht kommen wollen, hatte mit Deutschland, diesem geographisch kleinen Land fragwürdiger Vergangenheit, nichts zu tun haben wollen, hatte die unangenehme, harte Sprache nicht lernen und nicht benutzen wollen. Aber ihre Kinder, ihre Schwester, ihr Mann waren voller Begeisterung. Nur weil Olgas ganze Familie ging, war sie bereit gewesen, es mit Deutschland zu versuchen. Olga und ihre Familie waren eins, Trennungen waren nicht vorgesehen. Solange Olga ihre Familie um sich hatte, hatte ihr das fremde Land nichts anhaben können.

Auch Olga erlitt einen Herzinfarkt und wurde wiederbelebt. Ihr Herz erholte sich, ihr Gehirn nur bedingt. Olga konnte nicht mehr sprechen, weder auf Deutsch noch auf Russisch, ihre Bewegungen waren so unkoordiniert, dass selbstständiges Laufen unmöglich war. Und: Olga war nicht mehr in der Lage, ihre Familienmitglieder zu erkennen. Nicht den Sohn, nicht die Tochter, nicht den Mann und auch nicht die Enkel. Ihre Tochter versuchte, sie in ihrer Wohnung zu pflegen. Sie gab ihren Beruf auf, trat aus ihrem Sportverein aus, traf sich nicht mehr mit Freundinnen. Dennoch war sie den umfassenden Anforderungen, die Olgas Zustand an sie stellte, nicht gewachsen.

Olga lebte danach in einer Pflegeeinrichtung des Stadtteils. Ihre Pfleger und ihre Angehörigen waren sich darin einig, dass Olga überwiegend glücklich wirkte. Die fast Neunzigjährige hörte aufmerksam russische Musik, wenn eine der Pflegekräfte den CD-Spieler einschaltete, und wiegte sich In ihrem Sessel im Takt, sie freute sich auf den Nachmittagskuchen und forderte jedes Mal mit deutlichen Gesten mehr Sahne. Ein halbes Jahr später wurde sie erneut ins Krankenhaus eingewiesen mit der Diagnose einer akuten Lungenentzündung. Der Sohn, der zusammen mit seiner Schwester als gesetzlicher Betreuer eingesetzt war, legte Olgas Patientenverfügung vor.

„Sollte ich aufgrund einer unheilbaren Erkrankung des Gehirns (z. B. Schlaganfall, Demenz usw.) nicht mehr fähig sein, meine Kinder und Enkel zu erkennen, lehne ich jede Art lebenserhaltender Therapie ab."

Der Sohn wies eine Behandlung mit Antibiotika auf Grundlage der Patientenverfügung zurück. Die Tochter wünschte die Antibiotikagabe, da ihre Mutter offenbar im letzten halben Jahr glücklich gelebt habe, obwohl sie auch in dieser Zeit ihre Familienangehörigen nicht mehr erkannt hat.

Das Meinungsbild des nationalen Ethikrats zu einer solchen Situation ist ebenso uneindeutig, wie es innerhalb von Olgas Familie war.

Einerseits wird dort für die Vorrangigkeit der Patientenverfügung argumentiert: Aus verfassungsrechtlicher Sicht spricht gegen eine Beschränkung der Verbindlichkeit einer Patientenverfügung vor allem, dass damit an die Stelle von Selbstbestimmung Fremdbestimmung gesetzt und letztlich nach heutiger Rechtslage eine Pflicht zum Weiterleben statuiert wird.

Akzeptiert man die Verfügung durch den Patienten nicht, so bedeutet das deshalb letztlich Fremdbestimmung, weil Dritte die Verfügung ignorieren und ihre eigenen Überzeugungen und Wertungen an die Stelle derer des Patienten setzen und in Ermangelung wirkungsvoller Widerspruchsmöglichkeiten des Patienten dann auch durchsetzen. Eine solche Entscheidung Dritter liefe angesichts eines entgegenstehenden, in der Patientenverfügung niedergelegten Willens letztlich auf eine Zwangsbehandlung hinaus.

Andererseits wird auch im Ethikrat die Meinung vertreten, dass die Verbindlichkeit von Patientenverfügungen auf bestimmte Krankheitszustände beschränkt werden sollte, die trotz Behandlung nach dem Stand ärztlicher Erkenntnis in absehbarer Zeit zum Tod führen. Vertreter dieser Meinung geben zu bedenken, dass nicht ausgeschlossen werden kann, dass in solchen Situationen, in denen der Patient nicht mehr selbst entscheiden kann, sein Wille ein anderer sei als in der Patientenverfügung niedergelegt. Wegen dieser verbleibenden Unsicherheit geben sie dem Lebensschutz bei allen Krankheiten, die nicht in absehbarer Zeit zum Tode führen, den Vorrang.

Daraus ergeben sich drei Vorgehensweisen, von denen ich glaube, dass sie die vielen in der Literatur und im Internet existierenden Vordrucke, Textbausteine und Beispiele von Patientenverfügungen (siehe z. B. www.ethikzentrum.de/patienten verfuegung) so verbessern können, dass ihre Umsetzung den behandelnden Ärzten leichter fällt und den Patientenwillen zum Zeitpunkt der Krankheit besser wiedergibt.

Besondere Überzeugungskraft im Hinblick auf die ärztliche Interpretation entfaltet eine Patientenverfügung immer dann, wenn deutlich wird, dass sich der Verfasser der Tragweite seiner Entscheidung, insbesondere der mangelnden Vorhersehbarkeit eines späteren subjektiven Zustands, bewusst gewesen ist und er selbst seiner eigenständigen autonomen Entscheidung den Vorrang vor einem eventuell später durch andere interpretierten natürlichen Willen einräumt.

Besondere Überzeugungskraft hat es auch, wenn eine einmal
erstellte Patientenverfügung im weiteren Verlauf für den Leser
nachvollziehbar angepasst wird. Eine ursprünglich allgemein ge-
haltene Patientenverfügung kann deutlich präzisiert werden, wenn
der Verfasser zu einem späteren Zeitpunkt an einer spezifischen
Erkrankung leidet. Der Betroffene sollte dann eindeutig Bezug nehmen auf die zu erwartenden Komplikationen und Entwicklungen
der ihm jetzt bekannten Krankheit. Zum Beispiel kann jemand, der
an ALS erkrankt, eine künstliche Beatmung für den Zeitpunkt ausschließen, zu dem die Krankheit sein Atemzentrum befällt.

Letztlich wird es in vielen Fällen jedoch unmöglich sein, mit
ausreichender Präzision eine Krankheitssituation im Voraus so zu
beschreiben, dass eine Patientenverfügung unter allen Umständen
bindend ist. Diese wird von den behandelnden Ärzten immer zum
Teil interpretiert werden müssen. Das Beste, was Sie tun können,
ist es, dem Arzt für diesen Fall Interpretationshilfen an die Hand
zu geben. Sagen Sie ihm, wer Sie sind, was für Sie Lebensfreude
bedeutet und wovor Sie sich besonders fürchten. Es hilft ihm, Ihre
Situation einzuordnen, wenn diese durch die allgemeinen Formu-
lierungen der Patientenverfügung nicht (oder nicht hinreichend)
erfasst ist.

Hätte Olga aufgeschrieben, was ihr Mann mir erzählte, hätte in
ihrer Patientenverfügung vielleicht ein solcher Absatz gestanden:

Ich habe mein ganzes Leben als Teil einer großen Familie ver-
bracht. Ohne meine Familie komme ich mir hilflos und ausgeliefert
vor. Nur die enge Bindung an meine Angehörigen hat mir ein
Leben in einer fremden Kultur erträglich gemacht. Sie ist immer
unverzichtbare Grundlage meiner Lebensfreude gewesen. Ein
Leben, in dem ich nicht in der Lage sein sollte, den Schutz und die
Nähe meiner Familie zu empfinden, sondern das ich unter fremder
Fürsorge verbringen muss, ist mir unvorstellbar.

Nach dem Tod meines Vaters habe ich meine eigene Patientenverfügung um einen Absatz erweitert: Ich habe meinen Vater durch die letzten Monate einer Lungenkrebserkrankung begleitet. Ich habe die Angst und die Panik, mit der er zeitweise nach Luft gerungen hat, beobachtet. Atemnot gehört zu den Krankheitssymptomen, vor denen ich am meisten Angst habe.

Das Ende der kurativen Therapie

Mein Vater hatte seine letzte Operation im Dezember 2012. Kaum war er entlassen, erlitt er eine schwere Lungenblutung und musste notfallmäßig wieder ins Krankenhaus. Eine bis dahin unerkannte großflächige Metastase in der Luftröhre hatte sie verursacht. Nach der Notfallintervention folgten fünf Wochen Bestrahlung und eine ambulante Rehabilitation. Er hatte noch einmal sechs Wochen Ruhe. Dann wurden multiple weitere Metastasen in der Lunge gefunden und die ersten Fernmetastasen in der Leber. Es gab einen letzten Versuch, das Fortschreiten der Erkrankung mit einer Chemotherapie zu verlangsamen. Die erste Sitzung vertrug er gut, nach der zweiten bekam er eine schwere Lungenentzündung, die zu einem erneuten längeren Krankenhausaufenthalt führte.

Wir saßen mit der Oberärztin der onkologischen Tagesklinik zusammen, um zu überlegen, ob die Chemotherapie danach wie geplant fortgesetzt werden sollte. Eigentlich überlegten die Ärztin und ich, mein Vater hörte uns halb abwesend zu und entschied, dass es jetzt reichte. Er sagte: „Das war es." Noch am selben Tag verließ er das Krankenhaus.

Beantragung der Pflegestufe

Der Sozialmedizinische Dienst des Krankenhauses beantragte in einem Eilverfahren Pflegestufe zwei. Bis auf Weiteres bezahlten wir die Unterstützung des ambulanten Pflegedienstes selbst. Der medizinische Dienst der Krankenkassen hatte es nicht eilig. Der Termin zur Begutachtung wurde spät anberaumt und dann verschoben. Als er endlich stattfand, wurde eine Pflegebedürftigkeit nicht gesehen. Zu diesem Zeitpunkt war mein Vater nicht mehr in der Lage, eine einzige Treppe zu bewältigen, er war rund um die Uhr auf Sauerstoffzufuhr über einen Plastikschlauch angewiesen, er war nicht mehr in der Lage, sich zu bücken, weil die veränderte Körperhaltung ihn sofort in Atemnot brachte. Er versuchte, möglichst selten am Tag zur Toilette zu gehen, weil der Weg von weniger als zehn Metern eine Anstrengung bedeutete, von der er sich mit einer halben Stunde mühsamen Atmens erholen musste. Wir legten Widerspruch ein. Die Zustimmung zu seiner Eingruppierung in die Pflegestufe zwei bei unveränderter Aktenlage bekamen wir kurz nach seinem Tod.

Mein zweiter Großvater ist 1984 in einem kleinen Kreiskrankenhaus verstorben. Er hatte Blasenkrebs mit ausgeprägten Lungenmetastasen. Die letzten Wochen seines Lebens, nachdem seine Krankheit so weit fortgeschritten war, dass er auf ständige Unterstützung angewiesen war, hat er im Krankenhaus verbracht. Meine Großmutter hat ihn dort regelmäßig besucht und gemeinsam mit ihm gegessen. Zu keinem Zeitpunkt wurde über eine Entlassung gesprochen. Wenn er wollte und es ihm gut ging, konnte er sich für einen halben oder einen Tag nach Hause beurlauben lassen.

In unserer Zeit einer Abrechnung medizinischer Dienstleistungen nach Fallpauschalen und nicht mehr nach der Dauer des Krankenhausaufenthalts ist die Betreuung schwerstkranker Menschen im Krankenhaus vom System im Grunde nicht mehr vorgesehen. Wenn es keine konkrete Diagnose gibt, die eine abrechenbare Leistung zur Folge hat, fällt der Patient in seinen letzten Lebensmonaten in ein Betreuungsloch. Im Krankenhaus ist sein Zustand nicht wirklich zu verbessern, und ein längerer Aufenthalt, der sich allein aus der pflegerischen Unterstützung begründet, wird von den Krankenkassen nicht übernommen. Der Patient wird entlassen und trifft in vielen Fällen auf ein Umfeld, das dem schnell zunehmenden Aufwand für Pflege und Betreuung nicht gewachsen ist.

Bei Krankheiten, deren zeitliches Fortschreiten der gemäßigten Geschwindigkeit des Verwaltungsapparats davonläuft, kann das zu ernsten logistischen Schwierigkeiten führen. Das ist dem Gesetzgeber bekannt, sodass in den letzten Jahren viele Anstrengungen unternommen wurden, um eine Betreuung dieser Menschen zu Hause für die Angehörigen zu erleichtern. Es ist davon auszugehen, dass sich zeitnah weitere Änderungen ergeben.

Von ganz entscheidender Bedeutung aber ist es, sich frühzeitig mit der Organisation von (ambulanter) pflegerischer Unterstützung zu beschäftigen und alle gesetzlich vorgesehenen Leistungen so bald wie möglich zu beantragen. Schildern Sie Ihre Situation deutlich, bemühen Sie sich um zügige Termine, fragen Sie regelmäßig nach dem Stand der Anträge nach. Anträge können durchaus wegen Personalmangel, Urlaub oder Krankheitsfällen in der Verwaltung lange unbearbeitet bleiben. Fragen Sie nach, warten Sie nicht nur!

Wenn Sie mit dem Ergebnis der Begutachtung nicht einverstanden sind, legen Sie sofort Widerspruch ein. Beantragen Sie frühzeitig die Erhöhung der Pflegestufe, insbesondere wenn Ihr Angehöriger an einer zügig fortschreitenden Erkrankung leidet. Besprechen Sie sich mit Ihrem Hausarzt. Er, nicht das Krankenhaus, ist jetzt derjenige, der die medizinische Betreuung sicherstellt, und er ist derjenige, der Ihnen Ratschläge gibt, was wann zu tun ist. Er weiß, welche Möglichkeiten es in Ihrer näheren Umgebung gibt. Der Ausbau der ambulanten Unterstützung ist regional noch sehr unterschiedlich.

Warten, Hilflosigkeit

Nachdem mein Vater nach Hause kam, saß er die meiste Zeit des Tages in einem Stuhl im Wohnzimmer. Die Vorhänge waren vorgezogen, und er hockte in einem dämmerigen Licht, obwohl die Natur draußen Tag für Tag einen spektakulär schönen Altweibersommer aufführte. Ich weiß nicht, ob er die Welt nicht mehr sehen wollte oder ob er nicht wollte, dass die Welt ihn und seine Probleme sah. Die Angst und die Luftnot zogen ihm die Schultern hoch, und er duckte sich unter sie wie unter einen Schirm.

An manchen Tagen ging es ihm besser als an anderen. Das waren die Tagen, an denen er sagte: „Es muss aber noch ein bisschen besser werden." Er hatte dann ein zaghaft hoffnungsvolles Lächeln. Es sah ein wenig schelmisch aus, als glaube er, die Krankheit doch noch austricksen zu können. An den schlechten Tagen sagte er: „Das ist ein Scheißleben geworden. So habe ich das nicht gewollt."

Es war die Zeit, in der ich versuchte, ihn mit Fragen nach seiner Kindheit und Jugend aus der aktuellen Situation zu entführen. Manchmal schaffte er es für eine gewisse Zeit, oft genug aber auch nicht mehr. Für ihn war der Weg in die Vergangenheit zunehmend versperrt. Er war auf eine schreckliche Weise in einer Gegenwart gefangen, in der er um jeden Luftzug kämpfen musste. Seine Angst vor den Momenten, in denen ihm die Luft wegblieb, machte ihn unruhig. Er wurde nervös, und seine Nervosität machte ihn fuchtig und unwirsch und seine Bewegungen eckig und aggressiv. Seine Augen flackerten, seine Schultern waren beständig hochgezogen und seine Körperhaltung war angespannt. Er bekam den säuerlichen Geruch eines Menschen, der viele Medikamente nimmt und beständigem Stress ausgesetzt ist. Seine zunehmende, von der Angst stimulierte Aggressivität und meine Hilflosigkeit darin, ihm zu helfen, sorgten immer wieder für Reibereien zwischen uns, die wir trotz besseren Wissens und Sorge um den anderen nicht immer in der Lage waren zu unterdrücken. Lang zurückliegende Unstimmigkeiten und Verletzungen mischten sich mit der Ausweglosigkeit der Situation zu einem immer wieder überkochenden Stimmungscocktail. Wenn man sich jetzt mit ihm stritt, konnte er nicht mehr schreien, diesmal nicht wegen eines geschädigten Stimmnervs, sondern weil ihm der Atmen fehlte. Er verlor seine Stimme ein zweites Mal. Wir stritten uns im Flüsterton.

Ich fragte ihn, ob es etwas gäbe, das er noch tun wolle. Und er
antwortete: „Ich will weg von dieser Welt, ich will mit dieser Welt
nichts mehr zu tun haben. Ich möchte gern sterben, aber ich weiß
nicht, wie man das macht."

Er hörte auf, sich zu interessieren.

Er hörte auf, Bücher zu lesen.

Er hörte auf, von schönen Dingen zu träumen.

Er war gefangen an der Schnur seines Sauerstoffgeräts.

Die kleinen Dinge

Gleichzeitig Ärztin und Tochter zu sein, war im Verlauf seiner Krankheit an manchen Tagen schrecklich. Es gab keine Zeitverzögerung,
mit der der Schock bei mir eintraf. Keine Möglichkeit, sich an die
Diagnose und an ein Verständnis von ihr heranzutasten. Als ich erfuhr, dass mein Vater Lungenkrebs hatte, da hatte ich nicht nur die
diffuse Angst vor einer der bekannten großen Krankheiten, sondern
ich hatte konkrete Bilder von Menschen und ihrem Sterben im Kopf.

Gleichzeitig Ärztin und Tochter zu sein, war an manchen Tagen
entlastend. Ich konnte meiner Angst mit Aktivität begegnen. Ich
wusste als Intensiv- und Notärztin nichts über Lungenkrebs, außer
wie Menschen daran starben. Ich wusste nicht, wie man ihn behandelt. Also fand ich es heraus. Sprach mit den Pneumologen,
mit den Onkologen, mit den Thoraxchirurgen, machte Termine,
fuhr meinen Vater zur Reha, fuhr ihn zur Chemotherapie, sorgte
dafür, dass er immer genug Schmerzmedikamente hatte. Solange
man sich als Handelnden wahrnimmt, hat man das Gefühl, Kontrolle über die Situation zu haben. Angst kann dann nicht über-
mächtig werden.

Als die normale Medizin meinen Vater als nicht mehr therapier-
bar aufgab und nach Hause schickte, gab es nichts mehr zu organisieren. Jetzt gab es nichts mehr zu tun, als auf den Tod zu warten.
Ich dachte, ich könnte es nicht aushalten. Dann fanden wir die
Wichtigkeit der kleinen Dinge heraus.

Wenn man es schafft, den Geist zu beruhigen, entspannt sich auch der Körper und man fühlt sich besser. Wenn man dem Körper ein gutes Gefühl gibt, dann beruhigt sich auch der Geist. Sie bilden eine untrennbare Einheit. Wenn mein Vater einen Schwitzanfall hatte, weil durch die Botenstoffe, die die Krebszellen ausschütteten, seine Temperaturregulation gestört war, legten wir ihm einen kalten, feuchten Lappen auf die Stirn. Wenn er sich atemlos fühlte, schalteten wir einen kleinen Tischventilator an. Das Gefühl der bewegten Luft, die über die Wangen streicht, verbindet der Körper mit dem Gefühl, durchatmen zu können, so wie man aus einem stickigen Raum in den frischen Wind hinaustritt, um Luft zu holen. Wir haben mit einem kleinen Trick seinen Körper dazu gebracht, sich besser zu fühlen, auch wenn das objektiv gar nicht stimmte. Wenn er nicht duschen mochte, weil es ihn zu sehr anstrengte, badete er die Füße in einer großen Schüssel. Wenn seine Schultermuskeln durch das verkrampfte Hochziehen bei der Anspannung der Atemhilfsmuskulatur schmerzten, massierte ich sie.

Seien Sie erfinderisch. Probieren Sie aus, was Ihnen in den Kopf kommt und der Kranke bereit ist mitzumachen. Es hilft nicht nur ihm, es hilft auch Ihnen, weil Sie wieder das Gefühl haben, etwas Gutes tun zu können. Es geht nicht mehr um große Träume, es geht nur noch um die kleinen Dinge, die ein wenig Erleichterung schenken.

Pflege zu Hause?

Ein Mensch in einem fortgeschrittenen Krankheitsstadium kann stark pflegebedürftig werden. Er ist zu schwach, um sich selbst zu waschen, ihm ist zu schwindelig, um eigenständig aufstehen zu können, er muss sich urplötzlich übergeben, kann sich aber keinen Behälter holen, um das Ergebnis aufzufangen. Es muss für ihn eingekauft, gewaschen, gekocht und geputzt werden. Seine Tabletten müssen besorgt und bereitgestellt werden. Ihm muss aufgeholfen werden, wenn er gestürzt ist. Er muss am Tag ständig bei unterschiedlichsten kleinen Verrichtungen unterstützt werden. Er braucht auch nachts Hilfe, wenn er zur Toilette muss, wenn er plötzlich starke Luftnot hat oder ausgeprägte Schmerzen. Eventuell ist er verwirrt, versucht aufzustehen, verletzt sich, lässt Gläser und Flaschen fallen, verunreinigt seine Kleidung, sein Bett oder auch Teile der Wohnung.

Seien Sie ehrlich mit sich: Können Sie all diesen Anforderungen gerecht werden? Können Sie rund um die Uhr ansprechbar sein für alle Hilfstätigkeiten, für die kleineren medizinischen Probleme, die nicht gleich eines Arztes bedürfen, aber doch des Eingreifens, aber auch für alle Ängste und die psychische Verzweiflung, können Sie nachts zwei-, drei- oder fünfmal aufstehen? Nicht eine Nacht, nicht zwei Nächte, eventuell Wochen, vielleicht ein paar Monate lang? Einkaufen, Essen machen, Medikamente besorgen, Gesprächspartner sein? In der Woche, an Wochenenden und feiertags. Ohne Pause, ohne Unterbrechung, bei unklarer Zeitdauer.

Wenn man die Aufgabe auf eine Familie aufteilen kann, ist eine Pflege zu Hause eine durchführbare Idee. Die großen Familien allerdings, die solchen Ansprüchen gewachsen sind, ohne dass ein Einzelner vollständig überbeansprucht wird, gibt es meist nicht mehr. Wenn Sie so idealistisch sind, es allein machen zu wollen, ist es bewundernswert, aber wenn es nicht funktioniert, kommt das Gegenteil dessen dabei heraus, was Sie für Ihren Angehörigen wollten. Wenn man immer und immer zurückstecken muss, während man selbst unter Angst leidet und der eigene fortgesetzte Schlafentzug die Gemengelage verschlimmert, ist man keine Hilfe mehr für seinen Angehörigen. Man wird gegen den eigenen Willen aggressiv. Ihr Angehöriger wird verstehen, dass Sie sich aufopfern, manche schämen sich dafür. Vielleicht will er Sie nicht belasten und traut sich nicht zu rufen, selbst wenn es wirklich notwendig wäre. Und: All die Zeit, die Sie mit Waschen, Putzen etc. verbringen, verbringen Sie nicht mit Ihrem Angehörigen.

Möglichkeiten der häuslichen Pflege

Zehn-Tages-Frist

Eine Pflegesituation kann unerwartet eintreten. Sie haben als betreuender Angehöriger das Recht, bis zu zehn Arbeitstage der Arbeit fernzubleiben, um für einen nahen Angehörigen eine bedarfsgerechte notwendige Pflege zu organisieren oder aber um die pflegerische Versorgung in dieser Zeit selbst zu übernehmen.

Falls die Begutachtung des Pflegebedürftigen durch den Medizinischen Dienst der Krankenversicherung (MDK) zu diesem Zeitpunkt noch nicht stattgefunden hat, reicht zum Nachweis gegenüber dem Arbeitgeber eine ärztliche Bescheinigung über die voraussichtliche Pflegebedürftigkeit des Angehörigen aus.

Diese kurzzeitige Freistellung können alle Beschäftigten in Anspruch nehmen. Sie ist unabhängig von der Anzahl der beim Arbeitgeber Beschäftigten. Die Absicherung in der Kranken-, Pflege-, Renten- und Arbeitslosenversicherung bleibt in dieser Zeit, vergleichbar zur Arbeitsunfähigkeitsbescheinigung, bestehen.

Zur Fortzahlung Ihres Gehalts oder des Lohnes ist Ihr Arbeitgeber allerdings nur dann verpflichtet, wenn sich eine solche Verpflichtung aus arbeitsrechtlichen Vorschriften oder aufgrund individualvertraglicher Absprachen, Betriebsvereinbarungen oder Tarifverträgen ergibt.

Pflegezeit

Pflegezeit entspricht der unbezahlten, aber sozialversicherten Freistellung von der Arbeit für die Dauer von bis zu sechs Monaten.
Anspruch auf Pflegezeit hat, wer

*   einen nahen Verwandten (Ehegatten, Lebenspartner, Eltern,
    Schwieger- oder Großeltern, Geschwister, Kinder, Adoptiv-, Pflege-
    oder Schwiegerkinder), bei dem mindestens Pflegestufe 1 vorliegt,
    in häuslicher Umgebung pflegt,
*   bei einem Arbeitgeber mit mehr als 15 Beschäftigten arbeitet.
    Die Pflegezeit muss dem Arbeitgeber spätestens zehn Tage vor
    Inanspruchnahme schriftlich angekündigt werden. Gleichzeitig
    ist anzugeben, in welchem Umfang und für welchen Zeitraum
    Sie die Pflegezeit in Anspruch nehmen möchten. Auch eine teil-
    weise Freistellung ist möglich und darf nur aus dringenden be-
    trieblichen Gründen vom Arbeitgeber abgelehnt werden. Die
    Sozialversicherungen der Pflegeperson im unbezahlten Urlaub
    werden folgendermaßen abgedeckt:
*   Während der Dauer der Pflegezeit ist der Pflegende dann ren-
    tenversichert, wenn der Angehörige für mindestens 14 Stunden
    in der Woche gepflegt wird.
*   Sollte der Antragsteller über keine Familienversicherung bei der
    Kranken- und Pflegeversicherung verfügen, muss er sich frei-
    willig versichern. Gezahlt werden muss in der Regel der
    Mindestbetrag. Auf Antrag übernimmt die Pflegekasse des
    Pflegebedürftigen den Beitrag zur Kranken- und Pflegeversiche-
    rung bis zur Höhe dieses Mindestbeitrags.
*   Die Pflicht zur Arbeitslosenversicherung besteht für die Dauer
    der Pflegezeit fort. Die notwendigen Beiträge werden von der
    Pflegekasse des zu Pflegenden übernommen.

Familienpflegezeit

Neben der unbezahlten, befristeten Freistellung von der Arbeit im Sinne der Pflegezeit besteht seit dem 1. Januar 2012 die Möglichkeit, zur Pflege eines nahen Angehörigen die Wochenarbeitszeit für einen Zeitraum von maximal 24 Monaten auf bis zu 15 Stunden zu reduzieren. Auf diese Familienpflegezeit besteht kein Rechtsanspruch. Es handelt sich um eine freiwillige Leistung eines Unternehmens; im Koalitionsvertrag der aktuellen Bundesregierung ist allerdings eine Zusammenführung von Pflege- und Familienpflegezeit mit Rechtsanspruch geplant.

In der Familienpflegezeit besteht Kündigungsschutz, und das Gehalt wird um die Hälfte des reduzierten Arbeitsentgelts aufgestockt. Nach dem Ende der Familienpflegezeit wird in der Nachpflegezeit so lange das reduzierte Gehalt weiter gezahlt, bis der Gehaltsvorschuss ausgeglichen ist. Für die Gehaltsaufstockung in der Familienpflegezeit kann der Arbeitgeber ein zinsloses Bundesdarlehen erhalten.

Praktisches Vorgehen im Fall der Pflegebedürftigkeit

- Den Antrag auf Leistungen aus der Pflegeversicherung stellen Sie direkt bei der zuständigen Kranken- bzw. Pflegekasse des zu Pflegenden. Alternativ kann er bei einem Pflegestützpunkt in Ihrer Nähe gestellt werden. Sie können eine andere Person zur Antragstellung bevollmächtigen, falls Sie selbst zeitlich oder körperlich nicht dazu in der Lage sind.
- Sie haben einen Anspruch auf umfassende Beratung durch die Pflegekasse. Stellen Sie einen erstmaligen Antrag auf Pflegeleistungen, so muss Ihnen die Pflegekasse einen unmittelbaren Beratungstermin anbieten, der innerhalb von 14 Tagen nach Antragstellung liegt. Alternativ kann sie Ihnen einen Beratungsgutschein ausstellen, den Sie bei einer unabhängigen, neutralen Beratungsstelle einlösen können. Diese Pflegeberatung kann im

wohnortnahen Pflegestützpunkt stattfinden oder auf Ihren
Wunsch auch bei Ihnen zu Hause.

- Die Pflegekasse informiert Sie unverzüglich über Leistungen
und Vergütungen der zugelassenen wohnortnahen Pflegeein-
richtungen.

- Die Pflegekasse beauftragt den Medizinischen Dienst der Krankenversicherung oder einen unabhängigen Gutachter mit der
Begutachtung zur Feststellung der Pflegebedürftigkeit. Für diese
Begutachtung ist es sinnvoll, vorher genau zu protokollieren,
bei welchen Tätigkeiten Sie den zu Pflegenden unterstützen
(waschen, anziehen, Essen vorbereiten, anreichen, Medikamente zusammenstellen). Notieren Sie auch, wie viel Zeit dies
in Anspruch nimmt. Sparen Sie nicht an Details. Falls Sie bereits
vor dem Gutachtertermin von einer Pflegekraft unterstützt werden, bitten Sie diese, bei der Begutachtung anwesend zu sein.

- Entsteht die Pflegebedürftigkeit im Anschluss an einen Krankenhausaufenthalt, wenden Sie sich möglichst früh, auf jeden
Fall aber noch während Ihr Angehöriger sich im Krankenhaus
aufhält, an den sozialmedizinischen Dienst des Hauses. Dort
wird Ihnen mit der Organisation geholfen.

- Weitere Informationen bekommt man über das Bürgertelefon
des Bundesministeriums für Gesundheit unter 030-3406066-
02.

- Einen guten Überblick gibt die Broschüre des Bundesministeriums für Gesundheit: „Pflegen zu Hause. Ratgeber für die häusliche Pflege." Sie ist als Download verfügbar unter www.bmg.
bund.de/pflege/hilfen-fuer-angehoerige/pflegende-angehoe-
rige.html, kann aber auch per Post angefordert werden. Sie enthält auch ein Kapitel über häusliche Sterbebegleitung.

Die eigene Psyche

Alle schweren Krankheiten betreffen zwar körperlich gesehen nur den Patienten, sie beeinflussen jedoch psychisch sein gesamtes nahes Umfeld. Belastend wirkt nicht nur der vermehrte Zeit- und Arbeitsaufwand, sondern vor allem die Unausweichlichkeit, sich selbst mit existenziellen Fragen beschäftigen zu müssen.

Wir alle sind von der Natur mit einem perfekten System zur Bewältigung von Stresssituationen ausgestattet. Allerdings ist es für akute Hochbelastungen ausgelegt, nicht für beständigen Dauerstress.

Körperliche Reaktionen

Eine akute Bedrohungssituation beantwortet der Körper mithilfe des sympathischen Nervensystems. Es mobilisiert die körperlichen Energiereserven und fokussiert sie auf die Körperorgane, die handeln müssen, um der Situation Herr zu werden.

Persönlich mit einer Krebsdiagnose (oder der Feststellung vergleichbar schwerer Krankheiten) konfrontiert zu werden, führt umgehend dazu, sich lebensgefährlich bedroht zu fühlen. Wenn ein naher Angehöriger eine solche Diagnose gestellt bekommt, reagiert der Körper vergleichbar. Wenn eine Gazelle von einem Löwen gejagt wird, laufen alle anderen Herdenmitglieder trotzdem mit weg. Der Körper wechselt in einen sofortigen Erregungszustand, die Herzfrequenz steigt an, der Blutdruck ebenso, die Bronchien erweitern sich, man atmet tiefer durch, bekommt einen Schweißausbruch, die Feinsteuerung der Muskulatur verschlechtert sich. Die

Bewegungen werden kräftiger, sind aber grober koordiniert. Manche Menschen sind zu den fein abgestuften Bewegungen, wie sie zum Beispiel für das Schreiben notwendig sind, nicht mehr fähig. Oft sieht man, wie sich die Pupillen der Menschen erweitern, denen schlechte Nachrichten überbracht werden.

Der Körper versucht, einer Gefahr zu widerstehen, der leider auf diese Art nicht erfolgreich begegnet werden kann. Aber das bedeutet nicht, dass Ihr Körper es nicht dennoch versucht und sein evolutionär erprobtes, instinktives Handlungsprogramm abspult, das in den vergangenen Jahrtausenden geholfen hat, Menschen am Leben zu erhalten. Sie bekommen Ihre Stresshormonausschüttung mit Schweißausbruch und Pupillenerweiterung auf dem Stuhl in der Arztpraxis genauso wie vor den Zähnen des Löwen.

Sie sitzen also auf diesem Stuhl, und die Stresshormone verursachen bei Ihnen einen zeitweiligen Erinnerungsverlust, einen Tunnelblick, der Sie nur noch wenig sehen lässt, und verleihen Ihnen Ohren, die nichts mehr hören – ausgerechnet in einer Situation, in der Sie für Ihre Zukunft oder die Ihres Angehörigen wichtige Informationen aufnehmen und Entscheidungen treffen sollen.

Der Vorgang, dass unser Gehirn sensorischen Input der Ohren, Augen oder des Tastens ausschalten kann, ist eine Alltäglichkeit. Während Sie lesen, hören Sie nicht das Gezwitscher der Vögel. Während Sie Ihre Lieblingsmusik hören, sehen Sie nicht, wie Ihr Hund etwas von Ihrem Teller klaut. Bei beidem spüren Sie nicht, dass sich die Lehne des Stuhls gegen Ihren Rücken presst. Das Hirn lässt Informationen, die für die derzeitige Situation nicht relevant sind, nicht bis zum Bewusstsein vordringen.

Wird eine Situation von Ihrem Körper als lebensbedrohlich beurteilt, hat Ihr bewusster Verstand gegebenenfalls kurzfristig nichts mehr zu melden. In extremen Situationen können wir uns möglicherweise nur noch an die Informationen, die durch ein einziges Sinnesorgan (meist das Auge) vermittelt werden, erinnern. Sie erinnern sich an die zerdrückte Mücke, die auf der Tapete hinter dem Arzt klebte. Oder an die Haare, die aus seiner Nase wuchsen.

Sie erinnern sich nicht daran, was gesagt wurde. Sie hören die Ton-lage, den Rhythmus der Stimme, die mit Ihnen spricht, aber das bedeutet nicht, dass Sie verstehen, was die Stimme sagt. Vielleicht werden auch alle Höreindrücke vollständig blockiert. Es ist das auditive Äquivalent dazu, die Augen zuzukneifen, bis der böse Mann weggegangen ist.

Wenn es wegen der medizinischen Situation nicht zwingend not-wendig ist, sollten Sie zu einem solchen Zeitpunkt keine endgültigen Entscheidungen treffen. Bei Erkrankungen, bei denen es um Minu-ten geht, ist das natürlich nicht denkbar, aber wann immer es geht, sollte man eine Phase der Ruhe gehabt haben, und wenn möglich eine Rekapitulation der relevanten Informationen, bevor Entschei-dungen gefällt werden. Selbst wenn das aus medizinischen Gründen problemlos möglich ist, scheint der moderne, an Zeitersparnis ori-entierte Klinikbetrieb schnelle Entscheidungen zu erzwingen. Es ist Ihr gutes Recht, sich dem zu entziehen und eine Bedenkzeit einzu-fordern. Sie können denselben Arzt dieselbe Sache zweimal fragen, Sie können einen zweiten Arzt dieselbe Sache noch einmal fragen. Tun Sie es, wenn Sie sich danach fühlen. Tun Sie es aber wenn mög-lich erst dann, wenn Sie nicht mehr im Fluchtmodus sind.

Und dann sitzen Sie nicht mehr auf dem Stuhl in der Arztpraxis, sondern auf Ihrem Stuhl zu Hause. In Ihrem Kopf dreht sich alles, Sie können sich nicht konzentrieren, Ihre Hände zittern. Das sind Folgen der verbleibenden Stresshormone und der Abbauprodukte in Ihrem Körper. In der Arztpraxis konnten Sie es nicht, aber jetzt können Sie damit machen, was die Natur vorgesehen hat: Verbren-nen Sie sie. Gehen Sie raus, machen Sie einen langen Spaziergang, gehen Sie schwimmen, schlagen Sie einen Sandsack (das hilft möglicherweise auch gegen die Aggression, die aus der empörten Frage „Warum trifft es mich?" resultiert). Bewegung, mit der man vor dem Löwen wegläuft, baut gleichzeitig die Stresshormone ab und schafft Platz für ruhiges Nachdenken. Also laufen Sie. Danach gehen Sie unter die Dusche und ruhen sich aus, bevor Sie sich mit dem Problem auseinandersetzen.

Sie sind womöglich mehrere Tage in einem Zustand der Auf-
ruhr, nachdem die Krankheit (oder die Verschlechterung der Krankheit oder die nicht mehr gegebene Therapierbarkeit der Krankheit)
diagnostiziert worden ist. Und dann plötzlich können Sie sich nicht
daran hindern einzuschlafen, Sie können nicht aufhören zu essen.
Vielleicht haben Sie Kopfschmerzen, vielleicht ist Ihnen schwindelig. Sie fühlen sich abgekoppelt, isoliert, apathisch, eventuell sogar
entspannt. Vielleicht denken Sie, dass Sie sich an den Gedanken
gewöhnt haben, dass Sie beginnen sich anzupassen.

Was jetzt vor sich geht, ist jedoch etwas anderes. Sie erleben
den Rückschlag des parasympathischen Nervenssystems, das den
Körper nach einer Extremsituation, in der er vom sympathischen
Nervensystem zu Höchstleistungen genötigt worden ist, zwingt,
seine Reserven wieder aufzufüllen. Es ist ein heftiger, physiologisch
gewollter Kollaps, mit dem der Körper sich vor lebensbedrohlichen
Schäden schützt. Glauben Sie nicht, dass Sie jetzt sicher Auto fahren können; Sie könnten am Steuer einschlafen. Glauben Sie nicht,
dass Sie arbeitsfähig sind; Sie werden nichts zustande bringen.
Dieses Stadium ist ebenso heftig und ebenso schwer willentlich
beeinflussbar, wie es die innere zitternde unkoordinierte Erregung
unter dem Einfluss des sympathischen Nervensystems war.

In den ersten Tagen nach einer lebensbedrohlichen Nachricht
ist man äußerst verletzlich. Sie leiden unter Schlafentzug, sind
durcheinander, unsicher und auf einer biologischen Achterbahn.
So sehr, dass Sie nicht mehr Sie selbst sind. Sie sind aggressiver,
weinerlicher, aufbrausender, ängstlicher, Ihr ganzer, fein abge-
stimmter individueller Charakter ist aus der Bahn geworfen. Es ist
die Zeit, in der man sich erholen sollte. Leider ist das unmöglich,
weil es meist auch die Zeit ist, in der die großen Entscheidungen
gefällt werden müssen.

Wenige Menschen essen freiwillig so wenig, dass ihr Körper un-
terernährt ist. Aber viele Menschen führen freiwillig ein Leben unter
ständigem Schlafmangel. Der Mensch musste keine eindringlichen
Signale entwickeln, die ihn darauf hinweisen, dass er unter Schlaf-

mangel leidet. Vor der Erfindung der Glühlampe bekamen die Menschen problemlos ausreichend Schlaf, weil es nach Sonnenuntergang außer Reden und Sex nicht viel zu tun gab. Jeder bekam ganz selbstverständlich den Schlaf, den er zur Regeneration brauchte. Nachdem die Elektrizität die Nacht zum Tag gemacht hatte, war es zwar physisch möglich, tagelang durchzuarbeiten, aber psychisch sind wir nicht dazu in der Lage. Menschen sterben schneller aus Mangel an Schlaf als aus Mangel an Nahrung.

Viele Menschen glauben, dass sie ihren Körper darauf trainieren können, mit deutlich weniger als sieben oder acht Stunden täglichem Schlaf auszukommen. Das ist jedoch nicht richtig. Der Mangel an Schlaf schafft eine körperliche Voraussetzung, um anfälliger für psychischen Stress zu werden. Zusätzlich zu den psychischen Problemen, die aus dem Sterben eines Angehörigen resultieren und die unvermeidbar sind, öffnet man durch Schlafmangel die Tore für eine erhebliche Verschärfung dieser Situation. Man steigert die eigene seelische Verletzlichkeit mit Schlafmangel, genauso wie man die Anfälligkeit für eine Reihe von Krankheiten steigert, unter anderem weil das Immunsystem unter den Bedingungen des Schlafmangels nur eingeschränkt arbeitet.

Ein Verlust an Schlaf hat einen Verlust an Kurzzeitgedächtnis, Motivation, Entscheidungsfähigkeit, Reaktionszeit, Sichtfeld, Aufmerksamkeit und Fähigkeit zu Mitgefühl und Geduld zur Folge. General Patton, der Teil der amerikanischen Invasion am 6. Juni 1944 in der Normandie war, hat über die Müdigkeit gesagt, dass sie uns alle zu Feiglingen mache. Wenn Sie sich selbst schlecht fühlen, schlaftrunken, mürrisch und griesgrämig, sind Sie für niemanden eine Hilfe. Schlafen Sie sich aus. Auch und gerade in einer Krisensituation.

Ungewollte Rücksichtslosigkeit

Viel von der Unachtsamkeit gegenüber unseren Nächsten entsteht durch einen Mangel an Vorstellungskraft. Unglück und Einsamkeit kann für einen Menschen dadurch entstehen, dass niemand anders in der Lage ist, sich wirklich und wahrhaftig vorzustellen, wie es wäre, dieser andere zu sein. Auf diese Art bin ich rücksichtslos zu meinem Vater gewesen.

Er sagte täglich: „Es ist furchtbar, ich kann keine Luft bekommen." Weil es täglich gesagt wurde, wurde es normal, weil es normal war, war es nicht mehr relevant oder beeindruckend. Und weil es mich nicht mehr beeindruckte, erzeugte es kein Mitgefühl mehr. Also antwortete ich irgendwann mit Banalem. Ich sagte: „Jaja, ich weiß."

Eines Tages fragte er, ob ich irgendwann in meinem Leben einmal selbst unter Atemnot gelitten hätte. Als ich sieben oder acht Jahre alt war, hatte ich einen Bonbon verschluckt, und er war mir in der Luftröhre hängen geblieben. Ich erinnerte mich, dass ich auf der Fahrt zum Krankenhaus nach Luft schnappend auf dem Autorücksitz gesessen habe, die Fingerspitzen ein wenig blau, nassgeschwitzt vor Anstrengung. „So", sagte mein Vater, „fühle ich mich den ganzen Tag lang, nicht nur während einer Autofahrt."

Es ist mir unvorstellbar geblieben, wie es ist, sich einen ganzen Tag lang, eine ganze Woche, einen ganzen Monat um nichts anderes zu sorgen, als die nächsten hundert Atemzüge, die nächsten zehn, den nächsten und den nächsten. Ich habe es beobachtet, aber ich habe es nicht selbst erlebt. Und so bin ich der Unachtsamkeit schuldig, die aus der Diskrepanz zwischen diesem Augenschein und dem tatsächlichen Erleben entsteht.

Der menschliche Mangel an Vorstellungskraft, der zur eigenen psychischen Überlebensfähigkeit unabdingbar ist, ist eine legitime Entschuldigung – aber manchmal haben Entschuldigungen, selbst wenn sie der Wahrheit entsprechen, keine Erleichterung zur Folge.

Erleichterung findet man nur, wenn man sich selbst vergibt. Niemand kann allen Anforderungen, die auf einen niederprasseln, wenn ein naher Angehöriger stirbt, in optimaler Form gerecht werden. Man kann nicht Pflegekraft, medizinischer Ratgeber, Putzfrau, Hauswirtschafter, Seelentröster, Verwalter, liebevoller Angehöriger, Unterhalter und Handhalter gleichzeitig sein. Man kann nicht sein eigenes Leben unbeschadet fortleben und den immensen Bedürfnissen eines anderen, zu Ende gehenden Lebens zur selben Zeit entsprechen.

Weil man nicht perfekt sein kann, ist es notwendig, sich selbst aus diesem Anspruch zu entlassen. Es ist ausreichend, das zu geben, was man geben kann. Wenn man sich beständig selbst anklagt, weil man nicht noch besser, umfassender, empfindsamer für den anderen sorgt, fühlt man sich jedes Mal schlecht, wenn man dem Sterbenden ins Gesicht blickt. Denn egal welche Bedürfnisse und Probleme man selbst gerade hat, verblassen sie unweigerlich vor denen, die der Sterbende hat. Man kann sich nicht gut über eine Grippe beklagen, wenn der andere Krebs hat.

Aber wenn man sich selbst diesen unerfüllbaren Anspruch zumutet, dem anderen emotional in allem den Vortritt zu lassen, und ihm beständig nicht entsprechen kann, folglich sich deswegen beständig selbst schlecht fühlt, schlagen diese Anklagen, die man gegen sich selbst führt, irgendwann in einen – vielleicht nur unbewussten Zorn – auf den anderen um. Schließlich löst seine Anwesenheit diese Gefühle aus. Wie soll man in einer solchen Stimmung für den Sterbenden zugänglich sein? Unser eigenes Leben tritt hinter dem eines Todkranken zurück. Aber keiner von uns verträgt das allzu lange allzu gut. Wenn die Krankheit des anderen das eigene Leben zur Nebensache macht, hält man das nicht beliebig lange aus. Man braucht Zeit, in der man selbst an erster Stelle steht, damit man in der anderen Zeit ohne Widerwillen und mit Freude dem Sterbenden den Vortritt lassen kann. Ganz besonders gilt das, wenn es sich um einen längeren Zeitraum handelt, um mehr als wenige Tage oder Wochen.

Wenn man sich jedes Mal, sobald man Kontakt zum Sterbenden hat, unzureichend fühlt, merkt sich das Unterbewusstsein diesen Zustand des Unbehagens. Aber weder Ihr Körper noch Ihr Hirn fühlen sich gern unwohl. Sie werden auf subtile Art versuchen, dafür zu sorgen, dass Sie diese Situationen vermeiden. Sie werden sich zwingen müssen, sich mit dem Sterbenden und dessen Leid auseinanderzusetzen.

Machen Sie es sich leichter. Geben Sie sich selbst und Ihrem Hirn eine Gelegenheit, sich wohlzufühlen, wenn Sie neben dem Sterbenden sitzen. Trinken Sie eine Tasse Tee, erzählen Sie ihm und dabei sich selbst von einer netten kleinen Begebenheit des Tages – davon, dass die Küken in dem Rauchschwalbennest unter Ihrem Dachgiebel geschlüpft sind, davon, dass die Rosenknospe aufgebrochen ist, davon, dass Sie ein schönes Buch gefunden haben. Entspannen Sie Ihren Körper. Bemerken Sie, dass es sich angenehmer anfühlt, wenn Sie die Schultern fallen lassen, wenn Sie ruhig und fließend atmen. Setzen Sie sich in einen Stuhl, der bequem ist, nicht auf die Kante eines Hockers. Je wohler und gelassener Sie sich selbst fühlen, desto angenehmer sind Sie als Besucher für den Kranken und desto lieber werden Sie wiederkommen. Es ist in Ordnung, sich gut zu fühlen, auch wenn es das Gegenüber gerade nicht tut. Es ist keine Missachtung, es sich bequem zu machen, auch wenn Ihr Gegenüber es nicht mehr kann.

Man kann sich gleichzeitig gut und schlecht fühlen. Man kann traurig sein, dass der andere stirbt, und sich freuen, dass man selbst noch Zeit zum Leben hat. Gerade weil der andere leidet, kann man selbst dankbar sein, dass man es (noch) nicht tut. Daraus ergibt sich keine Schuld. Man muss nur diese Inkonsistenz der Gefühle hinnehmen.

Wie mein Vater starb

Es gab keine Pausen mehr, keine Erholungszeiten, keine guten Zeiten. Wir dachten, es ginge noch. Wir wollten, dass es noch ging. Etwas anderes war undenkbar. Aber es ging nicht mehr. Die Entscheidung, das Haus und unser tägliches Leben zu verlassen, hat er alleine gefällt. Er rief den Pflegedienst an und bat um Hilfe.

An dieser Stelle eines Lebens hält unser Gesundheitssystem viele unpassende und grausame Möglichkeiten bereit – die Fehlbeurteilung der Situation durch unterbezahlte, ausgebrannte, nicht ausreichend ausgebildete Pflegekräfte zum Beispiel. Oder die Einweisung eines sterbenden Patienten auf die Normalstation eines Krankenhauses, die dazu geeignet ist, Menschen mit akuten Erkrankungen zu helfen, aber sterbende Menschen in Einzelzimmern sich selbst und ihrer Krankheit überlässt. Auf solchen Stationen haben die Lebenden ein Vorrecht an den beschränkten Ressourcen gegenüber den Sterbenden. Wir haben das Glück gehabt, dass uns diese Irrwege erspart geblieben sind. Die Pflegekraft erkannte die Situation, unterstützte meinen Vater bei seiner schweren Entscheidung und organisierte die Aufnahme auf die Palliativstation.

Palliativstation und Hospiz

Der Begriff Hospiz leitet sich aus dem lateinischen Wort für Gastfreundschaft (hospitium) her. Im Mittelalter gab es eine Tradition von Hospizen für Pilger, die an gefährlichen Wegpassagen lokalisiert waren, so z. B. an den Alpenübergängen. Das erste Hospiz, das sich speziell an Kranke wandte, wurde 1900 von den Sisters of

Charity in Dublin und London gegründet. Sie pflegten Arme, chronisch Kranke und Sterbende. In dem Londoner Hospiz arbeitete die englische Sozialarbeiterin, Krankenschwester und spätere Ärztin Cicely Saunders, die den christlichen Fürsorgegedanken der Hospize um die Erkenntnisse der modernen Medizin, insbesondere der Schmerztherapie erweiterte und 1967 in Sydenham London das erste Hospiz moderner Prägung eröffnete. Als überzeugte Christin lehnte sie Sterbehilfe strikt ab. Den Sterbensweg betrachtete sie als Chance, sich bei Freunden und der Familie zu bedanken und zu verabschieden. Es war ihre Überzeugung, dass es möglich sei, auch die letzten Tage eines Lebens angenehm zu gestalten. Sie selbst starb 2005 im Alter von 87 Jahren in dem von ihr gegründeten Hospiz.

Von London aus verbreitete sich diese neue Art der Sterbebegleitung. 1971 wurde der erste Dokumentarfilm „Noch 16 Tage" über das Hospiz in Sydenham von R. Iblacker gedreht und trug zur weiteren Verbreitung bei. Die erste deutsche Palliativstation wurde 1983 in Köln eröffnet, das erste Hospiz in Aachen 1986. Die mit der Idee von Cicely Saunders einhergehende Veränderung der medizinischen Therapie begann, sich zu institutionalisieren. 1994 wurde die Gesellschaft der Palliativmedizin gegründet. 1997 erschien das erste Curriculum der Palliativmedizin für Studenten. Die erste Stiftungsprofessur für Palliativmedizin wurde 1999 an der Universität Bonn geschaffen. Seit 2004 können sich Fachärzte für Palliativmedizin spezialisieren. Seit 2007 wird von § 37b und § 132d im SBG V (Sozialgesetzbuch) der gesetzliche Anspruch auf ambulante spezialisierte Palliativversorgung geregelt.

2011 gab es in der Bundesrepublik Deutschland 231 Palliativstationen und 195 stationäre Hospize. Ihre Anzahl steigt weiter. Durchschnittlich stehen in Deutschland derzeit (in stationären Hospizen und Palliativstationen zusammengenommen) etwa 40 Betten je 1 Million Einwohner zur Verfügung. Dabei variiert sowohl die Gesamtanzahl der pro Einwohner zur Verfügung stehenden Kapazitäten zwischen den einzelnen Bundesländern sehr stark, als auch die Relation der Bettenverteilung zwischen den stationären Hospizen und den Palliativstationen. Der Bedarf wird offiziell in Deutschland auf derzeit insgesamt 50 Betten je 1 Million Einwohner geschätzt, international wird er zum Teil mit 80-100 Betten je 1 Million Einwohner angegeben.

Die Weltgesundheitsorganisation (WHO) definiert Palliativmedizin so: „Palliativmedizin ist ein Ansatz zur Verbesserung der Lebensqualität von Patienten und ihren Familien, die mit den Problemen konfrontiert sind, die mit einer lebensbedrohlichen Erkrankung einhergehen, und zwar durch Vorbeugen und Lindern von Leiden, durch frühzeitiges Erkennen, gewissenhafte Einschätzung und Behandlung von Schmerzen sowie anderen belastenden Beschwerden körperlicher, psychosozialer und spiritueller Art."

Palliativstationen in Krankenhäusern sind eigenständige, in ein Krankenhaus integrierte, spezialisierte Einrichtungen zur Versorgung schwerstkranker und sterbender Menschen, die einer Krankenhausbehandlung bedürfen. Ziele der Behandlung sind eine Verbesserung oder Stabilisierung der jeweiligen Krankheitssituation sowie die anschließende Entlassung – soweit möglich – nach Hause. Die Finanzierung der Palliativstationen erfolgt entweder entsprechend der regulären Krankenhausfinanzierung nach dem DRG-System oder auf der Basis von Pflegesätzen über die Anerkennung als besondere Einrichtung. Die übliche Behandlungszeit ist auf 14 Tage beschränkt, da meist nur für diese Zeit die Kosten von den Krankenkassen übernommen werden. Ist der Patient nach dieser Zeit nicht fähig, in die häusliche Betreuung zurückzukehren, wird üblicherweise eine Aufnahme in einem stationären Hospiz angestrebt.

Heute versteht man in Deutschland ein stationäres Hospiz als eine vom Krankenhaus oder Seniorenheim unabhängige Pflegeeinrichtung, in der Schwerstkranke mit absehbarem Lebensende betreut werden. Der maximale Betreuungszeitraum beträgt üblicherweise 6 Monate. Wenn ein Sterbender nicht zu Hause gepflegt werden kann und keine Behandlung im Krankenhaus

benötigt, bietet das stationäre Hospiz die Betreuung Sterbender
an (man vergleiche auch die „Rahmenvereinbarung nach § 39a Satz
4 SGB V über Art und Umfang sowie zur Sicherung der Qualität
der stationären Hospizversorgung vom 13.3.1998").

Anders als in Deutschland gehören Palliativmediziner in Groß-
britannien, Irland, den USA oder in Polen obligatorisch zum Be-
handlungsteam eines stationären Hospizes. In Deutschland ist
diese durchgängige fachärztliche Versorgung den Palliativstationen
vorbehalten. In den stationären Hospizen hingegen wird die ärztliche Begleitung meist von niedergelassenen Hausärzten geleistet,
sodass das Pflegeteam und der Patient nicht zu jeder Zeit auf ärztliche Unterstützung zurückgreifen können.

Für meinen Vater und für mich wurde die Palliativstation zu
einem Ort der Erleichterung. Der Satz, der meinen Vater seine letzten Monate über begleitet hatte, dieses verzweifelte „Ich weiß nicht
mehr, was ich machen soll", fand eine Lösung. Er hatte eine rote
Klingel, er hatte Menschen, denen er nichts erklären musste, die
er nicht bitten musste. Wenn die Luftnot ihn würgte, bekam er so
viel Morphin, wie es die Situation brauchte, und nicht nur so viel,
wie ihm der Arzt irgendwann einmal zugestanden hatte. Wenn er
Angst hatte, bekam er Tavor oder Midazolam. Er durfte vor seiner
Angst in den Schlaf flüchten, wann immer er das wollte. Er bekam
ein Minimum an Kontrolle über seine Krankheit zurück. Weil die
Angst nicht mehr bestimmend war, wurde in einer Umgebung, in
der der Tod allgegenwärtig ist, plötzlich wieder Platz für das Leben.

Für mich bedeutete die Palliativstation, dass ich die Verantwortung für meinen Vater abgeben konnte. Dass ich endlich aufhören
konnte, für alle Fragen und alle Gefühle der Ansprechpartner sein
zu müssen.

Wir waren nicht mehr die Einzigen, die mit dem Tod und dem
Sterben konfrontiert waren. Wir waren nur eine von acht Familien,
die sich auf diesem Weg befanden. Das gab dem Ganzen etwas
Natürliches. Er war nicht mehr auf Hilfe angewiesen, sie stand ihm
sozusagen selbstverständlich zu, er brauchte nicht zu fragen, er

bekam von den verschiedensten Menschen mehr Hilfe angeboten, als er benötigte. Und ich brauchte mich um nichts zu kümmern, außer darum, mich mit ihm zu unterhalten oder auch einfach nur da zu sein. Unsere wechselseitigen Aggressionen lösten sich auf wie Nebel in der Sommersonne.

Es gab keinen festen Stationszeitplan. Nicht die Patienten mussten sich den Arbeits- und Zeitplänen der Pflegekräfte unterwerfen, sondern die Pflegekräfte passten sich an die Patienten an. Wenn mein Vater eine schlechte Nacht hatte und morgens lange ausschlief, dann störte ihn niemand dabei, und er durfte sein Frühstück essen, wenn er so weit war. Wenn er morgens keine Lust zum Waschen hatte, dann fragte die Spätschicht noch einmal nach.

Mein Vater war jemand, der immer vom goldenen Mittelweg abschweifte. Wenn er tanzte, wie er es oft zu Beginn seiner Ehe mit meiner Mutter getan hatte, dann tanzte er, bis man ihm den Schweiß aus dem Hemd wringen konnte. Wenn wir mit den Nachbarn auf dem Hinterhof des Mietshauses im Sommer grillten, aß er zehn Würstchen, mehrere Schnitzel und spielte stundenlang Federball, um sich am nächsten Tag bitterlich über Muskelkater und Übelkeit zu beklagen, es dann aber das nächste Mal wieder so zu halten.

Jetzt tat er es genauso. Er aß ein ganzes Abendbrot, die zusätzlich gebratenen Spiegeleier, mitgebrachte Würstchen und Kekse. Oder er aß gar nichts. Und niemand machte ihm Vorhaltungen oder bedrängte ihn. Der Stationsarzt fragte ihn, ob er gern Wein trinken würde, und mein Vater sagte interessiert ja, obwohl er nie Wein getrunken hatte und nur selten Bier. Noch am selben Abend bekam er eine Flasche Rotwein, die der Arzt eigenhändig gekauft hatte und vor seinen Augen wie ein Haute-Cuisine-Kellner entkorkte. Die Schwestern fanden heraus, dass er Puddingsuppe mochte, und sie bestellten in der Küche drei Stück zu jedem Mittagessen. Und als die Bestellung einmal vergessen wurde, liefen sie über die anderen Stationen des Krankenhauses und sammelten dort die übrig gebliebenen Puddingsuppen ein.

Mein Vater sehnte sich nach keinen großen Dingen mehr, aber er genoss die Aufmerksamkeit, die ihm jeder hier entgegenbrachte. Schwester Brigitte badete seine Füße, so wie er es zu Hause getan hatte, Schwester Ayse scherzte mit ihm beim Rasieren, Schwester Kirsten flirtete mit ihm. Die Putzfrau kam herein und erzählte ihm eine lustige Geschichte, die sie am Tag zuvor erlebt hatte. Die Ärzte machten nicht Visite, sondern kamen und unterhielten sich ein wenig mit den Patienten. Ehrenamtliche Helfer boten an, Eis oder Zeitungen kaufen zu gehen. Viele Menschen lugten um die Ecke, die Ehrenamtlichen, der Seelsorger, die grünen Damen. Sie kamen, wenn er wach war, in sein Zimmer, um ein wenig zu reden. Sie boten es an, sie drängten es nicht auf. Sie kommentierten das eine oder andere, und wenn sich daraus ein Gespräch ergab, dann schwatzten sie ein Weilchen unbefangen mit ihm. Falls nicht, gingen sie still wieder hinaus und probierten es zu einem anderen Zeitpunkt.

Ich hatte die Erwartung, dass er mir etwas für mein Leben mitgeben würde, eine Wahrheit, eine Erfahrung, eine Art geistiges Vermächtnis, ein paar persönliche Abschiedsworte. Aber das tat er nicht. Natürlich tat er das nicht. Er war sein Leben lang niemand gewesen, der leicht Worte gefunden hatte. Mit den Tagen beschloss ich, dass es auch nicht so wichtig sei. Immerhin hatte ich die Möglichkeit, die Dinge zu sagen, die mir wichtig waren.

Ein paar Tage später saß ich mit Schwester Brigitte in der Küche. „Wenn ich Ihren Vater richtig einschätze, wird er es Ihnen gegenüber nicht über die Lippen bringen, deswegen sage ich es Ihnen jetzt." Und sie sagte, er habe ihr gesagt, dass ich immer für ihn da gewesen sei, wenn er es gebraucht habe, es wäre ihm leicht gefallen, sich auf mich zu verlassen, er sei stolz auf mich und er hätte mich sehr lieb. Sie hatte recht, er selbst hat es mir bis zum Schluss nicht gesagt, aber so habe ich es doch erfahren und konnte mich nach seinem Tod daran festhalten. Erst die Ruhe in unserer Beziehung, die durch die Entlastung der Palliativstation entstand, machte solche Gedanken überhaupt wieder möglich.

Ich schlief jede zweite oder dritte Nacht in einem eigens für diesen Zweck bereitgestellten zweiten Bett neben ihm. Ich lag im Dunkeln, hörte draußen den scharfen Oktoberwind heulen und zählte im Unterbewusstsein seine Atemzüge mit, während ich mich fragte, ob ich bei seinem letzten dabei sein würde. Zwischendurch fuhr ich für ein oder zwei Tage nach Hause, um zu arbeiten und eine geistige Pause machen zu können. An solchen Tagen rief ich drei- oder viermal am Tag auf der Station an, um jemanden zu bitten, nachzusehen, ob ich ihn beim Schlafen störte, bevor ich seine Nummer wählte. Nie war jemand ungehalten deswegen.

Der Personalschlüssel auf einer Palliativstation ist erheblich höher als der auf Normalstationen, sodass den Pflegekräften Zeit und Interesse bleibt, auf die Patienten individuell einzugehen. Ihre Aufgabe besteht in der Betreuung, nicht in Therapie und Pflege pro abrechenbarer Zeiteinheit. Der Ton war immer freundlich, Hektik gab es nie.

Mein Vater hatte keine Angst mehr. Die einzige Angst, die ihn jetzt umtrieb, war der Gedanke, dass er es nicht schaffen würde, rechtzeitig zu sterben. Die Krankenkassen bezahlen den Aufenthalt auf der Palliativstation für höchstens vierzehn Tage. In dieser Zeit müssen sich die Patienten entscheiden, ob sie zu Hause sterben wollen oder im Hospiz. Er hatte Angst, diesen sicheren Ort noch einmal verlassen und sich wieder auf etwas Neues einstellen zu müssen. Leider blieb es ihm nicht erspart.

Als ich am Morgen der Verlegung ins Hospiz auf der Palliativstation anrief, sagte mir die Schwester, er habe das Waschen verweigert, das Essen zurückgewiesen, die Tabletten ausgeschlagen und er wolle mit niemandem reden. Als ich ankam, sagte er, er sei äußerst aufgebracht. Er habe die Schwestern in der Nacht gebeten, den Perfusor mit dem Beruhigungsmedikament höher zu drehen, und dann habe es einen Knack gegeben und er dachte, er stürbe. Nur dass er wieder aufgewacht sei. Es sei nicht in Ordnung, wenn man sich zum Tode entschieden hätte und dann darum betrogen würde, beschwerte er sich bei mir. Dann sah er mich lange an und fragte: „Erinnerst du dich noch an dein Versprechen? Wirst du es einhalten, wenn ich frage?" „Ja", sagte ich, „das werde ich." „Gut", sagte er. „Dann lass uns gehen, dann kann ich es aushalten."

Ich begleitete ihn bei der Verlegungsfahrt zum Hospiz und blieb die ersten 24 Stunden dort, sodass er einen vollen Tagesablauf mit einem Vertrauten hatte, bevor er in der neuen Umgebung allein zurechtkommen musste.

Es dauerte zwei Tage, bis er sich an den veränderten Rhythmus im Hospiz gewöhnt hatte und zur Entspannung zurückfand. Er fand es schön, zusammen mit anderen Patienten, den Angehörigen, den Pflegern und Ehrenamtlichen in der großen Wohnzimmerküche zu essen. Er aß ganze Tafeln Schokolade auf einmal, bekam abends extra Spiegelei gebraten oder verspeiste vier Würstchen nacheinander. Er hörte interessiert zu, wenn ich ihm Geschichten vorlas, auch wenn er dem Inhalt nicht mehr immer folgen konnte. Bei den Bremer Stadtmusikanten urteilte er, es sei eine nette Geschichte, aber sie sei leider unwahr. Keine Katze dulde einen Hahn auf ihrem Rücken.

Seine Gedanken gerieten ihm zunehmend durcheinander. Er erzählte mir begeistert, er habe Kartoffeln mit Schnürsenkeln gegessen und die Schnürsenkel seien sehr gut gewesen. Er sagte, er würde gern noch ein wenig leben, schließlich sei es sehr schön hier, aber er sei sich doch sicher, dass er jetzt alle Häkchen abgehakt habe.

Am Montag begann ich wieder, ihm aus den germanischen Göttersagen vorzulesen, die er mir als Kind mehrfach vorgelesen hatte, als ich mich von einer Lungenentzündung erholte, und die er selber immer gemocht hatte. Abends fuhr ich nach Hause, um über Nacht zu arbeiten. Am Dienstag riefen mich die Schwestern des Hospizes an und sagten, es gehe ihm deutlich schlechter, wann ich wiederkommen würde. Ich fuhr wieder hin. Er lag auf dem Rücken im Bett und reagiert auf nichts. Seine Nasenfalten waren weiß und tief gefurcht, die Füße trotz dicker Socken unnatürlich kalt. Ich setzte mich auf einen Stuhl neben ihn, hielt seine eine Hand in meiner und mit der anderen die Sagen, aus denen ich ihm den ganzen Abend über vorlas. Ich las vom Werden der Welt, über Lokis Verrat, über Thors Kampf mit den Riesen und sein unbewusstes Ringen mit dem Tod. Gegen Mitternacht las ich das letzte Kapitel über den Untergang und die Wiedergeburt der Welt. Am Mittwochmorgen, den 6. November 2013 gegen halb eins, ist mein Vater gestorben.

Abschied

Mit der Nachtschwester zusammen haben ich ihm den letzten, erkalteten Schweiß von der Stirn gewischt, das Gesicht gewaschen und Kleidung angezogen, die er immer gern getragen hatte. Die Schwester sagte, ich könne stolz auf ihn sein, dass er seine Krankheit bis zum Ende ertragen habe. Sie sagte, ihre eigene Mutter sei vor dem Ende geflüchtet und hätte Selbstmord begangen, statt in ein Hospiz zu gehen. Ich fühlte mich zurückversetzt an den Anfang unseres langen Weges in den Tod und zu dem Punkt, wie der Selbstmord meines Großvaters beurteilt worden war.

Palliativmediziner sagen gern, dass Menschen, wenn die Palliativmedizin nur gut genug ausgeführt wird, sich den Tod gar nicht mehr wünschen. Sicherlich traf das im Falle meines Vaters zu. Aber genauso richtig ist es in seinem Falle gewesen, dass er erst in der Lage war, sich auf diesen Weg einzulassen, nachdem ich ihm versprochen hatte, dass er ihn nicht zu Ende gehen müsste, wenn es ihm zu schwer fiele. Er hat diese ultimative Eigenkontrolle gebraucht, damit er sich und der Palliativmedizin die Zeit und die Aufnahmebereitschaft zugestehen konnte, damit sie wirken konnte.

Ich war froh, meinen Vater zu nichts gedrängt zu haben, nichts gut oder schlecht gefunden zu haben, sondern einfach den Weg

mitgegangen zu sein und die Hilfe angeboten zu haben, die anzubieten ich – dank meines Berufs – in der Lage gewesen war. Ich
fühlte mich glücklich, dass ich ihm alles hatte sagen können, was
ich sagen wollte, dass wir die Zeit hatten, uns ein paar unserer gemeinsamen alten Geschichten zu erzählen, dass er die Zeit hatte,
mir ein paar seiner alten Geschichten zu erzählen, die mir neu
waren, und wir noch ein paar neue Geschichten zusammen erleben
durften. Streckenweise war seine Krankheit furchtbar gewesen, aber
fast immer hatte es auch noch gute Erlebnisse gegeben. Das ist
beim Sterben wohl nicht anders als im Leben.

Ich war zufrieden und einverstanden mit meinem Großvater,
der Epictetus' Zimmer verließ, als der Rauch zu dicht wurde, und
ich war genauso zufrieden und einverstanden mit meinem Vater,
der den Rauch eingeatmet hatte, bis er daran erstickte. Ich war
nicht stolz, weder auf den einen noch auf den anderen. Stolz auf
den einen zu sein, hätte bedeutet, den anderen zu verurteilen. Ich
hoffe, dass ich eines Tages in der Lage sein werde, über meinen
Tod selbst zu bestimmen, ohne meine Wünsche – welche auch
immer es sein werden – vor der Gesellschaft verheimlichen oder
rechtfertigen zu müssen.

Viele, die mir zum Tod meines Vaters kondoliert haben, sagten,
es sei ein erwarteter Tod gewesen. Natürlich ist das richtig. Aber
es unterstellt, dass die Erwartung der Trauer gleichzeitig einen Trost
beinhaltet, dass man sich auf eine Tragödie vorbereiten kann. Das
glaube ich nicht. Hingegen glaube ich, dass die Zeit Wunden heilt.
Aber ein Teil ihrer Heilkraft besteht im Vergessen.

Es gibt ein paar Dinge, die ich von meinen Vater nicht vergessen möchte, und deswegen habe ich sie mir aufgeschrieben.
Angefangen habe ich damit, als ich vor dem Erinnerungsbuch des
Hospizes saß, in dem jedem dort Verstorbenen eine Seite gewid-
met ist. Die Angehörigen dürfen sie selbst gestalten. Viele kleben
Fotos auf, bedanken sich bei dem Verstorbenen oder verleihen
ihrer Hoffnung Ausdruck, sich irgendwann wiederzusehen. Ich
schrieb:

Ich sagte meinem Vater immer zum Abschied: „Ich hab dich lieb", und er antwortete: „Jaja, ich dich auch." Er sagte es nicht mit derselben Dringlichkeit, mit der ich es sagte. Er sagte es abwehrend und meinte damit die Selbstverständlichkeit, dass es nicht notwendig sei, sich der Liebe des anderen rückzuversichern. Manchmal sagte er auch: „Jaja, mach's man gut." Und das meinte im Grunde dasselbe und war vollkommen ausreichend.

Literaturverzeichnis

Davidson, Donald: Vernünftige Tiere, Berlin 2006.

Flaßpöhler, Svenja: Mein Tod gehört mir. Über selbst bestimmtes Sterben, München 2013.

Kuhse, Helga: New Catholic Encyclopedia.

Locke, John: Versuch über den menschlichen Verstand, Hamburg 1988.

Miller, Rory: Facing Violence, Boston Mass.: YMAA Publication Center, 2011.

Rachel, James: The End of Life, Oxford University Press, 1986.

Rachel, James: The Legacy of Socrates, Columbia University Press, 2007.

Singer, Peter: Practical Ethics, Cambridge University Press, Second edition, 1994.

Stellungnahme zur Patientenverfügung, Herausgeber Nationaler Ethikrat, Berlin, Juni 2005.

Stellungnahme zur Selbstbestimmung und Fürsorge am Lebensende, Herausgeber Nationaler Ethikrat, Berlin, Juli 2006.

Tooley, Michael: Abortion and Intanticide, Philosophy and Public Affairs, Vol. 2, 1972.

Bibliografische Information der Deutschen Nationalbibliothek

Die Deutsche Nationalbibliothek verzeichnet diese Publikation in der Deutschen National-bibliografie; detaillierte bibliografische Daten sind im Internet über http://dnb.d-nb.de ab-rufbar.

ISBN 978-3-8319-0576-8

© Ellert & Richter Verlag GmbH, Hamburg 2014

Text: Dr. Dr. Myriam Witt, Syke
Lektorat: Dr. Werner Irro, Hamburg
Titelfoto: Fotolia (Ilario80 und michaeljung), Montage
Autorenfoto: Matthias Strohmeyer
Gestaltung: BrücknerAping Büro für Gestaltung GbR, Bremen
Gesamtherstellung: CPI books GmbH, Leck

www.ellert-richter.de